DERMATOLOGÍA MÉDICO QUIRÚRGICA Y VENEREOLOGÍA

Serie: Medicina
Manuales y Textos Universitarios, nº 62

VEGA GUTIÉRREZ, Jesús
    Dermatología Médico Quirúrgica y Venereología / Jesús Vega
Gutiérrez. – Valladolid: Ediciones Universidad de Valladolid, 2024

    206 p. ; 30 cm. - (Manuales y textos universitarios. Medicina; 62)
    ISBN 978-84-1320-308-9

1. Dermatología 2. Enfermedades venéreas I. Vega Gutiérrez,
Jesús, aut. II. Universidad de Valladolid, ed. III. Serie

    616.5

JESÚS VEGA GUTIÉRREZ

DERMATOLOGÍA MÉDICO QUIRÚRGICA Y VENEREOLOGÍA

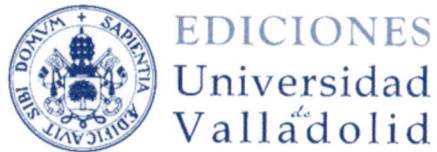

EDICIONES
Universidad de Valladolid

© Jesús Vega Gutiérrez, Valladolid, 2024
Ediciones Universidad de Valladolid

Segunda edición revisada y ampliada, 2024

Diseño de cubierta: Ediciones Universidad de Valladolid

ISBN: 978-84-1320-308-9
Depósito Legal: VA-431-2024

Maquetación: El autor
Preimpresión: Ediciones Universidad de Valladolid
Imprime: ULZAMA DIGITAL - España

ÍNDICE GENERAL

TEMA 1
CONCEPTO y CLASIFICACIÓN. HISTOLOGÍA.
Principios generales del DIAGNÓSTICO dermatológico

1. CONCEPTO

La dermatología es la especialidad médico-quirúrgica encargada del estudio y tratamiento de las enfermedades de la piel y faneras (pelo y uñas), así como de las mucosas oral y genital. Tradicionalmente, se ha encargado también de la venereología (enfermedades de trasmisión sexual), por la gran frecuencia e importancia de manifestaciones mucocutáneas que presentan estas enfermedades.

En este siglo, la orientación de la Dermatología está cambiando desde un campo preocupado por la descripción morfológica y la taxonomía, hacia una concentración en la fisiopatología molecular y genética y el desarrollo de tratamientos más efectivos y sofisticados.

ÁREA DE CONOCIMIENTO

Es una especialidad muy amplia, que incluye pacientes de todas las edades, desde el recién nacido hasta el anciano, y que se solapa con muchas otras especialidades, siendo la clínica cutánea clave muchas veces en el diagnóstico de otras patologías.

La caracterización completa de los cuadros clínicos exige en muchas ocasiones la correlación con la morfología microscópica (la biopsia representa un proceder diagnóstico básico y rutinario cuya interpretación exige del conocimiento de la histopatología). También es de práctica habitual su relación con medicina interna, inmunología y alergia, microbiología, genética, farmacología y con diversas especialidades quirúrgicas (cirugía general, plástica, maxilofacial y oftalmología), etc. Recientemente, la relación con la Medicina de Familia, a través de la teledermatología, es cada vez más fluida y necesaria.

La Dermatología incluye la utilización de técnicas terapéuticas especiales, pero la cirugía continúa siendo una herramienta básica en el manejo de la patología tumoral. Otra peculiaridad de esta especialidad es el campo inmenso que tiene en la dermatología cosmética, estando en la vanguardia de nuevas tecnologías como el láser.

2. CLASIFICACIÓN DE LAS ENFERMEDADES DERMATOLÓGICAS

Las enfermedades dermatológicas son muy numerosas y variadas, pero nos centraremos en las que, por diferentes motivos, consideramos de mayor importancia.

Hay varias maneras de agruparlas para su estudio y comprensión. Aunque con fines prácticos se divide en múltiples capítulos, una manera de tener una visión más de conjunto sería su división en unidades didácticas (ver índice).

También es útil también saber agrupar a las distintas **DERMATOSIS SEGÚN SU BASE ETIOPATOGÉNICA**. No deja de ser una clasificación con sus carencias y matices, pero nos facilitará mucho su comprensión y su tratamiento más adecuado:

- **INFECCIONES**: antimicrobianos
- **ENFERMEDADES INFLAMATORIAS INMUNOMEDIADAS**: inmunosupresores / inmunomoduladores
- **NEOPLASIAS**: cirugía, quimioterapia tradicional, terapia dirigida, inmunoterapia
- **GENODERMATOSIS**: tratamiento según la alteración asociada. Futuro tratamiento genético
- **ENFERMEDADES CUTÁNEAS PRODUCIDAS POR AGENTES FÍSICOS Y QUÍMICOS**: evitar la causa y tratamiento según el daño producido
- **DERMATOSIS EN RELACIÓN CON OTROS ÓRGANOS Y SISTEMAS**: según la patología de base
- **MISCELÁNEA**

La mayor novedad estriba en el concepto actual y cada vez más extendido de las **ENFERMEDADES INFLAMATORIAS INMUNOMEDIADAS** (IMID: Immune-Mediated Inflammatory Diseases). En dermatología, son muy numerosas las patologías en las que media un proceso inflamatorio crónico con mayor o menor participación del sistema inmune. Aún quedan muchos cabos sueltos y enfermedades por clasificar correctamente. Suele hablarse de un espectro que está entre dos grupos polares, teniendo en cuenta que no son patrones estáticos ni totalmente definidos, y que con frecuencia ambos se solapan en las distintas enfermedades:

✓ **Enfermedades autoinflamatorias**
- Producción inapropiada de citoquinas proinflamatorias (distintas interleucinas, factor de necrosis tumoral -TNF-, etc)
- Ejemplo la hidradenitis supurativa
- Pueden responder a algunas modalidades de terapia inmunomoduladora con acción antiinflamatoria, incluyendo los fármacos biológicos anti-TNF y otros

✓ **Enfermedades autoinmunes**
- Existen linfocitos T y B autorreactivos frente a antígenos propios. Biomarcadores séricos característicos: autoanticuerpos
- Ejemplo enfermedades ampollosas autoinmunes
- Pueden responder a terapia inmunosupresora frente a linfocitos T y B autorreactivos. Responden peor a terapias dirigidas frente a citoquinas proinflamatorias

3. HISTOLOGÍA

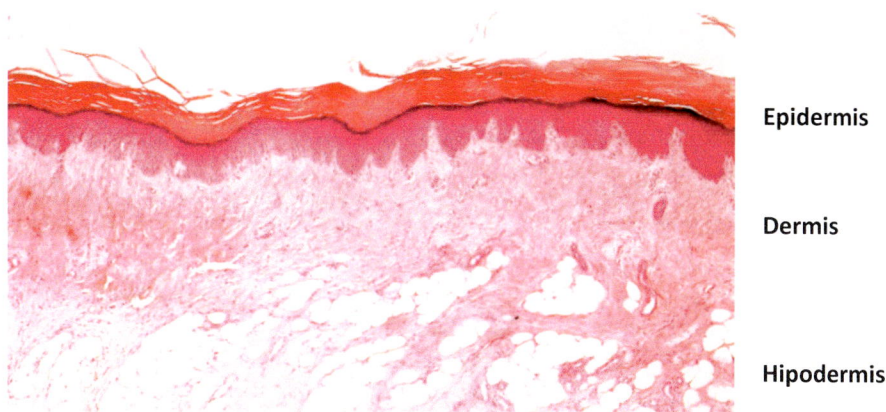

Epidermis

Dermis

Hipodermis

3.1. EPIDERMIS

Epitelio plano poliestratificado derivado del ectodermo. No tiene vasos ni nervios y está compuesto por cuatro tipos celulares: queratinocitos, melanocitos, células de Merkel y células de Langerhans.

Tipos Celulares

- **Queratinocitos** (90% de las células epidérmicas): van madurando desde la basal (células columnares) hasta la capa córnea (células aplanadas, queratinizadas y sin núcleo que acaban desprendiéndose). Este "tránsito epidérmico" viene a durar unos 30 días.
- **Melanocitos**: células dendríticas derivadas de la cresta neural (neuroectodermo) encargadas de sintetizar la melanina. Se localizan entre los queratinocitos de la membrana basal, en proporción 1/10.
- **Células de Merkel**: se cree que actúan como receptores táctiles y que tienen carácter neurosecretor. Están en la capa basal.
- **Células de Langerhans**: células dendríticas presentadoras de antígenos (son los fagocitos de la piel). Están en el estrato espinoso.

Capas (según evoluciona la maduración de los queratinocitos)

- **Basal** o germinativa: queratinocitos basales, melanocitos y células de Merkel
  Espinosa: queratinocitos con prolongaciones que simulan espinas ("acantocitos")
- **Granulosa:** queratinocitos con gránulos de queratohialina
- **Córnea:** células muertas, sin núcleo y queratinizadas

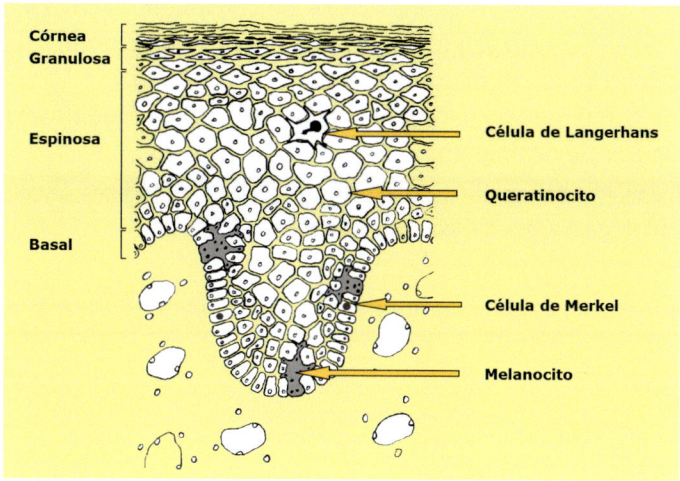

3.2. DERMIS

- Deriva del mesodermo y está formada por tejido conectivo (fibras de colágeno y elastina), con fibroblastos, vasos sanguíneos, linfáticos y nervios. Constituye el sostén de la epidermis.
- Se divide en dermis papilar (superficial) y dermis reticular (profunda).

Unión dermo-epidérmica

Gran importancia en la patogenia de las enfermedades ampollosas. Está formada por:

- **Células basales** (1)
- **Hemidesmosomas** (2)
- **Membrana basal** (3) y (4)
- Tonofibrillas de la **dermis** (colágeno tipo VII) (5)

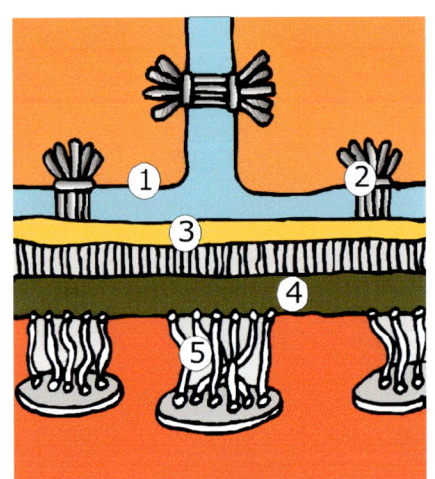

Queratinocitos basales

Membrana basal

Dermis papilar

3.3. HIPODERMIS (tejido celular subcutáneo): lóbulos de adipocitos separados por septos conjuntivos. Tiene las funciones principalmente de aislamiento térmico y reserva nutricional.

ANEJOS CUTÁNEOS

Estructuras dependientes de la piel que proceden de las células epidérmicas de la capa basal. Están constituidos por el pelo, las uñas y las glándulas sebáceas y sudoríparas.

A. UNIDAD PILO SEBÁCEA (propia de los mamíferos, cumple una función protectora y sensorial)

1. Folículo piloso
- De él se origina el "pelo" (constituido por células queratinizadas, firmemente unidas).
- Nuestro cuerpo está cubierto por una capa de vello que ronda los 5 millones de pelos. No existen en labios, palmas, plantas y mucosa genital. En el cuero cabelludo llegamos a tener por término medio unos 100.000 pelos.
- Se considera que cada folículo piloso sufre repetidos ciclos de crecimiento activo y de reposo, con una vida media por cabello de 2-6 años (cada folículo es independiente, sino el cabello caería por completo cada cierto tiempo y no de forma distribuida y poco perceptible).
- La duración de las fases varía con la edad y la región corporal y pueden modificarse por múltiples factores fisiológicos o patológicos. Se distinguen:
  - Fase anágena: fase de crecimiento. El 90% de los pelos están es esta fase. Dura varios años (el pelo del cuero cabelludo llega a crecer hasta 1 cm al mes).
  - Fase catágena: periodo de transición que dura 2-3 semanas.
  - Fase telógena: fase de reposo y caída, que dura 3-4 meses. Un adulto normal pierde entre 50 y 100 cabellos diarios.

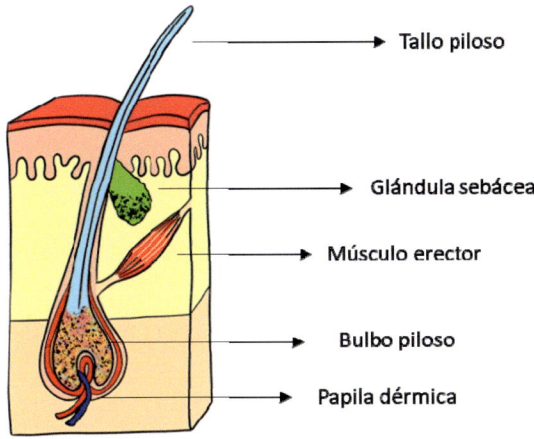

2. Músculo erector del pelo

3. Glándula sebácea y, cuando existe, **glándula apocrina** (ambas desembocan en el infundíbulo piloso).
- Las glándulas sebáceas están en todos los folículos, pero desarrollo máximo en zonas seborreicas.
- Maduran en la pubertad, por acción de los andrógenos.

B. GLÁNDULAS SUDORIPARAS

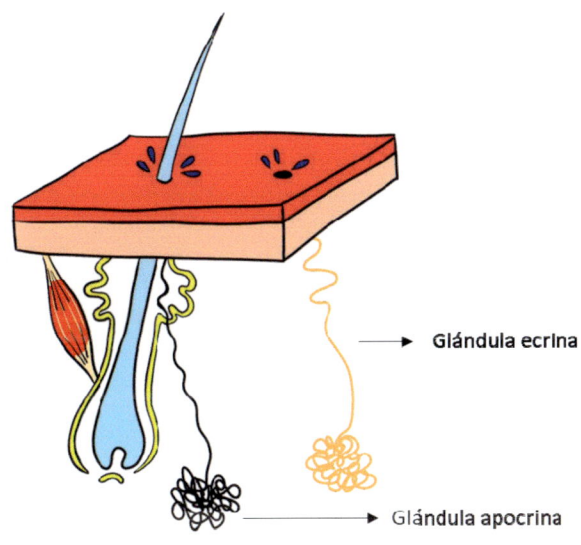

- **Apocrinas**
  - En zonas que tienen abundantes folículos pilosos (cuero cabelludo, axilas, genitales externos, ingle y zona perianal).
  - Funcionan fundamentalmente por estímulo adrenérgico y actúan como feromonas (secreción olorosa).
- **Ecrinas**
  - Desembocan directamente al exterior.
  - En casi toda la superficie, pero más abundantes en palmas, plantas y axilas.
  - Funcionan fundamentalmente por estímulo colinérgico y su principal función es la regulación de la temperatura corporal.

C. UÑAS

- Formaciones epidérmicas córneas en la cara dorsal de la tercera falange. Protegen las puntas de los dedos y mejoran la función prensil. Su crecimiento es de unos 0,10 mm diarios.
- Se consideran tres zonas:
  - **Matriz** o zona proximal. Tiene por encima el repliegue ungueal (eponiquio), cuyo borde libre es la cutícula. Aquí se origina la mayoría de la lámina ungueal.
  - **Lámina** ungueal. Descansa en el lecho ungueal. Lateralmente se engasta en los repliegues laterales (paroniquio). Cerca de la raíz se observa una zona blanca semilunar (lúnula).
  - **Borde libre**. Es la porción distal de la uña; presenta, por debajo, el repliegue subungueal (hiponiquio).

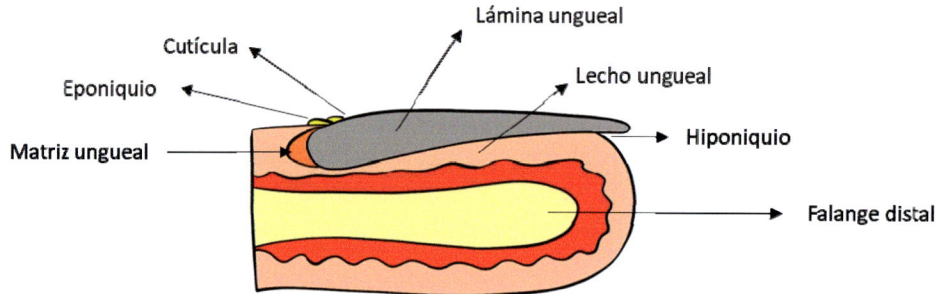

4. DIAGNÓSTICO

4.1. ANAMNESIS: fundamental para "contextualizar" la patología concreta, en numerosas ocasionas nos dará el diagnóstico

A. **ANTECEDENTES FAMILIARES**: enfermedades hereditarias (neurofibromatosis, epidermólisis ampollosa...) o con predisposición genética (eccema atópico, psoriasis...)

B. **ANTECEDENTES PERSONALES**: toma de fármacos, diabetes, inmunodepresión...

C. **ÁMBITO SOCIOLABORAL**: viajes, animales, trabajo...

D. **PATOLOGÍA ACTUAL**: evolución, localización, síntomas (prurito*, dolor...)

---

*PRURITO

Particular sensación cutánea que obliga a rascarse. A la exploración veremos sus consecuencias (excoriaciones, liquenificación, hiperpigmentación...). Tipos:

PRIMARIO: prurito senil, alteraciones endocrinas (diabetes mellitus, hiper e hipotiroidismo), insuficiencia renal, prurito colestásico (enfermedades hepatobiliares obstructivas), prurito paraneoplásico (frecuente en Hodgkin)...

SECUNDARIO (síntoma de una dermatosis): dermatitis atópica, eccema crónico, liquen plano, algunas enfermedades ampollosas (penfigoide ampolloso, penfigoide gestacional, dermatitis herpetiforme), escabiosis, pediculosis, mastocitosis, erupción solar polimorfa...

4.2. EXPLORACIÓN FISICA

A. **INSPECCIÓN Y PALPACIÓN:** veremos y describiremos las LESIONES ELEMENTALES MACROSCÓPICAS ("el lenguaje" de la piel)

B. **TÉCNICAS DE EXPLORACIÓN**

	TÉCNICA	UTILIDAD
Fenómeno isomórfico de Koebner	Aparición de lesiones características de una dermatosis inducidas por traumatismo	En numerosos procesos: **psoriasis, liquen plano, verrugas, molluscum contagioso**...
Signo de Darier	Edema y eritema (habón) por fricción de las lesiones	**Mastocitosis**
Maniobra de Nikolsky	Friccionar piel sana y observar si se produce despegamiento	**Pénfigo** y en otras dermatosis ampollosas en las que falla la cohesión entre los queratinocitos (**Sd de la escaldadura estafilocócica, necrosis epidérmica tóxica**...)
Prueba de la patergia	Reactividad exagerada de la piel ante una agresión (pinchazo, inyección intradérmica de suero...)	• **Sd de Bechet** (criterio diagnóstico) • **Pioderma gangrenoso**
Diascopia o vitropresión	Compresión de la lesión con un cristal	Diferenciar **eritema** (desaparece) de **púrpura** (no desaparece)
Luz de Wood	Luz ultravioleta de 365 nm	Detectar fluorescencia en: • Infecciones fúngicas: **pitiriasis versicolor** y **tiñas por microsporum** • Infecciones por algunas bacterias: **eritrasma** • Alteraciones de la **pigmentación**
Dermatoscopia o microscopía de epiluminiscencia*	Lente + fuente de luz	Lesiones pigmentadas

*Para **evitar la dispersión de la luz en contacto con la capa córnea**, los dispositivos pueden utilizar una luz polarizada, o bien una luz convencional pero aplicando una interfase líquida (aceite, alcohol, agua) sobre la piel.
Actualmente es una herramienta de uso diario en la consulta de dermatología. El examen dermatoscópico representa un paso intermedio entre la imagen clínica macroscópica y la histológica microscópica y está especialmente indicada en **lesiones pigmentadas** (diagnóstico precoz del melanoma). Con el tiempo se ha demostrado útil también en múltiples dermatosis.
Cuando el dermatoscopio se acopla a un sistema informático que permite el control digital de lesiones pigmentadas, se denomina microscopía de epiluminiscencia digitalizada.

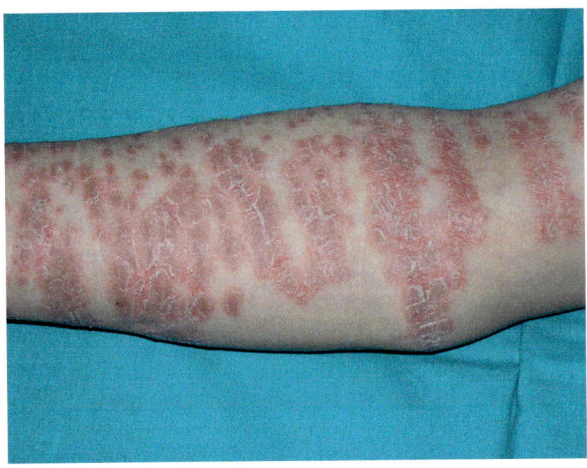

Fenómeno de Koebner en paciente con psoriasis y
múltiples cortes en el antebrazo

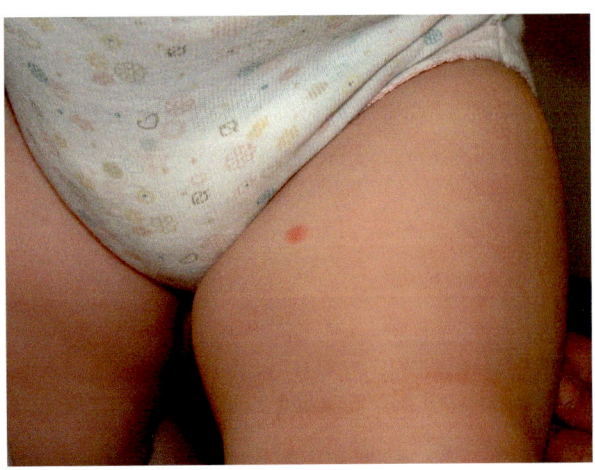

Signo de Darier en pequeño mastocitoma solitario (la
lesión se "activa" al friccionarla)

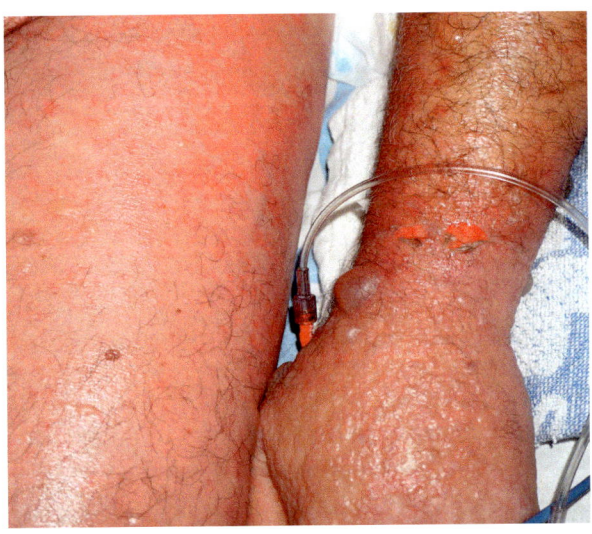

Nikolsky positivo en paciente con una necrosis epidérmica
tóxica por alopurinol (al mínimo roce la piel se despega y se
desplaza o se rompe la ampolla)

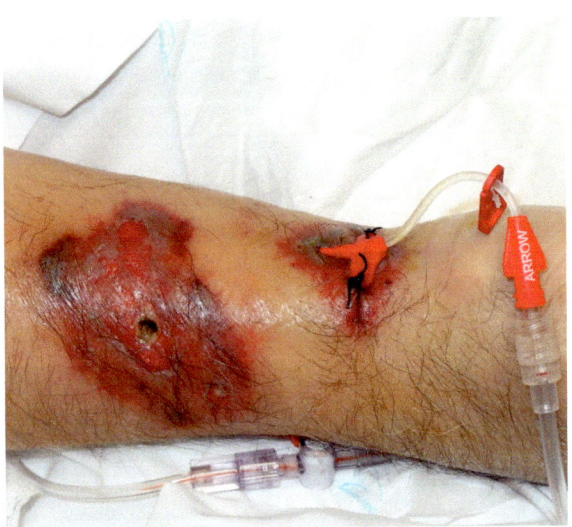

Patergia positiva "involuntaria" en un pioderma
gangrenoso

4.3. MÉTODOS COMPLEMENTARIOS

A. **BIOPSIA CUTÁNEA**: veremos y describiremos las LESIONES ELEMENTALES MICROSCÓPICAS

B. **ANALÍTICA:** hemograma, marcadores inmunológicos, pruebas de coagulación…

C. **ESTUDIOS MICROBIOLÓGICOS**: serologías, cultivos…

D. **PRUEBAS EPICUTÁNEAS (test del parche)**

- Útiles en los **eccemas de contacto alérgico**. Aplicar sobre la piel y bajo oclusión durante 48 horas la sustancia sospechosa para reproducir la lesión. Lectura de la reacción a las 48 y 96 horas
- Las pruebas fotoepicútaneas (fotoparche) se basan en el mismo principio pero además se aplica luz ultravioleta. Utiles en el eccema fotoalérgico

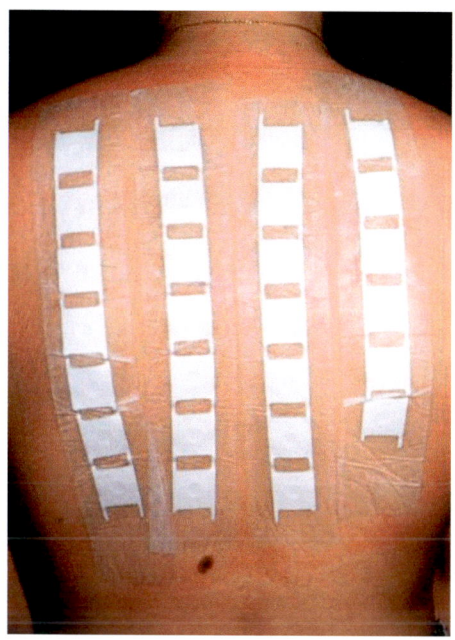 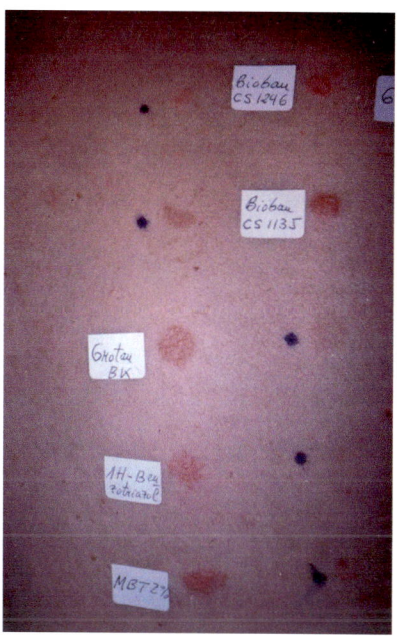

Pruebas epicutáneas en la espalda de un paciente. Etiquetas con los productos que han dado positivo

E. **CITODIAGNÓSTICO DE TZANCK:** romper el techo de una ampolla y recoger células de su base. Útil en dermatosis ampollosas. Posibilidades

- **Pénfigo**: células acantolíticas
- **Penfigoide ampolloso y gestacional**: eosinófilos
- **Dermatitis herpetiforme**: neutrófilos
- **Herpes**: células gigantes multinucleadas

LESIONES ELEMENTALES MACROSCÓPICAS

- Son las respuestas patológicas que nosotros vemos en la piel. Pueden ser **primarias** (sobre una piel hasta entonces normal) o **secundarias** (se producen en la evolución espontánea o por trasformación accidental de las primarias).
- Según el tipo de lesiones elementales hablaremos de dermatosis **monomorfas** (ej. acné comedoniano, formado por comedones) o **polimorfas** (ej. acné polimorfo juvenil: comedones, pápulas, pústulas, quistes, cicatrices...).
- **Erupción**: aparición más o menos reciente de lesiones cutáneas y/o mucosas (el **sarpullido** es un término más coloquial que implica una erupción leve y pasajera en la piel).
- Las lesiones elementales pueden agruparse formando distintos **PATRONES**:
  - **Circinado o anular**: lesión que se extiende por los bordes y se atenúa por el centro
  - **Herpetiforme**: múltiples vesículas "en racimo"
  - **Zosteriforme**: siguiendo un dermatomo o "zona neurológica"
  - **Intértrigo**: lesiones cutáneas en pliegues
  - **Otras**: lineal, numular, reticular, arciforme...

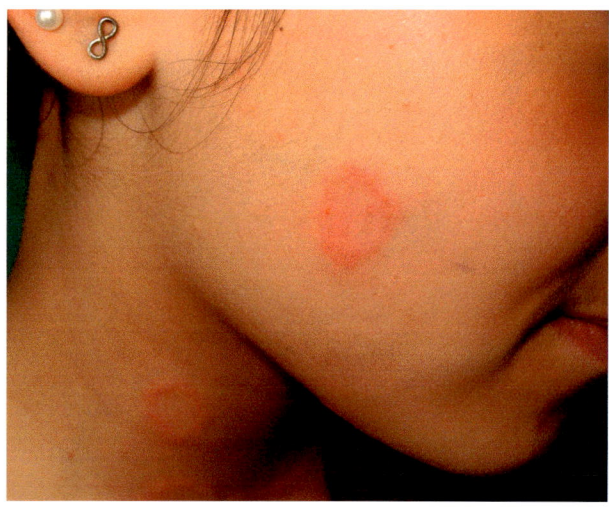

Niña con lesiones circinadas en mejilla y cuello tras infección por un dermatofito (tiña corporal)

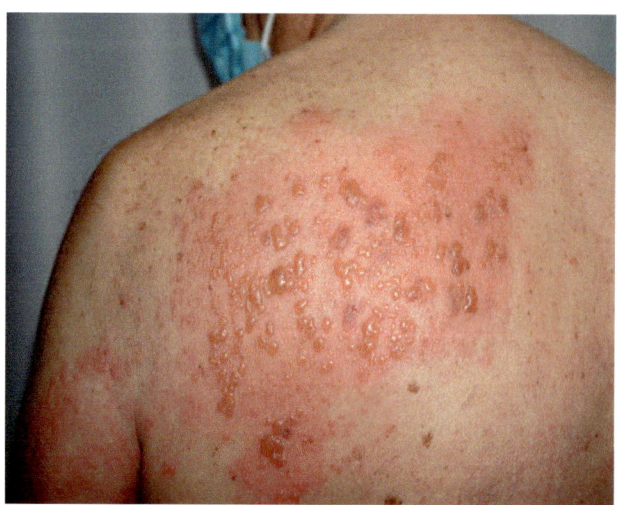

Patrón herpetiforme y zosteriforme (herpes zóster)

EXANTEMA

Erupción cutánea de morfología, extensión y distribución variables que se presenta en el contexto clínico de una enfermedad de etiología diversa

- **Etiología**
  - Agentes infecciosos: es la causa más frecuente, sobre todo en patología pediátrica (enfermedades víricas exantemáticas). Otros: roséola sifilítica
  - Fármacos (ver toxicodermias)
  - Enfermedades sistémicas: artritis crónica juvenil, enfermedad de Still del adulto, púrpura de Schönlein-Henoch, fiebre reumática,...
- **Clasificación**
  - Según el **tipo de lesión**: máculo-papuloso (el más frecuente), urticariforme, vesiculoso, pustuloso, petequial,...
  - Según la **localización**: localizado, generalizado, asimétrico, cefalocaudal, palmoplantar,...
  - Según el **patrón morfológico**: morbiliforme o "similar al sarampión" (el más común), rubeoliforme, escarlatiniforme, roseoliforme, reticular,...
- **Diagnóstico**: además de las características del exantema ayuda mucho la historia clínica completa que incluya antecedentes epidemiológicos, manifestaciones clínicas acompañantes y exploración física

A. PRIMARIAS

- **DE CONSISTENCIA SÓLIDA**
  - <u>Máculas o manchas</u>: cambio de color de la piel. Pueden ser vasculares y pigmentarias o discromías

VASCULARES	Causa	Características
Eritema	Vasodilatación arterial (quemadura solar, eccema, exantemas, eritrodermias*…)	Rosada o roja y aumento de temperatura Desaparece con vitropresión
Cianosis	Vasodilatación venosa (livedo reticular, acrocianosis, perniosis…)	Azulada y disminución de temperatura
Púrpura	Extravasación de hematíes por alteraciones de las plaquetas, de los factores de la coagulación o de los vasos	Rojo congestivo y violáceo con el tiempo No desaparece a la vitropresión Tipos: petequias (puntiformes) y equímosis (en placas) En la vasculitis leucocitoclástica la púrpura es palpable
Malformaciones vasculares y telangiectasias	Vasodilatación permanente de vasos dérmicos	Suelen desaparecer a la vitropresión

PIGMENTARIAS	Causa	Otras
Hipercromías	Exceso de pigmentación "melánica"	Circunscritas (melasma, efélides…) o difusas (Addison…)
Hipo o acromías	Defecto de melanina	Nevus acrómico, vitíligo…
Placas coloreadas	Acúmulo de distintas sustancias	Amarillentas (carotenos), grisáceas (sales de oro), tatuajes …

  - <u>Pápulas</u>: elevaciones circunscritas, consistentes, menores de 0,5-1 cm
  - <u>Placas</u>: elevaciones circunscritas mayores de 1 cm
  - <u>Nódulos</u>: masa palpable profunda
  - <u>Habón</u> o roncha: lesión eritematoedematosa, que a menudo presenta una zona pálida central, de consistencia "gomosa" y de evolución fugaz (urticaria)

- **DE CONTENIDO LÍQUIDO**
  - <u>Vesícula</u>: lesión elevada que contiene un líquido claro, menor de 0,5-1 cm de diámetro
  - <u>Ampolla</u> (flictena o bulla): vesícula mayor de 1 cm
  - <u>Pústulas</u>: lesión elevada que contiene un líquido amarillento (infectado o no), menor de 0,5-1 cm de diámetro
  - <u>Absceso</u>: pus en dermis o hipodermis. Fluctuación a la exploración
  - <u>Quiste</u>: lesión elevada encapsulada, de contenido semisólido o líquido

B. SECUNDARIAS

- **EFÍMERAS O CADUCAS**
  - Escama: fragmentos laminares de estrato córneo
  - Costra: desecación de exudados sobre la superficie cutánea

- **ESTABLES O RESIDUALES**
  - Atrofia: disminución o ausencia de alguno de los componentes de la piel
  - Esclerosis: induración de la piel
  - Cicatriz: reparación de una destrucción tisular. El queloide es una cicatriz patológica con tendencia a crecer y sin regresión espontánea
  - Liquenificación: piel engrosada con acentuación de los pliegues por frotamiento repetido, sobre todo en personas con un eccema crónico

- **SOLUCIONES DE CONTINUIDAD**
  - Erosión: pérdida epitelial superficial (sólo afecta a epidermis). Cura sin cicatriz
  - Úlcera: afecta dermis o por debajo de la misma. Cura con cicatriz
  - Fisura: solución de continuidad lineal, sobre todo en pliegues naturales
  - Herida: origen traumático

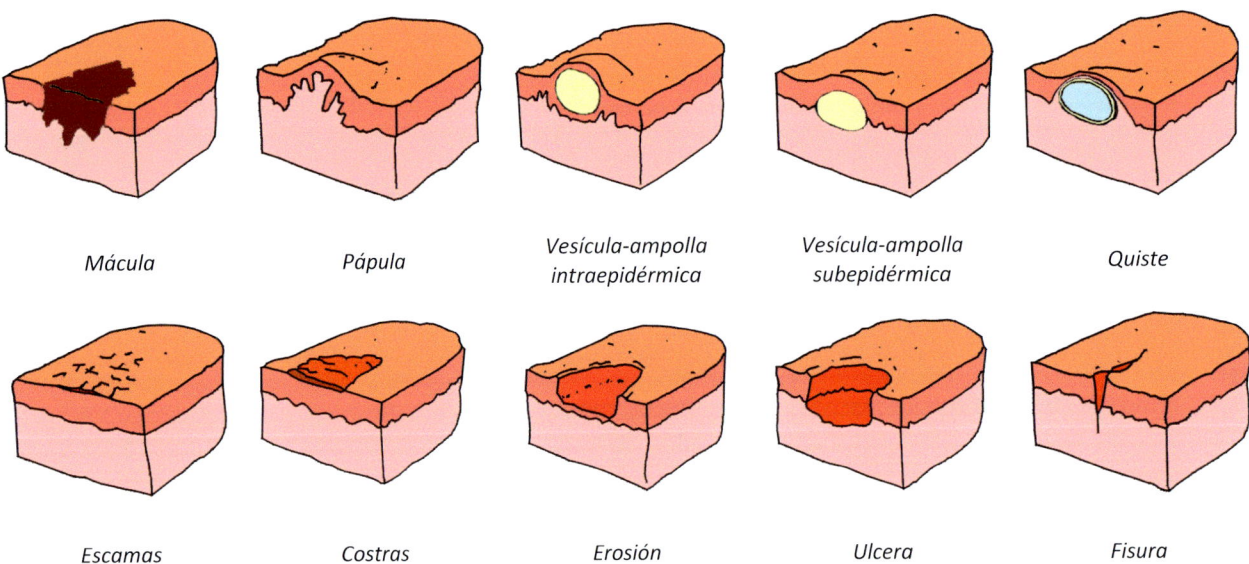

| *Mácula* | *Pápula* | *Vesícula-ampolla intraepidérmica* | *Vesícula-ampolla subepidérmica* | *Quiste* |

| *Escamas* | *Costras* | *Erosión* | *Ulcera* | *Fisura* |

*ERITRODERMIA

- Enrojecimiento de la mayor parte de la superficie cutánea. Puede acompañarse de descamación intensa
- **Idiopática o secundaria** a diversos procesos cutáneos (eccemas, psoriasis, linfoma de células T, sarna noruega…), neoplasias (sobre todo hematológicas) o reacciones adversas a fármacos
- **Complicaciones**: trastornos hidroelectrolíticos, metabólicos y de la termorregulación. Cuando hay descamación intensa se pierden proteínas, hierro y ácido fólico

LESIONES ELEMENTALES MICROSCÓPICAS

Son las respuestas patológicas que vemos al microscopio al examinar una pieza de **biopsia cutánea**

BIOPSIA CUTÁNEA

Se trata de un procedimiento sencillo en el que, previa anestesia local de la zona, se toma una muestra de tejido para su estudio. Normalmente se envía en formol, salvo que se quiera hacer un cultivo o enviar para estudio con microscopio de inmunofluourescencia (en estos casos se envía en suero o agua destilada)

Con frecuencia es diagnóstica, sobre todo en patología tumoral. Sin embargo, no siempre es así y es importante para llegar a un diagnóstico certero buscar la correlación clínico patológica, especialmente en patología inflamatoria

- PATOLOGIA TUMORAL: identificar las células tumorales directamente o mediante tinciones, etc
- PATOLOGIA INFLAMATORIA: destacan los siguientes PATRONES HISTOPATOLÓGICOS INFLAMATORIOS
    - **Dermatitis perivascular:** infiltrado inflamatorio alrededor de los vasos sanguíneos dérmicos sin daño vascular significativo (la vasculitis implica daño vascular: necrosis, fibrina, polvo vascular o extravasación hemática). Puede ser superficial (presente en casi todos los procesos inflamatorios cutáneos) y/o profunda
    - **Dermatitis de interfase**: infiltrado inflamatorio en banda de la unión dermoepidérmica con cambios de degeneración hidrópica o vacuolar (lupus eritematoso, liquen plano)
    - **Dermatitis vesículo-ampollosa**: se valora el nivel de clivaje, el infiltrado celular y el mecanismo de producción. Muy útil complementar con inmunofluorescencia
    - **Paniculitis**: inflamación del tejido celular subcutáneo. Valorar si es septal o lobulillar y la presencia o no de vasculitis. También es importante el tipo de infiltrado
    - **Foliculitis**: infiltrado inflamatorio en el folículo piloso. Valorar infección con tinciones de hongos o Gram

---

EPIDÉRMICAS

- **Hiperqueratosis**: aumento de grosor de la capa córnea. Tipos
    - ortoqueratósica (1)
    - paraqueratósica (2): con persistencia de núcleos en la capa córnea
    - disqueratósica: queratinización anómala y prematura
- **Espongiosis** (3): edema intercelular. Típico del eccema agudo.
- **Acantolisis** (4): rotura de los puentes intercelulares epidérmicos (aparecen células acantolíticas, redondeadas). Típica de los pénfigos, la enfermedad de Darier y el síndrome de la escaldadura estafilocócica.

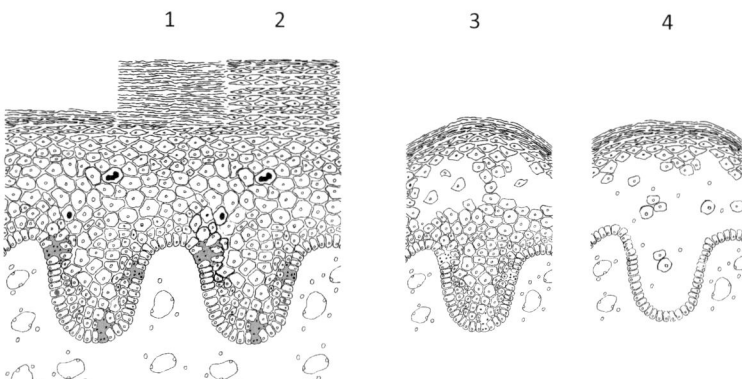

- **Exocitosis**: paso a epidermis de células ajenas a ella. Pueden formar microabscesos, bien sea de células inflamatorias (psoriasis-microabscesos de Munro) o de células tumorales (linfoma cutáneo de células T-microabscesos de Pautrier).

- **Degeneración vacuolar** de la basal: típica del lupus y del liquen plano.
- **Acantosis**: engrosamiento de la epidermis sin contar la capa córnea. Tipos

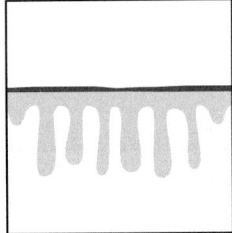 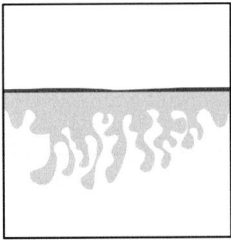 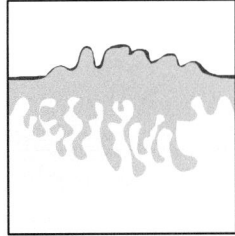

Regular o psoriasiforme   Irregular o liquenoide   Papilomatosa: verrugas vulgares, queratosis seborreicas y otros tumores epiteliales benignos

OTRAS

- **Granuloma**: agregados de histiocitos activados (por su morfología en ocasiones se les denomina células epitelioides ya que parecen epiteliales, aunque no lo son). Las células gigantes multinucleadas de Langhans están formadas por la fusión de estos histiocitos.

  También pueden aparecer linfocitos y células plasmáticas, pero por definición no son las células esenciales en una respuesta granulomatosa.
- **Tejido de granulación**: respuesta de carácter cicatricial o reparador formada por una gran cantidad de vasos capilares de paredes engrosadas.
- **Neoplasia**: aumento de un tejido por un aumento de la celularidad, incontrolado y progresivo.

TEMA 2
TERAPÉUTICA DERMATOLÓGICA

1. TRATAMIENTOS TÓPICOS

1.1. EXCIPIENTES

Pueden ser **grasas** (aceites, vaselina,…), **polvos** (talco, sulfato de cobre, óxido de cinc…) y **líquidos** (agua y alcohol). Las bases medicamentosas son la mezcla de varios excipientes.

EXCIPIENTES	BASES	USOS
Grasas	**Pomadas y ungüentos**	Dermatosis crónicas, piel seca y agrietada, palmas y plantas
Líquidos	**Soluciones**	Dermatosis exudativas agudas y zonas pilosas
Polvos + líquidos	**Lociones**	
Grasas + líquidos	**Cremas**	Dermatosis subagudas, cuerpo y cara
Polvos + grasas	**Pastas**	Pliegues (capacidad de absorción de agua y protección mecánica de la piel)
Polvos	**Polvos**	Irritaciones mecánicas e inflamaciones "poco exudativas"

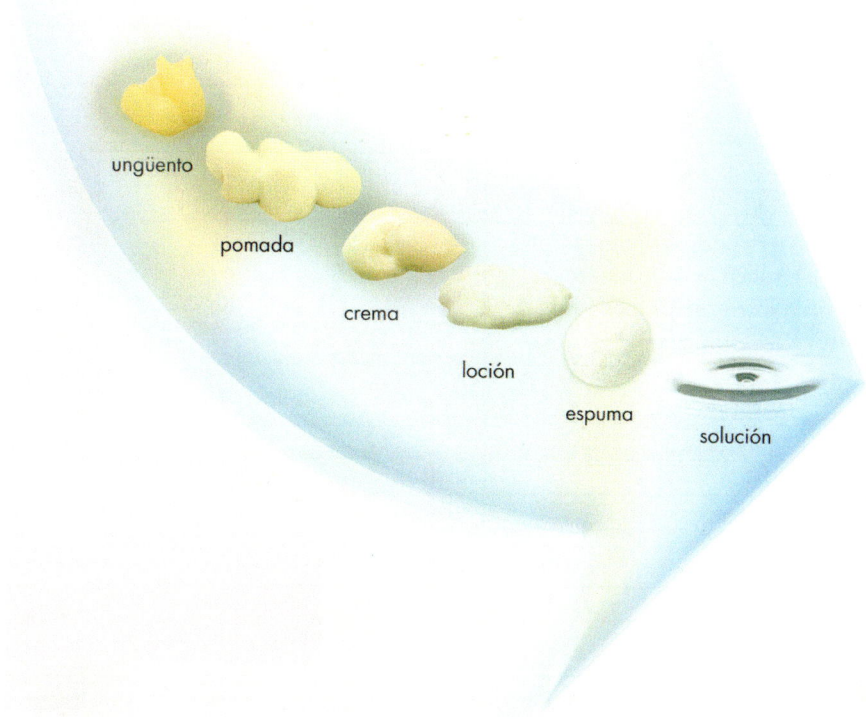

- **GEL**: líquido trasparente semisólido que se licúa al calentarse al contacto con la piel. Útil en zonas pilosas y en pieles seborreicas.
- **FOMENTOS**: soluciones acuosas que se aplican durante 5-15 minutos con paños húmedos o sumergiendo la zona afectada (palangana, bañera…). Los más utilizados son el permanganato potásico, el sulfato de cobre y el sulfato de zinc. Efecto astringente (secante) y antiséptico: muy útiles en dermatosis exudativas y/o sobreinfectadas de cualquier etiología.
- **CURA OCLUSIVA**: especialmente empleada con los corticoides tópicos para aumentar su potencia. Consiste en cubrir la zona tratada con un plástico durante un tiempo (1-3 horas), consiguiendo mayor penetración y eficacia.

1.2. SUSTANCIAS ACTIVAS

		INDICACIONES	OTROS
Corticoides	• **Suaves**: hidrocortisona • **Moderados**: prednicarbato, fluticasona, mometasona, metilprednisolona… • **Fuertes**: clobetasol	"Inflamaciones no infecciosas" de la piel (eccema, psoriasis, liquen plano…) Otras: vitiligo, alopecia areata, micosis fungoide…	Efecto antiinflamatorio e inmunosupresor Precaución si infección y en niños, cara, pliegues y mucosas Efectos secundarios: atrofia cutánea, rosácea, acné…

Retinoides	Tetrinoina, isotretinoina, adapaleno, tazaroteno	Acné, psoriasis, verrugas, fotoenvejecimiento…	Derivados de vitamina A Queratolítico, exfoliante y modulador de la queratinización Pueden ser irritantes
Emolientes y queratolíticos	Acidos (salicílico, glicólico, y láctico), urea…	Xerosis, eccema crónico, alteraciones de la queratinización, verrugas…	Efecto hidratante y exfoliante
Reductores	Breas (alquitrán de hulla)	Psoriasis	Disminuyen las mitosis celulares

Antibióticos	Clindamicina, eritromicina y tetraciclina	Acné	
	Ácido fusídico y mupirocina	Piodermitis	
	Metronidazol y clindamicina	Rosácea	
Antifúngicos	• **Derivados azólicos** (amplio espectro): ketoconazol, miconazol, sertaconazol… • **Ciclopiroxolamina** • **Terbinafina** • **Nistatina** (sólo cándidas) • **Tolnaftato** (sólo tiñas)	Eccema seborreico, tiñas, pitiriasis versicolor, candidiasis	
Insecticidas y escabicidas	Permetrina	Pediculosis y escabiosis	
	Ivermectiva	Rosácea y escabiosis	

Inmuno moduladores	Imiquimod	Verrugas anogenitales Queratosis actínicas y epiteliomas basocelulares superficiales	Posible reacción local intensa
	Inhibidores de la calcineurina: **tacrolimus** y **pimecrolimus**	Dermatitis atópica ("en ficha técnica")	Macrólidos obtenidos de hongos de la tierra
Citostáticos	5-fluorouracilo	Queratosis actínicas	Posible reacción local
Análogos de la vitamina D	Calcipotriol y tacalcitol	Psoriasis	Irritantes

Otros	**Peróxido de benzoilo**	Acné	Destiñe la ropa
	Minoxidil	Alopecias	Favorece el riego sanguíneo en el folículo
	Resina de podofilino	Verrugas genitales	Posible reacción local
	Cantaridina	Moluscos contagiosos	

2. TRATAMIENTOS SISTÉMICOS

2.1. ANTIHISTAMÍNICOS

- Se emplean los antiH1 vía oral (tópicamente son poco eficaces y pueden producir fotosensibilidad).
- Los **clásicos** (hidroxicina -Atarax®-, dexclorfeniramina -Polaramine®-) atraviesan la barrera hematoencefálica y producen somnolencia y efectos anticolinérgicos, mientras que los más **modernos** no tienen estos efectos o son mucho menores (cetirizina, loratadina, ebastina, bilastina...).
- **INDICACIONES**: prurito, alergia (dermatitis de contacto alérgica), urticaria, mastocitosis.

2.2. RETINOIDES

- Derivados de la vitamina A.
- Regulan el proceso de queratinización y ayudan a la diferenciación del queratinocito.
- Por este motivo son indicaciones potenciales las dermatosis cuya patogenia implica una alteración de la queratinizacion (ictiosis, eritematoescamosas, queratodermias) e incluso en ciertos casos de precáncer y cáncer cutáneo.

PRINCIPIOS ACTIVOS	INDICACIONES
Isotetrinoina (ácido 13-cis retinoico)	– Acné grave o que no responda a otros tratamientos – Formas graves o muy recidivantes de rosácea, foliculitis...
Acitretina	– Psoriasis (formas graves) y otros trastornos de la queratinización: ictiosis, enfermedad de Darier... – Otros: micosis fungoide, liquen plano...
Alitretinoina	Eccema crónico palmoplantar
Bexaroteno	Micosis fungoide

EFECTOS SECUNDARIOS

Mucocutáneos	Sistémicos
– Sequedad de piel y mucosas en casi todos los pacientes (queilitis) – La piel queda "más sensible" y algunos pacientes tienen eritema en cara y fotosensibilidad (se recomienda protección solar)	– Hiperlipidemia – Hepatotoxicidad – Teratogenicidad – Hipertensión endocraneal – Alteración en la cicatrización – Otros: artromialgias, cefalea, depresión,... – El bexaroteno produce además hipotiroidismo

- Los retinoides orales están contraindicados en embarazo y lactancia y en fallo hepático y renal. ISOTRETINOINA y ALITRETINOINA son depuradas con rapidez en el término de días (evitar embarazo 1-2 meses tras su retirada). La ACITRETINA parte se trasforma en etretinato, que se acumula en tejidos y tiene una semivida más larga, por lo que debe evitarse el embarazo hasta pasados 2 años del tratamiento.

2.3. FÁRMACOS INMUNOSUPRESORES-INMUNOMODULADORES

Para el tratamiento de enfermedades inflamatorias no infecciosas de la piel, en las que participan distintas alteraciones del sistema inmune. Los primeros tratamientos fueron inespecíficos y se basaban en pequeñas drogas antiinflamatorias e inmunosupresoras de uso oral y acción intracelular (**corticosteroides y fármacos sistémicos clásicos** -metotrexato, ciclosporina, azatioprina...-). Entre sus inconvenientes destaca la falta de especificidad y, por tanto, sus efectos secundarios.

El desarrollo de anticuerpos monoclonales humanizados llevó a la aparición de fármacos de acción extracelular, proteínas de gran tamaño que bloquean específicamente citocinas proinflamatorias importantes en la etiopatogenia concreta de cada enfermedad (factor de necrosis tumoral-TNF-, interleucinas -IL-...). Se las ha llamado **fármacos biológicos** (conjunto de sustancias obtenidas por medio de ingeniería genética capaces de modificar la respuesta biológica). Son mucho más selectivos, por lo que tienen mayor eficacia y menores efectos secundarios.

También se está desarrollando una nueva generación de **moléculas de pequeño tamaño** que inhiben vías de señalización intracelulares y con un mecanismo de acción cada vez más selectivo.

MOLÉCULA GRANDE	MOLÉCULA PEQUEÑA
– Fármaco biológico – Intravenoso o subcutáneo – Acción extracelular – Vida media muy larga (dosis semanal, mensual, incluso cada varios meses)	– Fármaco químico – Oral – Acción prioritaria intracelular – Vida media corta (dosis diaria)

CORTICOIDES

- Empleados por su efecto antiinflamatorio e inmunosupresor.
- Acción rápida (1-2 días) y muy eficaces.
- Los más utilizados en dermatología son los de vida media intermedia (36 horas): prednisona, prednisolona, deflazacort y metilprednisolona.
- Su mecanismo de acción no es selectivo, por lo que tienen el problema de los efectos secundarios (dosis dependientes).

- **EFECTOS SECUNDARIOS**
  - o **Agudos**: afectación de la mucosa gástrica (gastritis e incluso hemorragia digestiva) e inmunosupresión (riesgo de infecciones).
  - o **Crónicos**
    - – Osteoporosis, hipertensión arterial por retención hídrica, hiperglucemia y supresión del eje hipotálamo hipofisario (en pautas cortas, de menos de 2-3 semanas se recupera rápidamente).
    - – Cutáneos: estrías, atrofia cutánea y fragilidad vascular, acné, rosácea, hirsutismo.
    - – Otros: cataratas y aumento de la tensión intraocular, alteraciones del comportamiento y del sueño...

> Por estos motivos se debe valorar bien su indicación y realizar una evaluación previa, teniendo en cuenta factores como diabetes, hipertensión, glaucoma, úlcera péptica, infecciones...
> En los tratamientos crónicos se deben administrar suplementos de calcio y vitamina D e incluso fármacos antireabsortivos óseos (alendronato...). Se pueden asociar protectores gástricos, junto a una dieta baja en sal. Para disminuir los efectos sobre el eje hipotálamo-hipofisario realizar un tratamiento escalonado (bajada progresiva de la dosis hasta su retirada)

- **PAUTAS DE ADMINISTRACIÓN**
    - **Oral** (la más frecuente), **intravenoso** o en bolos e i**ntramuscular.**
    - **Intralesional**: dermatosis localizadas con cierto grado de infiltración en los que los tratamientos tópicos no penetran lo suficiente (queloides, neurodermitis…) o en las que buscamos mayor potencia (alopecia areata). Absorción sistémica mínima. El más usado es el acetónido de triamcinolona.

- **INDICACIONES GENERALES**
    - Eccemas graves o sin control adecuado con tratamientos previos
    - Reacciones anafilácticas, urticaria y angioedema no controlados en fase aguda
    - Enfermedades del tejido conectivo (lupus eritematoso sistémico, dermatomiositis,…)
    - Vasculitis
    - Enfermedades ampollosas autoinmunes
    - Toxicodermias
    - Otras: liquen plano extenso, alopecia areata, pioderma gangrenoso, síndrome de Sweet…

SISTÉMICOS CLÁSICOS

- A dosis altas efecto citotóxico (menos la ciclosporina).
- En general son usados cuando fallan otras posibilidades terapéuticas y/o existen manifestaciones graves, buscando en muchas ocasiones disminuir el empleo de corticoides sistémicos (sus indicaciones muchas veces son coincidentes).
- Los más usados en dermatología son los antagonistas del ácido fólico (metotrexato), los análogos de las purinas (azatioprina) y la ciclosporina A (inhibe la enzima calcineurina).

	MANEJO	EFECTOS SECUNDARIOS
METOTREXATO	- Dosis semanal - Valorar fibrosis hepática en tratamientos prolongados mediante la determinación del péptido aminoterminal del colágeno III - Controles periódicos de serie hemática y perfil hepático	- Mielosupresión (ácido fólico dependiente) - Daño hepático agudo y crónico - Fibrosis pulmonar - Intolerancia digestiva (efecto más frecuente) Contraindicado en embarazo por teratogenia (también en los varones por afectación del esperma)
CICLOSPORINA	- Controles periódicos de serie hemática, perfil renal y tensión arterial - El más rápido de acción: 10-20 días (los otros pueden tardar en mostrar su efecto clínico 1-3 meses)	- Hipertricosis e hiperplasia gingival - Hiperuricemia, nefrotoxicidad, HTA
AZATIOPRINA	- Controles periódicos de serie hemática - Pedir al inicio título de la enzima tiopurin metil trasferasa (hay individuos con déficit hereditario que tienen exagerada sensibilidad a su efecto mielosupresor)	- Mielosupresión - Hepatotoxicidad

FÁRMACOS BIOLÓGICOS

- Los más modernos son anticuerpos monoclonales humanos. El infliximab y el rituximab son anticuerpos monoclonales quiméricos (humano-murino), por lo que las reacciones de infusión son frecuentes. El etanercept es una proteína recombinante humana del receptor del TNF-alfa y la fracción Fc de la IgG (inhibición competitiva de la unión del TNF a sus receptores).
- Todos **vía subcutánea** (posible reacción en el punto de inyección) excepto infliximab y rituximab (**intravenosos**).
- Perfil de seguridad favorable a corto y medio plazo. Todos riesgo de infecciones, lo más frecuente respiratorias y banales (en general el riesgo de infecciones de cierta entidad es muy bajo).
- **Contraindicados** "en principio" si neoplasias o infecciones graves por riesgo de reactivación. Descartar VIH, hepatitis y, especialmente, tuberculosis, mediante prueba de la tuberculina y/o quantiferon (si positivos pautar quimioprofilaxis antituberculosa con 9 meses de isoniacida -se puede empezar el fármaco biológico al mes de iniciada la isoniacida-). Los fármacos anti-TNF también están contraindicados en enfermedades desmielinizantes y en insuficiencia cardiaca congestiva.

NOMENCLATURA DE LOS ANTICUERPOS MONOCLONALES

La producción se fundamenta en el desarrollo de linfocitos B modificados por biotecnología para generar una inmunoglobulina (Ig). Se ha adoptado una terminología que dé el mayor sentido posible al nombre. Nos centraremos en los que afectan a dermatología.

NOMBRE	DIANA TERAPÉUTICA	ORIGEN	TIPO DE ANTICUERPO
Elegido por el fabricante	**Sistema inmune**: l(i) ó l(im) **Tumores**: t(u) **Otros**: b(a) bacteria, f(u) hongo, v(i) virus, c(i) circulatorio, tox(a) toxina...	o **murino** (ratón) u **humano** xi **quimérico** (humano/extraño) zu **humanizado**	mab monoclonal pab policlonal **Proteína de fusión** cept
EJEMPLOS			
RIT	TU	XI	MAB
INF	LI	XI	MAB
OMA	LI	ZU	MAB
GUSE	L	(K)U	MAB
DUPI	L	U	MAB

FUNCIÓN	FÁRMACO	EFECTOS SECUNDARIOS más característicos	INDICACIONES dermatológicas ("en ficha técnica")
Anti TNF	Infliximab	Reacciones de infusión	Psoriasis (el adalimumab y el secukinumab también tienen indicación en hidrosadenitis)
	Etanercept		
	Adalimumab		
Anti IL 12/23	Ustekinumab		
Anti IL 17	Secukinumab Ixekizumab Brodalumab Bimekizumab	Exacerbación de enfermedad inflamatoria intestinal Candidiasis oral	
Anti IL 23	Guselkumab Tildrakizumab Risankizumab		
Anti Ig E	Omalizumab		Urticaria crónica
Anti IL 4/13	Dupilumab	Conjuntivitis	Dermatitis atópica
Anti IL-13	Tralokinumab		
Anti CD20*	Rituximab	Reacciones de infusión	− Linfomas cutáneos B − Pénfigo y otras enfermedades autoinmunes

*Se expresa en las células B. En muchos procesos autoinmunes es fundamental el papel de las células B, no solamente por producir autoanticuerpos, sino también para activar a las células T y amplificar así la respuesta inmune.

MOLÉCULAS PEQUEÑAS

- **Inhibidores de las cinasas** (enzimas intracelulares que activan o desactivan otras proteínas necesarias en la transmisión y amplificación de información para el control de la fisiología celular). En dermatología se están desarrollando sobre todo los fármacos anti JAK (acrónimo en inglés de cinasas de la familia Janus; tofacitinib, baricitinib, upadacitinib, abrocitinib...), en enfermedades como la dermatitis atópica, el vitíligo, la alopecia areata o la psoriasis.
- **Inhibidores de la fosfodiesterasa 4** (apremilast): aprobado para el psoriasis y el Bechet.

2.4. ANTINEOPLÁSICOS

QUIMIOTERAPIA TRADICIONAL O CITOTÓXICA

Medicamentos que destruyen las células cancerosas (suelen crecer y dividirse más rápido y tienen mayor efecto sobre ellas). Sin embargo, son fármacos fuertes y pueden dañar también a las células sanas originando numerosos efectos secundarios.
- SARCOMA DE KAPOSI: **doxorrubicina liposomal.**

TERAPIA DIRIGIDA (CONTRA UNA DIANA ESPECÍFICA)

Identifican y atacan puntos concretos de genes o proteínas dentro de las células cancerosas. Por lo general, causan menos daño a las células normales que la quimioterapia o la radioterapia
- CARCINOMA BASOCELULAR localmente avanzado o metastásico: **Vismodegib** (inhibidor selectivo de la vía de señalización Hedgehog)
- DERMATOFIBROSARCOMA PROTUBERANS: **imatinib** (inhibidor de la tirosin quinasa)
- MELANOMA (útiles en los melanomas con mutación BRAF): actúan frente a la vía de señalización celular de las MAP quinasas y/o de las MEK quinasas en las células del melanoma

- **Anti BRAF**: vemurafenib, dabrafenib, encorafenib
- **Anti MEK**: cobimetinib, trametinib, binimetinib

INMUNOTERAPIA

Ayuda al sistema inmunitario a combatir el cáncer (las células cancerosas producen proteínas para no ser reconocidas por las células del sistema inmunitario: la inmunoterapia funciona interfiriendo en ese proceso)
- CARCINOMA ESPINOCELULAR: **cemiplimab** y **pembrolizumab**, cuando el cáncer está avanzado y otros tratamientos no son una opción
- MELANOMA: frente a puntos de control inmunitario de los linfocitos T (CTLA4 y PD-1)
    - Ipilimumab: **anti-CTLA4**
    - Nivolumab, pembrolizumab: **anti-PD1**

2.5. ANTIINFECCIOSOS. VER EN LOS CAPÍTULOS CORRESPONDIENTES

2.6. OTROS

SULFONAS (la dapsona es la diaminodifenilsulfona)

- **Mecanismo de acción e indicaciones**
    - Pertenece al grupo de las sulfamidas, con una función antimicrobiana por efecto bacteriostático (se emplea sobre todo en la lepra)
    - También posee un potente efecto antiinflamatorio no bien comprendido
    - De primera elección en dermatitis herpetiforme
- **Efectos secundarios dosis dependientes**
    - Metahemoglobinemia
    - Hemólisis: mucho más acusada si hay un déficit de glucosa-6-fosfato-deshidrogenasa (solicitar antes del inicio del tratamiento)

ANTIPALÚDICOS (cloroquina, hidroxicloroquina, quinacrina)

- **Mecanismo de acción:** no se conoce por completo, pero se sabe que actúan a través de diversas vías consiguiendo distintos efectos
    - Antiinfeccioso (contra el paludismo)
    - Inmunomodulador, antiinflamatorio y antiproliferativo
    - "Fotoprotector": posible acción «pantalla» absorbiendo algunas longitudes de ondas solares; inhibición de la respuesta inflamatoria que se desencadena tras la exposición solar de los queratinocitos...
- **Efectos secundarios**
    - Gastrointestinales: los más frecuentes
    - Oculares los más importantes (retinopatía irreversible dosis dependiente que obliga a hacer controles oftalmológicos periódicos)
- **Indicaciones**
    - Malaria
    - Lupus eritematoso (sobre todo formas cutáneo articulares)
    - Fotodermatosis idiopáticas: erupción solar polimorfa, urticaria solar...
    - Otras: porfiria cutánea tarda...

TOXINA BOTULÍNICA

- Neurotoxina elaborada por la bacteria Clostridium botulinum, causante del botulismo: desarrollo de alteraciones vegetativas (sequedad de boca, náuseas y vómitos) y parálisis muscular progresiva
- Como tratamiento médico se infiltra localmente, buscando el bloqueo de la liberación de acetilcolina y produciendo una denervación química temporal (2-4 meses)
- **Indicaciones dermatológicas**
  - Dermatología estética: corrección de las arrugas de expresión
  - Hiperhidrosis localizada: infiltración en axilas, manos y/o pies

3. CIRUGÍA

3.1. INTRODUCCIÓN

- La Cirugía Dermatológica es un área de la Dermatología que resuelve con diversas técnicas quirúrgicas diferentes enfermedades de la piel, siendo el principal tratamiento de los tumores cutáneos.
- Es importante conocer bien la patología cutánea para hacer un diagnóstico clínico preciso y conocer los aspectos histológicos de la lesión a tratar. De esta manera se ajusta la indicación terapéutica más adecuada a cada caso y se busca quitar toda la lesión según los márgenes recomendados respetando al máximo el tejido sano circundante y reconstruyendo el defecto de la manera más funcional y estética posible.

3.2. ANESTESIA

- **Tópica (cremas con distintos anestésicos):** lesiones muy superficiales, niños previa al pinchazo de anestesia local, procedimientos estéticos, infiltración de toxina botulínica…
- **Local:** infiltración perilesional. De elección en lesiones de pequeño tamaño, suele ser suficiente en la mayoría de los casos. Su efecto anestésico es más rápido y consigue un mejor control del sangrado (por efecto tumescente y sobre todo si añadimos un vasoconstrictor -evitar en zonas acras: dedos y pene-).
  Los más empleados en la actualidad son del grupo amidas (reacciones alérgicas excepcionales): lidocaína, mepivacaina, bupivacaina…
- **Regional:** bloqueos nerviosos para lesiones de gran tamaño o situaciones especiales (cirugía ungueal…). Más duradera aunque más lenta (esperar 8-10 minutos).
- **General:** necesaria en ocasiones por el tipo de lesión o el tipo de paciente.

3.3. TÉCNICAS QUIRÚRGICAS

Los defectos cutáneos son susceptibles de ser cerrados con una de las cuatro opciones siguientes:

1. CIERRE DIRECTO MEDIANTE SUTURA: "primera opción"

2. CURA POR SEGUNDA INTENCIÓN: dejar la herida abierta y mediante curas que vaya cerrando sola

3. COLGAJO
- Porción de piel que cubre un defecto cercano (colgajo local) o lejano (colgajo a distancia) manteniendo un pedículo vascular con su lecho primitivo.

- Se denominan según su geometría, su anatomía regional, el aporte sanguíneo o por el tipo de movimiento del tejido.
- Existen tres tipos de movimiento del tejido
  - **Avance**: el tejido se desplaza deslizándose en una única dirección (avance simple, doble o en isla)
  - **Rotación**: cierran el defecto rotando sobre ellos mismos
  - **Transposición**: giran sobre el centro de la base de su pedículo, saltando un trozo de piel sana (transposición simple, doble -Z-plastia-, colgajos lobulados, colgajo romboidal,…)

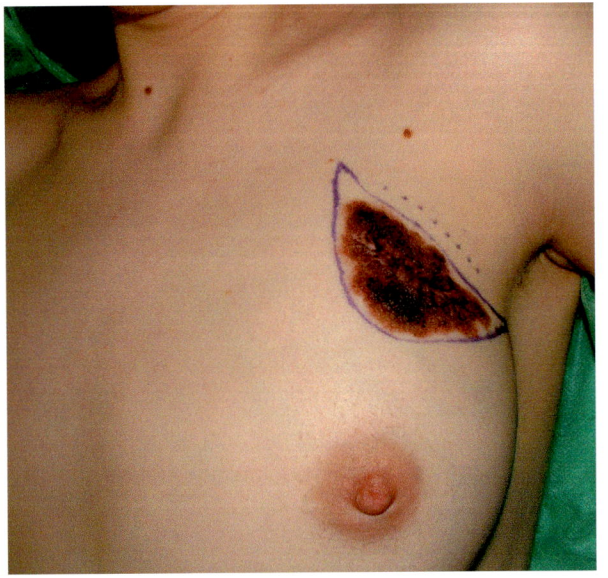

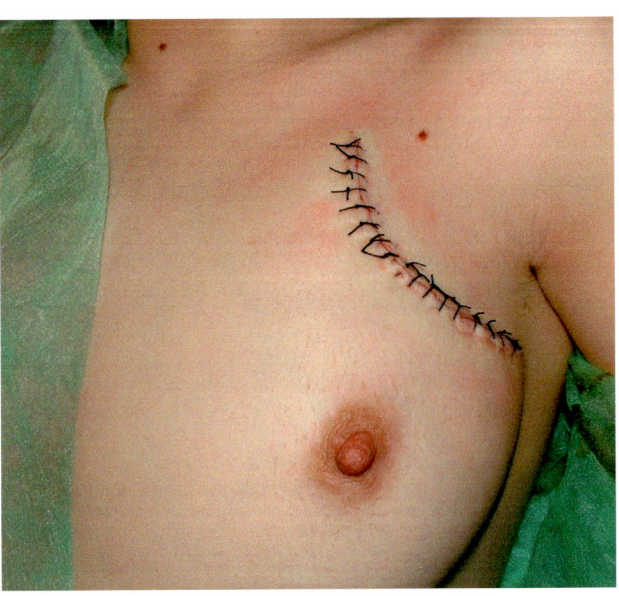

Exéresis de nevus congénito y cierre directo del defecto

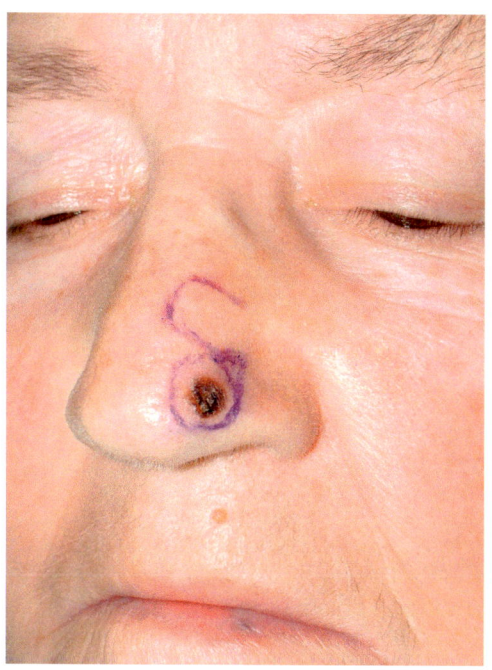 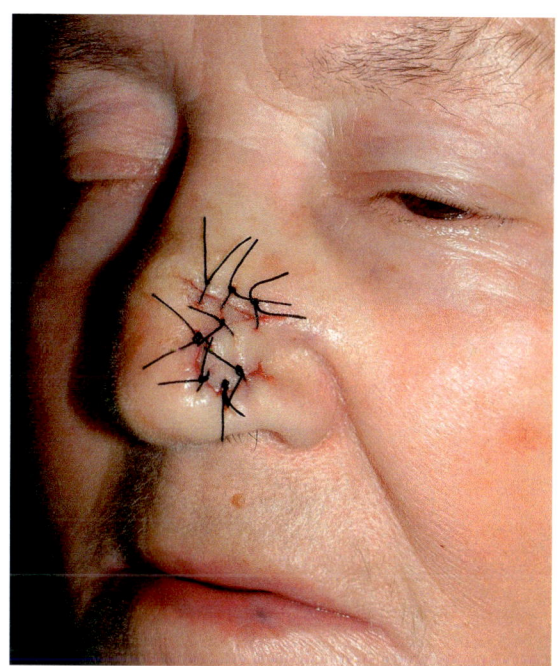

Exéresis de epitelioma y reconstrucción mediante un colgajo de trasposición lobulado

4. INJERTO

- Área de piel que, aislada de sus conexiones vasculares, es transplantada a una zona receptora donde se nutre por osmosis los primeros días hasta que surge una nueva vascularización. Cuanto mayor es el grosor del injerto, mayores son las necesidades nutricionales aunque los resultados cosméticos y funcionales son mejores.

- Según las estructuras cutáneas que los componen se pueden dividir en:
  - **De espesor parcial**: incluyen epidermis y parte de dermis
  - **De espesor total**: incluye epidermis y toda la dermis
  - **Compuestos**: incluyen epidermis, dermis y otras estructuras

---

CIRUGÍA MICROGRÁFICA DE MOHS

Procedimiento quirúrgico usado para el tratamiento del cáncer de piel en el que se controlan microscópicamente los bordes y el fondo del tumor **por etapas** durante la operación quirúrgica

Se trata de **asegurar la extirpación del tumor con todos los márgenes libres y preservando al máximo la piel sana alrededor del mismo**

Indicada en patología tumoral en la que sea difícil obtener bordes libres y cuando se quiera respetar el máximo de piel sana perilesional (zona periocular…)

4. OTROS

4.1. FOTOTERAPIA

Se basa en el uso de radiación ultravioleta para generar efectos fototóxicos y/o fotoquímicos en la piel con objetivos terapéuticos. Puede ser de forma natural (helioterapia) o mediante lámparas de emisión artificial (radiación UVA y UVB).

- **UVA**
  - Más activos combinados con fotosensibilizantes tipo psoralenos (PUVA). Se emplea en psoriasis graves, estadios iniciales de micosis fungoide, liquen, dermatitis atópica, vitíligo...
  - Los psoralenos no deben usarse en niños ni embarazadas y se recomienda protección ocular hasta 24 horas después de la exposición.

- **UVB**: actualmente se emplea el UVB de banda estrecha, que emite a 311nm consiguiendo mayor eficacia (indicaciones similares al PUVA, con menos efectos secundarios al no tener que tomar psoralenos; además puede emplearse en niños y embarazadas).

RADIACIÓN SOLAR QUE NOS LLEGA	**Rayos de luz visible**: se descompone en los 7 colores del arco iris
	Rayos invisibles
	• <u>Infrarrojos</u>: calor al exponernos al sol.
	• <u>Ultravioletas</u>: envejecimiento cutáneo y cáncer de piel (actúan sobre células cutáneas: melanocitos/melanoma, queratinocitos basales/basocelular y queratinocitos de la capa espinosa/espinocelular):
	   — **UVB**: gran parte absorbido en epidermis
	   — **UVA**: llega a dermis (1% a hipodermis)

MECANISMOS DE ACCIÓN DE LA RUV

Los fotones son absorbidos por moléculas específicas (cromóforos) y desencadenan una respuesta
- **Efectos agudos**: hiperplasia epidérmica, bronceado, quemaduras solares, síntesis de vitamina D, fotoinmunosupresión y efecto antiinflamatorio
- **Efectos crónicos**: fotoenvejecimiento y carcinogénesis

INDICACIONES GENERALES

- Psoriasis
- Linfomas cutáneos T
- Eccemas
- Vitiligo
- Fotodermatosis idiopáticas ("desensibilización progresiva" en erupción solar polimorfa y urticaria solar)
- Otros: liquen plano, pitiriasis liquenoide, esclerodermia, pitiriasis rubra pilaris, pruritos y prúrigo, urticaria pigmentosa, foliculitis-acné...

CONTRAINDICACIONES

- Antecedentes de melanoma y pacientes con factores de riesgo altos para desarrollarlo (valorar)
- Antecedentes de carcinoma basocelular y espinocelular y pacientes con factores de riesgo altos para desarrollarlo (valorar)
- Fotodermatosis, con la excepción de erupción solar polimorfa y urticaria solar. Ver capítulo 8

4.2. TERAPIA FOTODINÁMICA

- Consiste en la aplicación de una sustancia fotosensibilizante derivada de las porfirinas (el más empleado es el metil aminolevulinato) que es captada por las células displásicas. Pasadas unas horas se aplica una luz roja (570-670nm) que activa esa sustancia produciendo la destrucción de dichas células.
- Indicado en las queratosis actínicas y en ciertos epiteliomas basocelulares. Actualmente también se está utilizando en algunas infecciones (onicomicosis, verrugas víricas…).

4.3. CRIOTERAPIA

- Destrucción tisular mediante la aplicación local de frío (habitualmente con nitrógeno líquido, cuyo punto de ebullición es -196ºC).
- Indicaciones: léntigos solares, queratosis seborreicas, verrugas víricas, queratosis actínicas…
- Poco riesgo de complicaciones y efectos secundarios (bien empleada el riesgo de cicatriz es escaso).

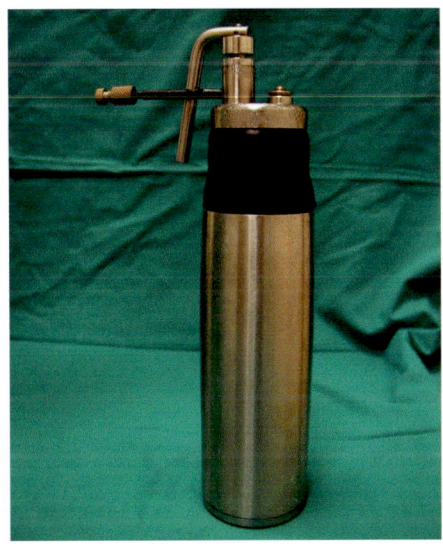

4.4. RADIOTERAPIA

Útil en sarcoma de Kaposi, micosis fungoide en fase tumoral y carcinomas en los que la cirugía esté muy dificultada. Indicaciones muy concretas en otra patología tumoral (adyuvancia en melanoma…).

4.5. LÁSER

- Forma de energía lumínica caracterizada por ser
  - Monocromática: la energía se emite en una sóla longitud de onda o en un estrecho margen
  - Coherente: las ondas liberadas viajan ordenadas (los fotones están en la misma fase)
  - Colimadas: el haz no diverge aunque se aleje de la fuente emisora
- Actúa sobre distintos cromóforos tisulares (hemoglobina, melanina, agua), según la longitud de onda del láser concreto, con un efecto fundamentalmente térmico.

TEMA 3
INFECCIONES CUTÁNEAS POR BACTERIAS Y MICOBACTERIAS

1. PIODERMITIS

"Pus en piel inflamada" (del griego pion=pus): son originadas por tanto por microorganismos piógenos, entre los que destacan los estafilococos y los estreptococos (cocos Gram positivos).

Estafilococias:	
• *S. Aureus*: causa más frecuente de infecciones de piel y partes blandas • Frecuentes los portadores crónicos (fosas nasales) • Tratamiento tópico: mupirocina o ácido fusídico • Tratamiento oral de elección: penicilinas resistentes a betalactamasas (cloxacilina, oxacilina, meticilina). Eritromicina en alérgicos a penicilina	– **Impétigo y ectima** – **Infección del folículo** pilosebáceo – **Infección de heridas** – **Sdr de la escaldadura estafilocócica**: eritrodermia que evoluciona a lesiones ampollosas que se rompen con facilidad, dejando una base eritematosa que le da el aspecto de escaldadura. Afecta sobre todo a lactantes y está causada por cepas del estafilococo productoras de toxinas epidermolíticas (signo de Nikolsky +) que pasan al torrente sanguíneo y dan lugar al cuadro cutáneo a distancia del foco inicial (suele localizarse en nasofaringe)

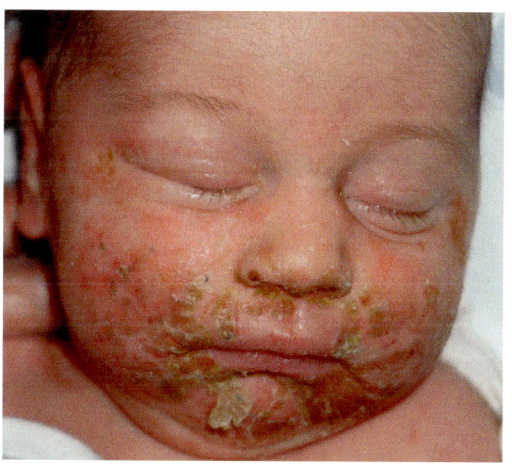

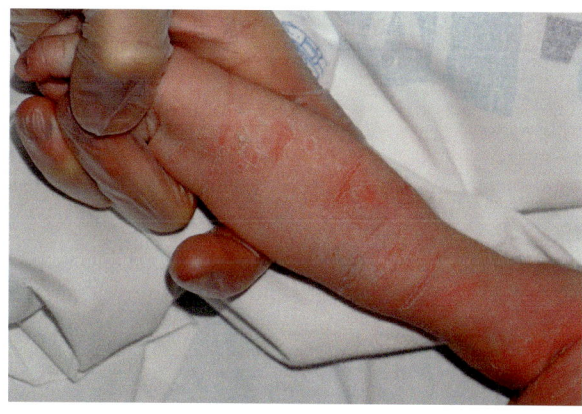

Sdr de la escaldadura estafilocócica

Estreptococias:	
• El *Streptococo pyogenes* (beta-hemolítico del grupo A) es el más frecuente • Predilección por la faringe • Tratamiento tópico: mupirocina o ácido fusídico • Tratamiento oral de elección: amoxicilina-ácido clavulánico, cefalosporinas. Eritromicina en alérgicos a penicilina	– **Impétigo y ectima** – **Erisipela y celulitis** – **Linfangitis**: trayecto inflamatorio siguiendo los linfáticos; más frecuente en extremidades inferiores – **Boqueras** (queilitis angular estreptocócica) – **Dermatitis perianal estreptocócica** (niños pequeños)

1.1. IMPÉTIGO

- Infección cutánea bacteriana más frecuente en el niño.
- Afectan las capas más superficiales de la piel y no ocasionan, en principio, alteración general.
- También es importante conocer y diagnosticar correctamente la posibilidad de sobreinfección secundaria o "impetiginización" de una dermatosis previa (un eccema, un herpes,...).

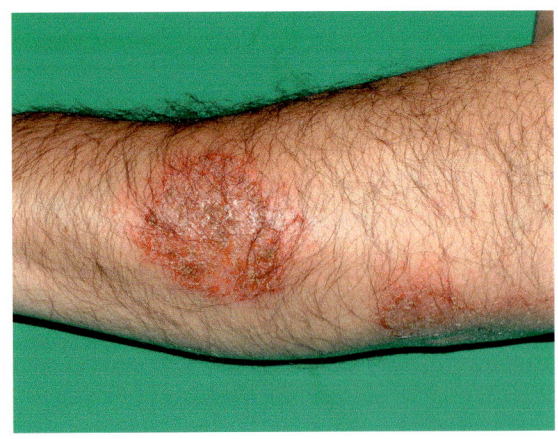

Eccema numular "impetiginizado"

- **Tratamiento**
  - Limpieza y descostrado con agua y jabón, fomentos antisépticos y secantes (sulfato de cobre, permanganato potásico...) y antibióticos tópicos (mupirocina o ácido fusídico).
  - En formas graves o extensas pueden ser necesarios los antibióticos orales (según el germen; en caso de duda amoxicilina-ácido clavulánico o cefalosporinas que cubre estafilococo y estreptococo).

Impétigo vulgar o contagioso

  - Originado por el estreptococo, el estafilococo o ambos.
  - Pústulas que se rompen y dejan costras amarillentas o "melicéricas", sobre todo en zonas periorificiales de la cara y en extremidades.
  - Más frecuente en niños con baja higiene, siendo una infección muy contagiosa.
  - Las complicaciones son raras: glomerulonefritis postestreptocócica, celulitis, septicemia...

Impétigo ampolloso

  - Causado únicamente por el estafilococo, es el resultado de la acción de una toxina epidermolítica (se considera una forma leve y localizada del síndrome de la escaldadura estafilocócica, en el cual la toxina no difunde más allá del foco infeccioso).
  - Ampollas flácidas, que posteriormente se rompen y dejan una base eritematosa húmeda y un halo de piel que se desprende. Posteriormente se cubren de costras finas, claras y superficiales.

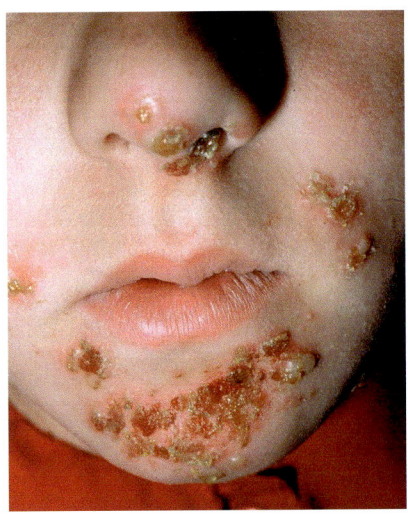

Impétigo vulgar

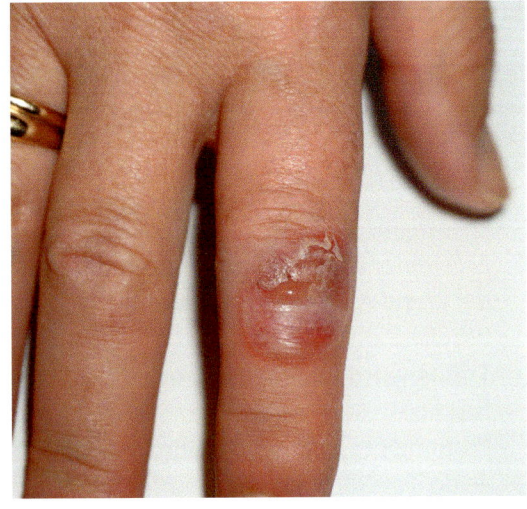

Impétigo ampolloso

1.2. ECTIMA

- Forma profunda de impétigo, sobre todo estreptocócico, que se resuelve dejando cicatriz (afecta a dermis).
- Más frecuente en niños mayores o adolescentes con bajas condiciones socioeconómicas. Tratamiento como el impétigo pero de manera más prolongada y agresiva.

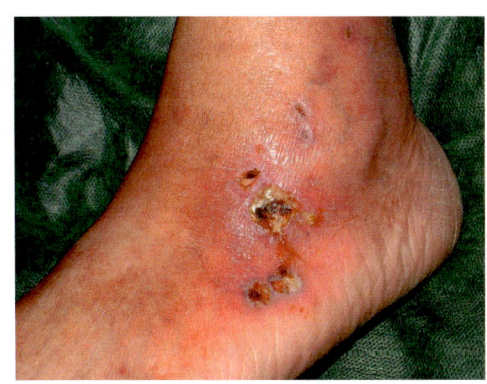

1.3. INFECCIÓN DEL FOLÍCULO PILOSEBÁCEO (de superficial a profundo)

FOLICULITIS

- Inflamación del folículo piloso: pápulas o pústulas de pequeño tamaño perifoliculares
- Causas
    - Foliculitis bacteriana. La más frecuente, por *S. Aureus*. Las pseudomonas producen la "foliculitis del jacuzzi"
    - Foliculitis por Pityrosporum: pústulas crónicas, rojas y pruriginosas sobre todo en tronco.
    - Pelo encarnado. Ejemplo: pseudofoliculitis de la barba, depilación...
    - Otras

FORÚNCULO

- Infección aguda y necrosante del folículo piloso
- Tratamiento: antisépticos + antibióticos (tópicos/orales según gravedad, extensión...)

ANTRAX

- Infección de varios folículos con extensión de la supuración por el tejido celular subcutáneo
- Tratamiento: desbridamiento + antisépticos + antibióticos (sistémicos y tópicos)

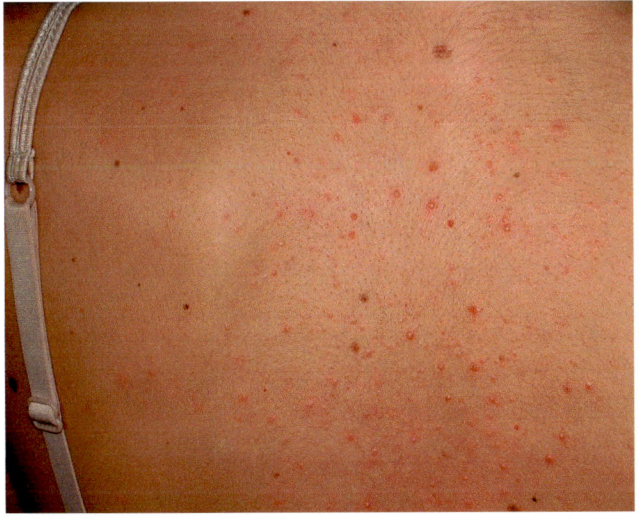

Foliculitis por Pityrosporum

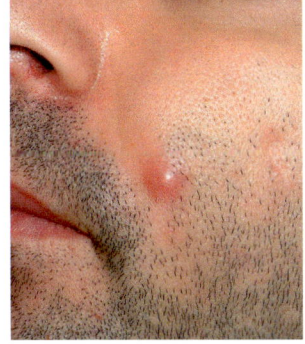

Forúnculo

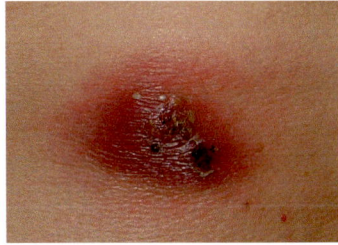

Ántrax

1.4. ERISIPELA Y CELULITIS

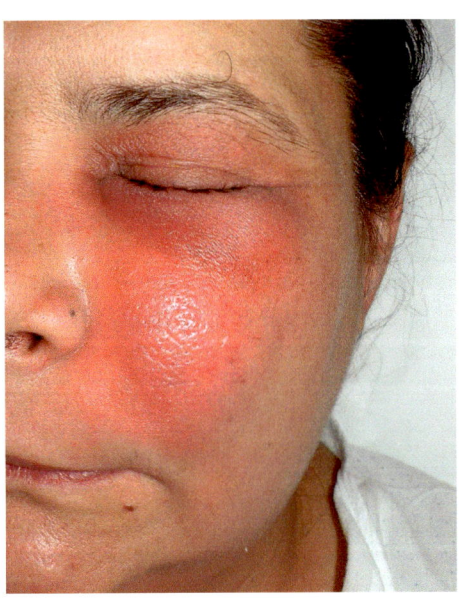

- Estreptococia de piel y tejido celular subcutáneo (si es profunda se llama celulitis). Con frecuencia se encuentra puerta de entrada como pequeñas erosiones, picaduras, arañazos...
- Cursa con fiebre y malestar general y una placa roja bien delimitada y caliente, a veces con ampollas en la superficie. Más frecuente en piernas y cara.
- Tratamiento: reposo en cama, medidas antisépticas y antibióticos sistémicos (amoxicilina clavulánico).

2. OTRAS INFECCIONES BACTERIANAS

2.1. CARBUNCO

- Infección por *bacillus anthracis*. Contagio por contacto con ganado
- La afectación cutánea es la clínica más frecuente: pústula, sobre todo en zonas expuestas, que evoluciona a úlcera con escara necrótica y edema (pústula maligna). Frecuente la linfadenitis

2.2. INFECCIÓN POR PSEUDOMONAS

- Factores de riesgo: inmunodeprimidos, quemados, fibrosis quística...
- Producen necrosis de olor y aspecto característico (pus amarillo - verdoso)
- Afectación cutánea
  - Sobreinfectan heridas quirúrgicas y quemaduras
  - Ectima gangrenosa: lesión hemorrágica, de centro ulcerado, dolorosa y rodeada de un halo de eritema y edema

2.3. ERISIPELOIDE

- Infección por el *Erysipelothrix*, frecuente en pescaderos y carniceros
- Sobre todo en manos, por contacto con animales muertos: pápula o pústula, a veces con ampolla hemorrágica en superficie que va evolucionado a un eritema violáceo que aclara por el centro
- Tratamiento: penicilina

2.4. INFECCIÓN POR CORYNEBACTERIUM: (bacteria Gram +. Se asocian a higiene deficiente, obesidad e hiperhidrosis -factor predisponente más importante-. Tratamiento: disminuir factores predisponentes, mejorar los hábitos higiénicos y eritromicina o clindamicina)

- **Eritrasma**
  - Producida por el *C. minutisimun*
  - Mas frecuente en climas cálidos, obesos y diabéticos
  - Placas bien delimitadas, pardo-rojizas, con descamación superficial en grandes pliegues (diagnóstico diferencial con tinea cruris) y regiones interdigitales de los pies (diagnóstico diferencial con tinea pedis). Fluorescencia rojo coral con luz de Wood

- **Tricomicosis axilar**: masas grumosas de coloración blanco-amarillentas, malolientes, adheridas a la porción central del pelo de la región axilar. Origina mal olor pero es asintomática.
- **Queratólisis punctata**: infección superficial no inflamatoria y asintomática, causada por varias bacterias, entre las que destaca el *Corynebacterium*. Produce alteraciones en la capa córnea con depresiones puntiformes y erosiones; afecta principalmente zonas de presión y fricción en los pies de manera bilateral.

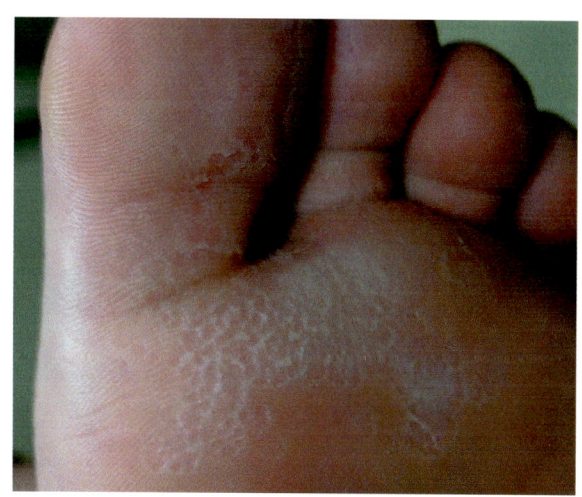

2.5. INFECCIONES POR BARTONELLA

- **Enfermedad por arañazo de gato** (*B. henselae*). Los síntomas son una pápula eritematosa con costra y linfadenitis regional. Generalmente autolimitada
- **Angiomatosis bacilar** (*B. henselae* y *B. quintana*)
  - Proliferación vascular a nivel cutáneo, pero que puede diseminarse a órganos internos
  - Afecta principalmente a inmunodeprimidos (trasplantados y sobre todo VIH)
  - Pápulas o nódulos de aspecto rojizo, púrpura o incoloro (diagnóstico diferencial con el sarcoma de Kaposi, del que puede ser clínicamente indistinguible)
  - Con frecuencia adenopatía regional en la zona de drenaje linfático

3. TUBERCULOSIS CUTÁNEA

Infección de la piel por *Mycobacterium tuberculosis* o *M. Bovis*. La inmunodepresión es un factor favorecedor, excepto para la tuberculosis verrucosa y el lupus vulgar, que aparecen con inmunidad normal.

CLASIFICACIÓN

INFECCIÓN EXÓGENA	Primaria, PPD- (**chancro tuberculoso**)	Muy rara Linfadenitis acompañante
	Secundaria, PPD+ (**tuberculosis verrucosa**)	Frecuente Sobre todo en manos

REINFECCIÓN ENDÓGENA	Lupus vulgar	La más frecuente Sobre todo en cara y más frecuente en mujeres Asociada a lesiones activas pulmonares, esqueléticas,...
	Escrofuloderma	Sobre todo en zonas ganglionares de cabeza y cuello Comienzan como nódulos fríos que van aumentando, fluctuando y acaban fistulizando al exterior
	Otras	

TUBERCULIDES	Las más importantes son las paniculitis (**eritema indurado de Bazin** y **eritema nodoso**)	Por diseminación hematógena, pero ausencia o escasez de bacilos en las lesiones TBC previa o simultánea en otros órganos

4. LEPRA

4.1. ETIOPATOGENIA

- Infección por *Mycobacterium leprae*: gram +, Zhiel-Neelsen +, no se puede cultivar.
- La fuente de infección son las heridas cutáneas, el exudado nasal,… con un periodo de incubación de años.
- Para adquirir la lepra hace falta una susceptibilidad del paciente y el contacto prolongado y próximo con un infectado; el riesgo de trasmisión parece ser pequeño si existen unas condiciones de higiene y nutrición adecuados. Es más frecuente en climas cálidos y lluviosos y son más susceptibles los niños.
- La reacción de Mitsuda o prueba de la lepromina valora la inmunidad a la lepra (útil para clasificar a la lepra y como factor pronóstico).

4.2. CLÍNICA

- **Cutánea**: mácula hipocrómica anestésica y anhidrótica. En la forma lepromatosa puede haber alopecia (es característica la pérdida de la cola de las cejas), nódulos, engrosamiento cutáneo, facies leonina, fenómeno de Lucio (forma de vasculitis cutánea), etc.
- **Nerviosa** (más característica de la lepra tuberculoide): disestesias, disminución de la sensibilidad, engrosamiento y dolor de nervios periféricos.
- **Otras** (en la lepra lepromatosa): afectación de mucosas (epixtasis), ósea, hepática, renal (principal causa de muerte),…

4.3. TRATAMIENTO

- Sulfonas (dapsona).
- Empezar con dosis bajas e ir aumentando progresivamente para evitar una exacerbación aguda o leprorreacción.

4.4. CLASIFICACIÓN: se distinguen dos formas polares (tuberculoide y lepromatosa) y otras dos formas que pueden evolucionar hacia distintas situaciones (indeterminada y borderline).

	INDETERMINADA	TUBERCULOIDE	LEPROMATOSA	BORDERLINE
Mitsuda	+ / -	+++	- (son anérgicos)	Hallazgos variables (se sitúa entre las dos formas polares)
Baciloscopia	+ / -	-	+++	
Clínica	Cutáneo nerviosa	Cutáneo nerviosa (forma con mayor participación nerviosa)	Cutáneo nerviosa (afectación neural más tardía y menos marcada) Afectación extracutánea Afectación de mucosas frecuente: epixtasis, nariz en silla de montar,…	
Pronóstico	Buen pronóstico: suele regresar y es no contagiante (excepto evolución a LL)	Buen pronóstico, suele regresar espontaneamente Puede dejar mutilaciones	Forma grave y contagiante	Considerar contagiante

5. MICOBACTERIAS ATÍPICAS

- Enfermedades producidas por bacilos ácido alcohol resistentes diferentes a *Mycobacterium tuberculosis*.
- Se aíslan del agua, suelo o animales.
- Pueden causar enfermedad pulmonar, cutánea o diseminada.
- Desde el punto de vista dermatológico, existen multitud de formas de presentación como pápulas, placas, nódulos, abscesos... y se deben incluir en el diagnóstico diferencial de las **infecciones cutáneas crónicas**. Con frecuencia los traumatismos, la inmunodepresión o la existencia de enfermedades crónicas complican estos cuadros.
- Algunas micobacterias atípicas adoptan ciertos patrones morfológicos. El más característico es el patrón esporotricoide (lesión cutánea e inflamación de varios ganglios dibujando el trayecto de drenaje) que es típico del **granuloma de los acuarios** por contacto con agua contaminada con *M. marinum*.

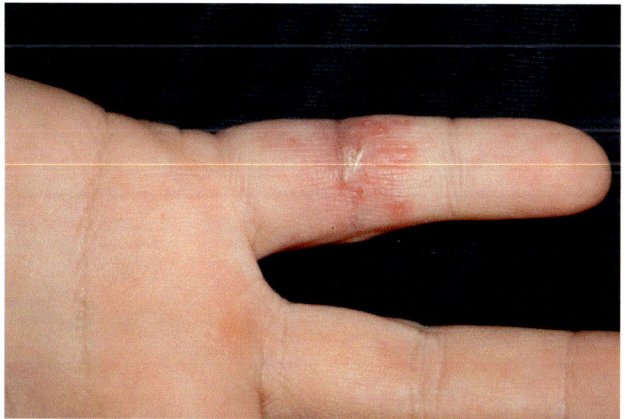
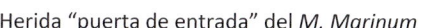
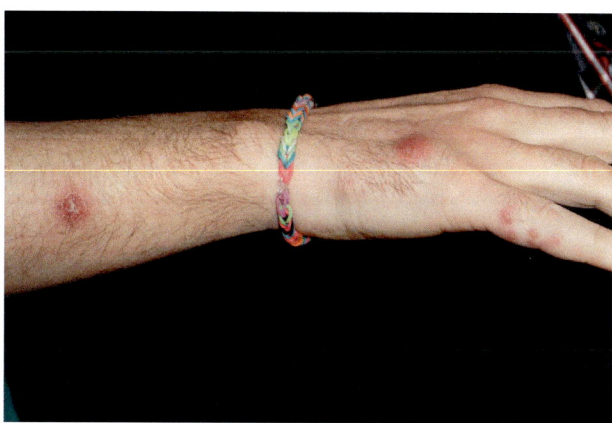

Herida "puerta de entrada" del *M. Marinum*   Patrón esporotricoide

TEMA 4
INFECCIONES CUTÁNEAS POR VIRUS

1. CLASIFICACIÓN

1.1. VIRUS DNA

HERPES VIRUS	Herpes simple	VHS
	Hespes zóster	VHZ
	Virus de Epstein Barr	• **Mononucleosis infecciosa**: fiebre, faringoamigdalitis y adenopatía. 10% erupción cutánea máculo papulosa autoresolutiva. Exantema morbiliforme intenso en el 90% de enfermos que toman ampicilina (menos frecuente con amoxicilina) • **Leucoplasia vellosa**: placas blanquecinas en caras laterales de la lengua. Inmunodeprimidos (especialmente VIH)
PAPOVAVIRUS	Verrugas	Producidas en concreto por el virus del papiloma humano (VPH)
POXVIRUS	**Molusco contagioso y virus de la viruela del mono**	
PARVOVIRUS	Exantema infeccioso	• Parvovirus B19 • Causante de un exantema característico (ver pediatría). Algunos pacientes desarrollan un **síndrome papular purpúrico en guante y calcetín** (pápulas purpúricas o petequiales en manos y pies; a menudo se acompaña de fiebre y lesiones orales o genitales)

1.2. VIRUS RNA

PICORNAVIRUS (dentro de éstos el coxackie)	Herpangina	
	Enfermedad mano-pie-boca	• Enfermedad frecuente en niños pequeños, producida fundamentalmente por el virus coxackie • Odinofagia y es frecuente la fiebre. Posteriormente exantema: vesículas dolorosas en mucosa yugal, lengua, palmas y plantas y, en ocasiones, glúteos o genitales • Predomina en meses de primavera y verano y es autolimitado
TOGAVIRUS	Rubeola	
PARAMIXOVIRUS	Sarampión	
RETROVIRUS	VIH	

2. GRUPO HERPESVIRUS: VIRUS HERPES SIMPLE Y VIRUS VARICELA-ZÓSTER

2.1. HERPES SIMPLE

• Tropismo por piel y sistema nervioso. Tras la primoinfección se quedan latentes en los ganglios nerviosos, apareciendo recurrencias tras quemaduras solares, menstruación, fiebre, inmunodepresión...

• **Complicaciones**
  − Afectación ocular
  − Eritema exudativo multiforme
  − Eccema herpético o erupción variceliforme de Kaposi: diseminación del herpes sobre una dermatosis, generalmente una dermatitis atópica
  − Otros: Guillain-Barré, encefalitis, neumonitis...

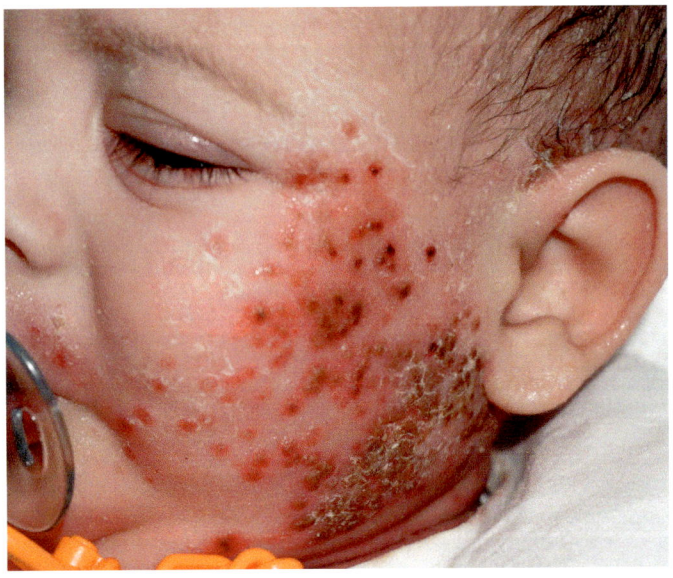

Eccema herpético: diseminación del virus del hérpes en un bebé atópico
(además Impetiginizado)

- **Diagnóstico**
  - Clínica: inicio con picor y aparición progresiva de vesículas agrupadas sobre base eritematosa. Posteriormente evolucionan a costras
  - Citodiagnóstico de Tzanc (células gigantes multinucleadas), cultivos, serología
- **Tratamiento**: aciclovir, valaciclovir, famciclovir… Disminuye la duración del brote y acelera el aclaramiento del virus, pero no elimina la latencia (no previene recidivas)
  - Tópico
  - Oral o intravenoso en casos extensos o muy recidivantes y molestos

TIPO 1 (OROLABIAL O CUTANEOMUCOSO)	TIPO 2 (GENITAL)
— **Primoinfección** asintomática (lo más frecuente) o gingivoestomatitis dolorosa con afectación general y adenopatías — **Recurrencias**: clínica herpética típica, más frecuente en labios. Con mucha frecuencia se impetiginizan — **Otras**: infección ocular, panadizo herpético…	— ITS — **Primoinfección**: asintomática o sdr general y sdr local con adenopatías dolorosas — **Recidivas**

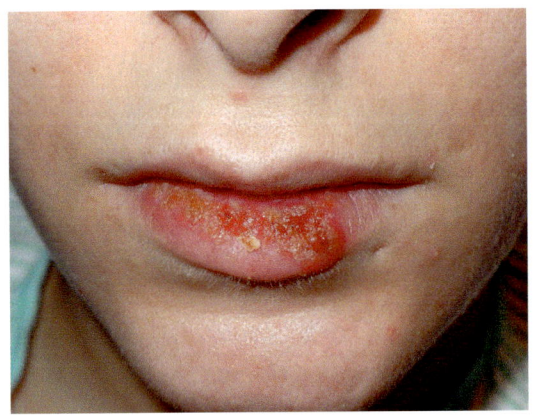

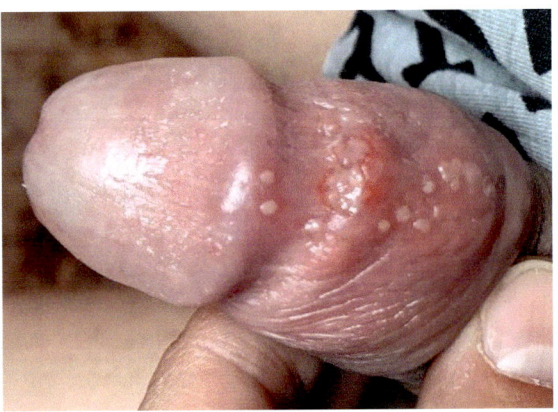

2.2. HERPES VARICELA-ZÓSTER

- **Varicela** (infección primaria): erupción con lesiones en distintos estadios (pápulas, vesículas y costras) y afectación del estado general. Más frecuente en niños (ver pediatría) pero más grave en adultos.
- **Herpes zóster** (reactivación desde un ganglio nervioso: si has contraído varicela, el virus permanece en el organismo de por vida). Con el avance de la edad, o con la inhibición del sistema inmunitario de cualquier causa el virus puede reactivarse y causar el zóster. Tener cuidado especial y evitar contacto con embarazadas e inmunodeprimidos (contagia el virus sobre todo en fase vesiculosa).

CLÍNICA

- Enfermedad frecuente, caracterizada por dolor neurítico y erupción vesiculosa, con frecuencia de tipo hemorrágico, que sigue una distribución metamérica (la afectación de varios dermatomas es rara; hacer diagnósticos diferenciales si atraviesan la línea media). Suele evolucionar en 3 etapas
  - **Preeruptiva**: pródromos de síntomas neuropáticos
  - **Eruptiva**: unas 2 semanas de duración
  - **Crónica**: neuralgia postherpética (complicación más frecuente del herpes zóster)

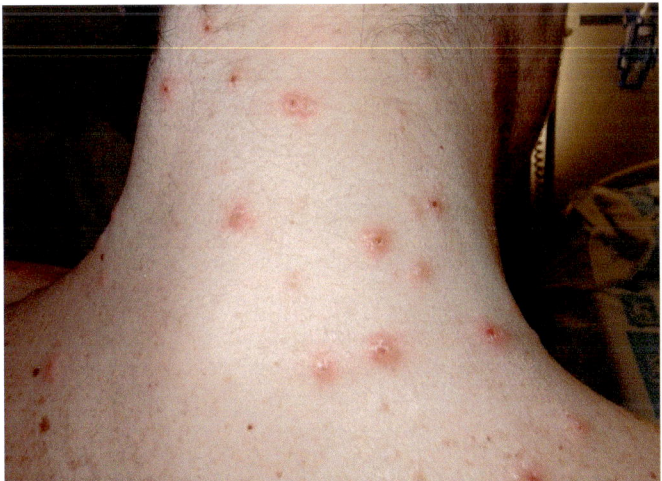 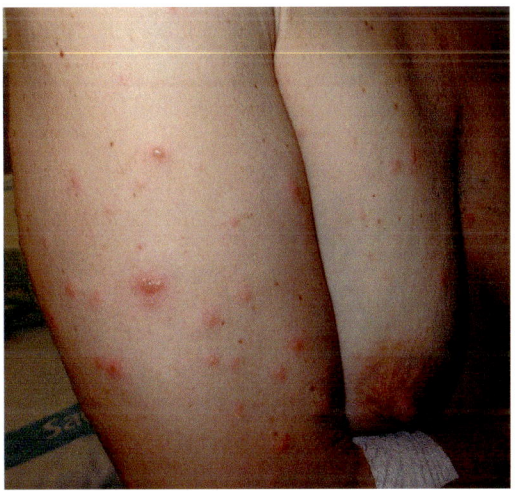

Varicela

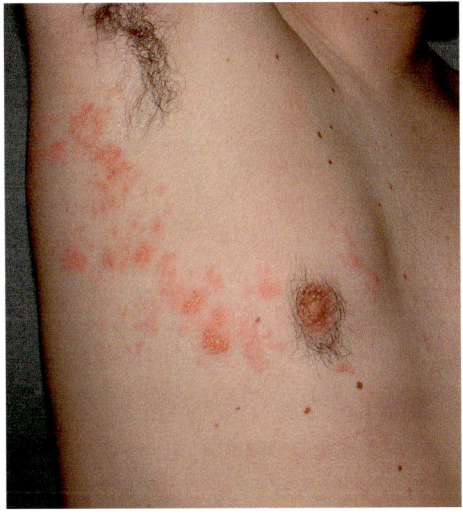 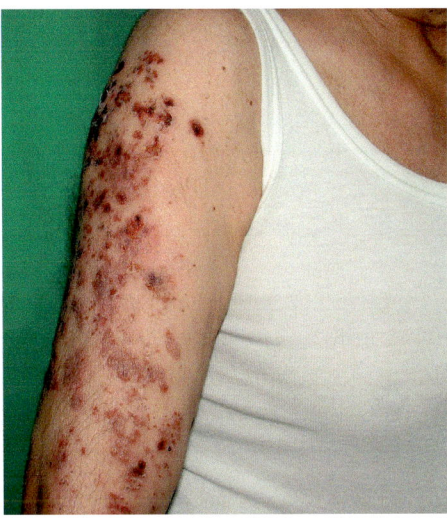

Herpes zóster eruptivo inicial y en fase costrosa

NEURALGIA POSTHERPÉTICA

o Se presenta si las fibras nerviosas se dañan durante un brote de zóster: disestesias y/o dolor crónico, a menudo insoportable, que puede permanecer meses o incluso años
o Factores de riesgo
  - Mayor de 60 años
  - La gravedad del herpes: erupción intensa y dolor intenso previos
  - Antecedentes de enfermedad crónica (diabetes...)
  - Localización del herpes (cara o torso)
  - Demora en el tratamiento antiviral (más de 72 horas)
o Tratamiento sintomático (escalonado según se controle, empezando por los analgésicos habituales). En la mayoría mejora con el tiempo

- **Herpes zóster oftálmico**: posible afectación ocular, que puede ser grave, con pérdida de visión irreversible. La rama oftálmica del trigémino tiene 3 ramificaciones principales: lagrimal, frontal y nasociliar. Esta última inerva la punta de la nariz y el globo ocular, por lo que si aparecen vesículas en la punta de la nariz descartar afectación oftalmológica (no siempre aparecen, por lo que hay que valorar en todos los casos de afectación de ese territorio).

TRATAMIENTO

TÓPICO: lavado con agua y jabón y aplicación de povidona yodada o fomentos que sequen y desinfecten la erupción vesículo ampollosa.

SISTÉMICO: evita su generalización, acorta el proceso de cicatrización y previene o alivia el dolor y otras complicaciones, especialmente cuando se administra en las primeras 72 horas del inicio del cuadro (evitar la replicación viral lo antes posible).
- En condiciones normales, el HZ suele tener una evolución clínica favorable sin tratamiento en personas inmunocompetentes por debajo de 50 años
- Habrá que individualizar cada caso, pero en general se aceptan como **indicaciones de tratamiento sistémico las siguientes**
  - Mayores de 50 años (el grado de inflamación y el riesgo de NPH son mayores)
  - Pacientes con alguna forma de inmunodeficiencia
  - Afectación de algún nervio craneal, en especial en la primera rama del trigémino (HZ oftálmico) o en pabellón auricular (HZ ótico)
  - En aquellos casos asociados a dermatitis atópica graves o a lesiones eczematosas extensas para evitar un eccema herpético
- **Antivirales disponibles**
  - Aciclovir, valaciclovir, famciclovir... durante 7-10 días
  - Brivudina (eficaz, cómoda -1 al día- y bien tolerada, pero riesgo de interacción potencialmente mortal al administrarlo con antineoplásicos, especialmente del tipo 5-fluoropirimidinas)

3. GRUPO PAPOVAVIRUS

3.1. INTRODUCCIÓN

- El término papovavirus proviene de los dos géneros de que consta este grupo: **Pa**pillomavirus y **Po**lyomavirus, y de su efecto de **va**cuolización del citoplasma en la célula infectada.
- Los *Papillomavirus* son virus DNA causantes de las verrugas. La lesión consiste en una hiperplasia epitelial (hiperqueratosis y acantosis) junto a papilomatosis dérmica. Los Koilocitos son células disqueratósicas especiales, patognomónicas de infección por VPH.
- La infección por VHP suele regresar de forma espontánea, aunque el genoma del virus puede permanecer en las células infectadas.
- Las verrugas tienen el fenómeno de Koebner.

3.2. TIPOS

- **Vulgares**: cualquier localización (más frecuentes en manos)
- **Plantares**: con frecuencia aparecen en zonas de apoyo y se confunden con los "clavos o durezas" (más dolorosos)
- **Planas**: pápulas poco elevadas color piel, rosadas o marrones, más frecuentes en cara y dorso de manos. Características de niños y jóvenes
- **Anogenitales** o **condilomas acuminados**: se consideran una ITS muy contagiosa y con potencial degenerativo

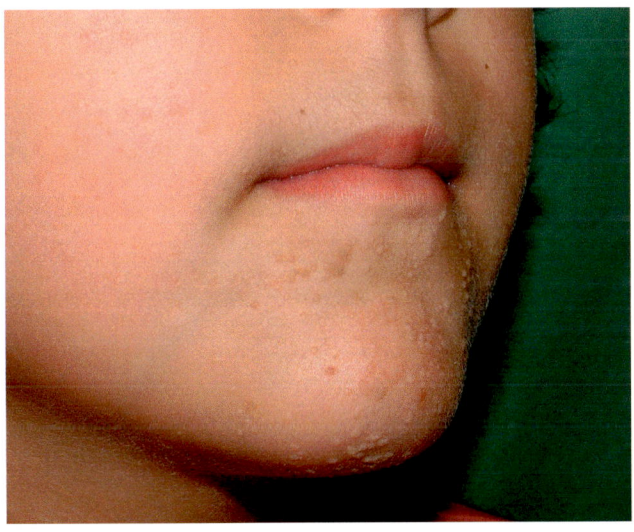

Verrugas planas

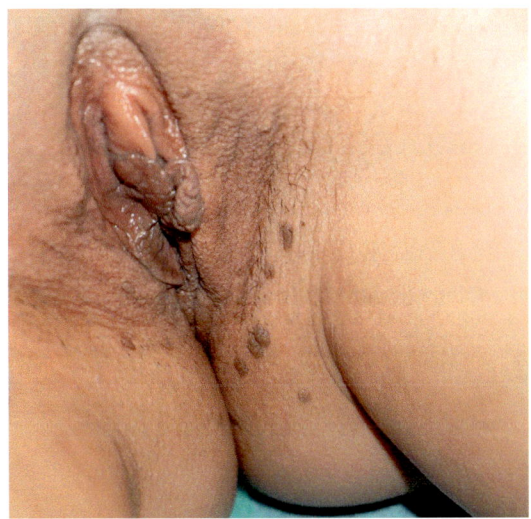

Condilomas acuminados

3.3. TRATAMIENTO

- En general: queratolíticos y/o crioterapia
- Vulgares y plantares, en casos recalcitrantes, infiltración con bleomicina, terapia fotodinámica...
- Condilomas: imiquimod, resina de podofilino, otros

VERRUGAS ANOGENITALES

o El VPH genital es una infección predominante en mujeres jóvenes (alrededor del 75% de las mujeres sexualmente activas se infectarán con él)

o La mayoría de las infecciones son asintomáticas y desaparecen sin tratamiento y más del 90% son transitorias e irrelevantes desde el punto de vista oncogénico (se calcula que sólo el 10% persiste más de 2 años). Sólo estas infecciones «persistentes» por el VPH se asocian con el desarrollo de lesiones intraepiteliales escamosas de alto grado y de cáncer

o Más de 95% de los cánceres cervicouterinos contienen DNA del HPV de tipos oncogénicos (alto riesgo). De ellos el tipo 16 es el más frecuente en todo el mundo

o Aunque la infección persistente con los tipos de alto riesgo es «necesaria» para el desarrollo del cáncer de cuello uterino, no se considera «suficiente», porque el cáncer no se produce en la mayoría de las mujeres infectadas. Los datos respaldan la existencia de varios cofactores posibles, como fumar, uso prolongado de anticonceptivos hormonales, multiparidad y otras infecciones

o Otros cánceres asociados al VPH son: ano, vulva, vagina, pene y orofaringe (muchos de estos pueden ser causados por una combinación de tabaco, alcohol y VPH)

4. GRUPO POXVIRUS

4.1. MOLUSCO CONTAGIOSO

• Infección crónica localizada muy frecuente en niños, que pueden afectar cualquier parte de la superficie cutánea, incluido mucosas (no en palmas y plantas).

• **Diagnóstico clínico**: pápulas lisas hemisféricas umbilicadas, blanquecinas y de pequeño tamaño (mm). La biopsia cutánea o la observación del material exudado muestra cuerpos de inclusión característicos, aunque solo es necesaria en casos muy dudosos. Los pacientes con compromiso inmunológico (VIH...) pueden desarrollar una infección más generalizada.

• La mayoría de las lesiones involucionan espontáneamente. Cuando se inflaman suele indicar respuesta inmunológica contra el virus.

• Se trasmite por contacto directo: brotes relacionados con piscinas, deportes de contacto, contacto con personas infectadas (piel con piel), a través de fómites o vía sexual. Los adultos precisan un estrecho contacto de piel a piel con una persona infectada, por lo que si afecta a pubis o genitales se considera una infección de trasmisión sexual.

• El **tratamiento** está indicado por razones estéticas o para prevenir el contagio y puede incluir métodos destructivos (extracción con pinzas, curetaje) o irritantes tópicos (hidróxido de potasio, cantaridina,...). La abstención terapéutica en ocasiones es una buena opción, dada su tendencia autoresolutiva.

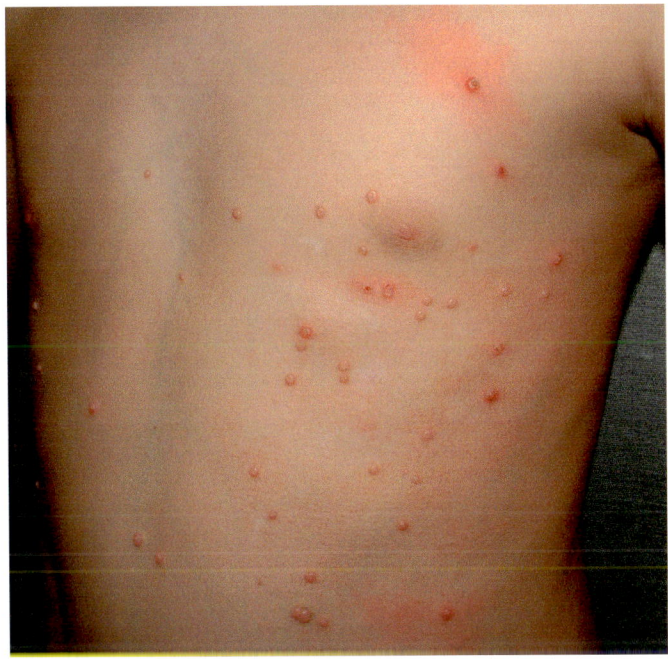

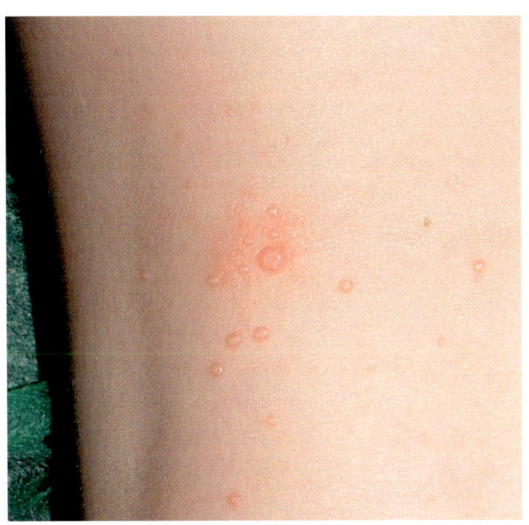

Moluscos contagiosos en tórax y huecos poplíteos de un niño atópico

4.2. VIRUELA DEL MONO

- Zoonosis viral cuyos primeros casos humanos se identificaron en África en 1970. Desde mayo de 2022 se ha demostrado una transmisión interpersonal sostenida fuera de África.

- La transmisión interpersonal se produce a través del contacto estrecho y prolongado. Con los datos actuales el mecanismo de trasmisión más probable es el contacto estrecho en una relación sexual. Aunque esto puede cambiar, el brote está limitado mayoritariamente a hombres jóvenes que tienen sexo con hombres en el contexto de relaciones sexuales de riesgo.

- El período de incubación es de 1 a 2 semanas. Las personas contagian desde el inicio de los síntomas hasta que se desprenden todas las costras (2-4 semanas).

- Las lesiones iniciales en las zonas de inoculación son bastante homogéneas y de aspecto papuloso (pseudopústulas). Posteriormente, en algunos pacientes, aparecen pequeñas pústulas en múltiples localizaciones. En la fase generalizada veremos lesiones más heterogéneas, con pápulas, pústulas, costras... Pueden afectarse las mucosas y a menudo se asocia un cuadro general (fiebre, malestar general y adenopatía).

- El diagnóstico se confirma con la prueba de reacción en cadena de la polimerasa (PCR).

- El tratamiento en general es sintomático.

TEMA 5
INFECCIONES CUTÁNEAS POR HONGOS

1. CLASIFICACIÓN

1.1. SUPERFICIALES

Hongos no dermatofitos oportunistas
Hongos dermatofitos

Hongos levaduriformes

ENFERMEDAD	PATÓGENO
Pitiriasis versicolor	*Malassezia globosa*
Dermatofitosis o tiñas	*Microsporum* *Trichophyton* *Epidermophyton*
Candidiasis muco cutánea	*Candida albicans*

1.2. SUBCUTÁNEAS: afectan a dermis e hipodermis, con frecuencia por implantación

- **Cromomicosis**
- **Micetoma** ("tumor por hongos")
- **Esporotricosis** (enfermedad del "jardinero de rosas")
  - Micosis crónica linfática por el hongo *Sporothrix schenckii* (geofílico).
  - La infección ocurre comúnmente cuando la piel se rompe al manipular materiales vegetales como rosales, zarzas o tierra que contiene mucho abono.
  - Forma más frecuente: linfangítica regional, sobre todo en brazos (nódulo en zona de inoculación que evoluciona a úlcera tórpida. Se extiende por los linfáticos apareciendo nuevos nódulos y adenopatías: "patrón esporotricoide").
  - Tratamiento de elección el itraconazol.

1.3. SISTÉMICAS O PROFUNDAS: clínica inespecífica, incluir en diagnóstico diferencial de infecciones cutáneas crónicas. Tratamiento en ocasiones difícil (respuesta lenta o parcial a anfotericina B, derivados azólicos...).

Patógenos verdaderos
- Por diseminación hematógena o extensión desde estructuras subyacentes
- **Histoplasmosis, blastomicosis, coccidiomicosis y paracoccidiomicosis**
- Cada patógeno tiene determinadas preferencias geográficas

Oportunistas
- Lesiones dérmicas en pacientes inmunodeprimidos que se diseminan
- **Candidiasis diseminada**, **aspergilosis**, **mucormicosis** (infección agresiva, con celulitis, edema y destrucción de tejido; más frecuente en cara), **criptococosis**...

2. PITIRIASIS VERSICOLOR

2.1. ETIOPATOGENIA

- *Malassezia globosa*, hongo saprofítico que vive habitualmente en nuestra piel sin producir enfermedad
- Más frecuente en adolescentes y jóvenes

- **Factores predisponentes** al sobrecrecimiento del hongo y aparición de la clínica
    - Exógenos: alta temperatura y humedad relativa
    - Endógenos: sudoración, piel seborreica, cambios hormonales, inmunodeficiencias, malnutrición y tratamientos con inmunosupresores o corticoides

2.2. DIAGNÓSTICO

- Clínica: generalmente asintomática y recidivante, ocasiona lesiones maculosas hiper o hipopigmentadas con descamación fina en superficie, situadas preferentemente en la parte alta del pecho y de la espalda.
- Fluorescencia (+) con luz de Wood.
- Imagen en "espaguetis y albóndigas" cuando se observa con KOH.

2.3. TRATAMIENTO

- Incluso después de un tratamiento exitoso, el color de la piel puede continuar siendo irregular durante varias semanas o meses. Para prevenir recidivas se pueden pautar tratamientos de mantenimiento (fines de semana, 1-3 días al mes…), sobre todo durante los meses cálidos y húmedos.
- Dada su benignidad y su recurrencia, se prefiere la vía tópica frente a la vía oral
    - Antifúngicos tópicos (champú, solución, crema: 20 días): ciclopirox o azólicos (fluconazol, ketoconazol, miconazol, sertaconazol...)
    - Imidazoles orales en casos rebeldes (itraconazol, fluconazol)

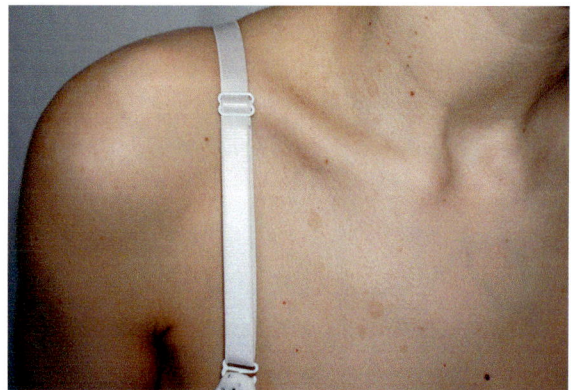 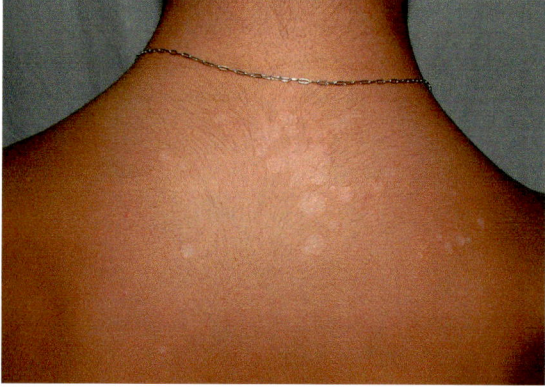

Pitiriasis versicolor variantes hiper e hipopigmentada. Pueden coexeistir ambas formas

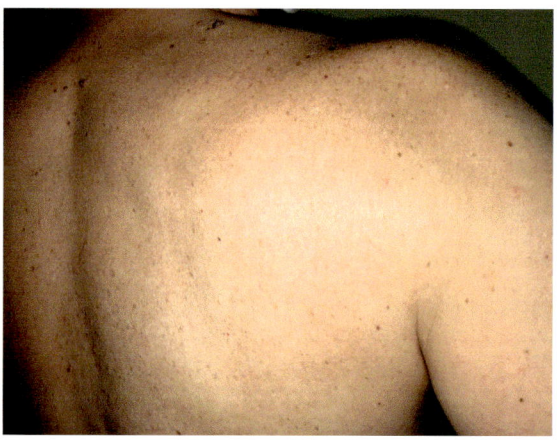 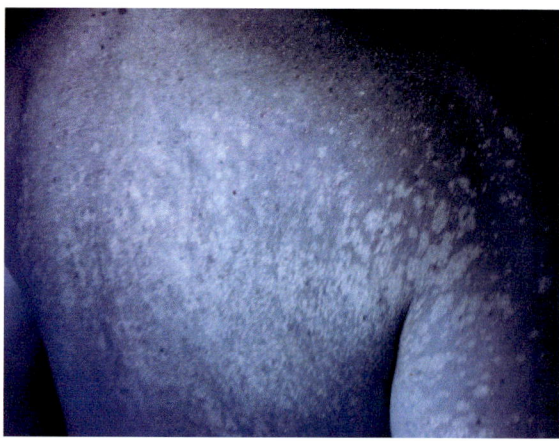

Pitiriasis versicolor leve clínicamente en la que se aprecia su extensión con la luz de Wood

3. DERMATOFITOSIS O TIÑAS

3.1. ETIOPATOGENIA

- Infecciones por hongos filamentosos llamados dermatofitos, que requieren queratina para nutrirse (sobreviven sólo en el estrato córneo, el cabello o las uñas).
- A diferencia de la candidiasis raras veces son invasivas. El contagio es de persona a persona, de animal a persona y, raras veces, desde el suelo a la persona. El microorganismo puede persistir por tiempo indefinido.
- Hay 3 géneros: *Microsporum*, *Trichophyton* y *Epidermophyton*.

3.2. FORMAS CLÍNICAS

	CLÍNICA	TRATAMIENTO
Tinea corporis (tiña de la piel lampiña o herpes circinado)	Tras 1-4 semanas de incubación aparecen lesiones redondeadas eritematoescamosas, a veces anulares	Suele bastar tratamiento local
Tinea pedis (pie de atleta)	La más frecuente, sobre todo en varones jóvenes Maceración, descamación y fisuración interdigital	
Tinea cruris	Placas bilaterales eritematoescamosas en ingle y/o periné	

	CLÍNICA	TRATAMIENTO
Tinea capitis; más frecuente en niños	<ul><li>**No inflamatorias:** microspóricas (fluorescencia verdosa a la luz de word) y tricofíticas</li><li>**Inflamatorias:** si es muy intensa se habla del "Querion de Celso", que deja alopecia cicatricial</li></ul>	Sistémico. En formas muy inflamatorias se pueden asociar corticoides
Tinea unguium (onicomicosis: se incluyen la cándida y otros hongos)	Daño subungueal distal, con hiperqueratosis y onicolisis, que va progresando proximalmente (lo más frecuente)	Sistémico (tópico mucho menos efectivo)

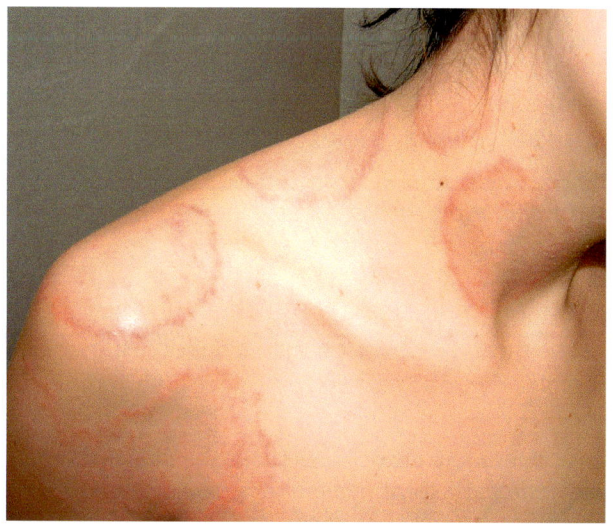

Herpes circinado

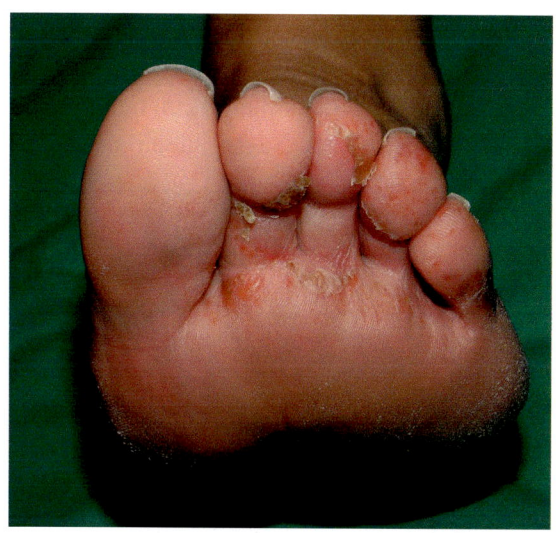

Pie de atleta

3.3. DIAGNÓSTICO

- Clínica
- Preparación en fresco de hidróxido de potasio con material de raspado demostración de hifas
- Cultivo para identificar al hongo concreto

3.4. TRATAMIENTO

- **Tópico:** tiñas cutáneas leves
  - Derivados azólicos: ketoconazol, miconazol,…
  - Ciclopiroxolamina
  - Tolnaftato
- **Sistémico:** tiñas cutáneas graves y afectación del cabello o de las uñas
  - Derivados azólicos: itraconazol, fluconazol,…
  - Griseofulvina y terbinafina: de elección en las dermatofitosis que requieren tratamiento sistémico. Actualmente la terbinafina sería la 1ª elección, quedando reservada la griseofulvina para las tiñas de cuero cabelludo en niños.

4. CANDIDIASIS

- Infección de piel y mucosas por hongos levaduriformes del género Cándida
- **Factores predisponentes:** obesidad, maceración cutánea, humedad, falta de higiene, enfermedad hematológica maligna, diabetes, embarazo (tercer trimestre), corticoides, inmunodepresión, antibióticos…
- **Diagnóstico** clínico y micológico (demostrar pseudohifas en preparación en fresco -KOH- y confirmar con el cultivo)
- **Tratamiento** tópico (nistatina, ciclopiroxolamina, imidazolicos) o sistemático cuando precise (itraconazol, anfotericina B, … No griseofulvina)

4.1. CANDIDIASIS MUCOSA

Génito perianal

- **Vulvovaginal:** causa más frecuente de infección vaginal. Prurito, leucorrea lechosa y mucosa inflamada. Tratamiento con óvulos vaginales con imidazoles
- **Balanopostitis:** suele adquirirse por transmisión sexual. Prurito, placas blanquecinas, erosiones superficiales…
- **Perianal:** secundarias a candidiasis digestivas por antibióticos de amplio espectro

Oral

- **Muguet:** seudomenbranas blanquecinas caseosas que se desprenden dejando superficies hemorrágicas. Tratamiento con comprimidos masticables de clotrimazol o soluciones de nistatina.
- **Glositis candidiásica aguda:** en personas mayores.
- **Queilitis angular candidiásica** (a diferencia con la bloquera estreptocócica suele ser bilateral y con fisura central): mas frecuente en mujeres y relacionada sobre todo con prótesis dentales o deficiencias de Vit B12.
- **Candidiasis atrófica oral crónica:** relacionada con prótesis.

4.2. CANDIDIASIS CUTÁNEA

- **Intertrigo**: en grandes pliegues aparecen zonas rojas y maceradas con fisuras en el fondo y lesiones satélites, con frecuencia pustulosas
- **Foliculitis**: frecuente en ADVP
- **Onicomicosis:** puede ser por una paroniquia crónica (afectación de la base de la uña con eritema y edema doloroso) o por una oniquina (uña engrosada, quebradiza...)
- **Candidiasis del pañal**

4.3. CANDIDIASIS MUCOCUTÁNEA CRÓNICA

- Cronificación de una candidiasis por una disfunción de linfocitos T. También se relaciona con hipofunción de paratiroides, tiroides o suprarrenales
- Diversas formas clínicas. Puede cursar con muguet, alopecia, granulomas, hiperqueratosis...

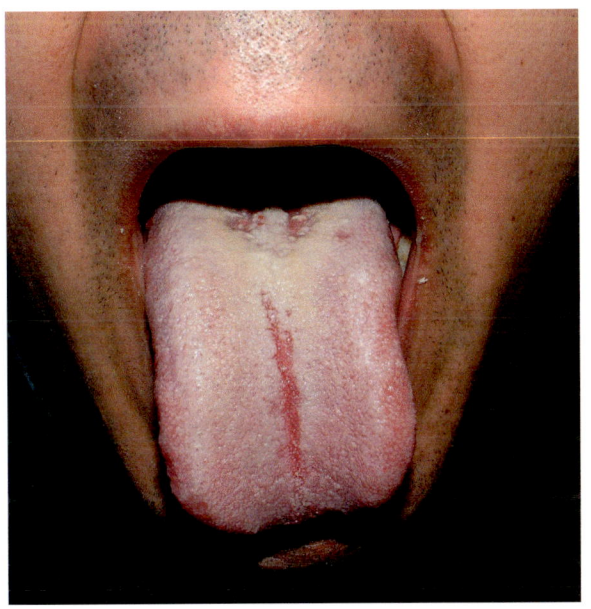

Muguet

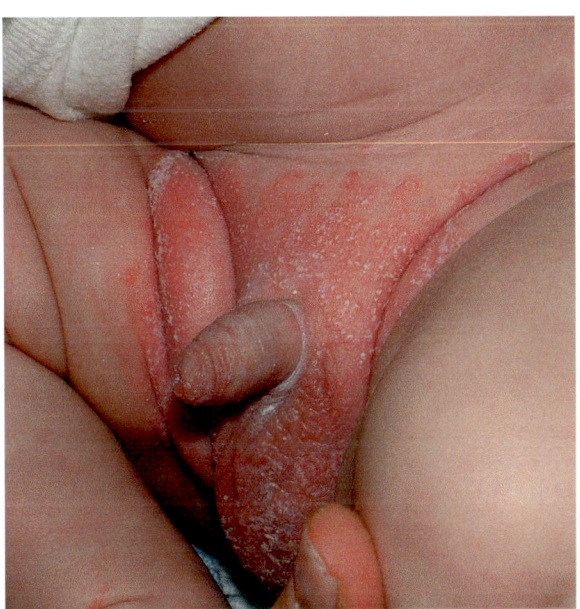

Candidiasis del pañal

TRATAMIENTO DE LAS MICOSIS

	Derivados azólicos	Tiñas, candidiasis y pitiriasis versicolor
TÓPICO	Ciclopiroxolamina	
	Antibióticos macrólidos poliénicos: nistatina y anfotericina B	Candidiasis
	Tolnaftato	Tiñas
SISTÉMICO	Derivados azólicos	Tiñas, candidiasis y pitiriasis versicolor Itraconazol de elección para la esporotricosis cutánea
	Griseofulvina y terbinafina	Tiñas
	Anfotericina B i.v.	Candidiasis

TEMA 6
DERMATOSIS ZOOPARASITARIAS

1. INTRODUCCIÓN

Infestaciones por ecto o endoparásitos animales transmitibles al hombre que actúa como huésped. Repasaremos las zoonosis más importantes desde el punto de vista cutáneo y comentaremos otras patologías no zoonóticas importantes para el dermatólogo (picaduras, reacción por orugas...).

1.1. CLASIFICACIÓN

PROTOZOOS	Leishmaniosis	
HELMINTOS	Larva migrans	*Ancylostoma braziliense*
ARTRÓPODOS	Insectos	Piojos (**pediculosis**), pulgas, chinches, mosquitos, tábanos, abejas, orugas...
	Arácnidos	Arañas, escorpiones, garrapatas y ácaros (**sarna**)

1.2. PATOLOGÍA

- Enfermedades vehiculizadas por picaduras
    - Leishmaniasis
    - Ricketsiosis
    - Borreliosis
- Infestaciones por ectoparásitos: pediculosis, escabiosis (sarna), miasis, larva migrans
- Picaduras

2. LEISHMANIOSIS

- Zoonosis causada por un parásito protozoo del género *Leishmania*, transmitida por la picadura de un mosquito infectado (en concreto de la especie flebotomo, que se localiza en zonas rurales con clima mediterráneo, subtropical y tropical).
- Los reservorios son los animales, especialmente perros (también liebres, conejos...).
- **Formas clínicas**
    - **L. visceral o Kala- Azar**: en fases tardías puede aparecer hiperpigmentación cutánea característica (kala azar significa fiebre negra en hindi).
    - **L. cutánea del viejo mundo (botón de oriente)**, producida por *L. tropica y,* en cuenca mediterránea, por *L. infantum*. Pápula o nódulo inflamatorio en zonas expuestas que tiende a ulcerarse con formación de una costra (se resuelve con cicatriz).
    - **L. cutánea del nuevo mundo.**
    - **L. mucocutánea o espundia.**
- **Tratamiento**: el más empleado son los antimoniales pentavalentes intralesionales (botón de oriente uni o paucilesional) o sistémicos.

3. RICKETTSIOSIS

3.1. TIFUS

- Conjunto de enfermedades infecciosas producidas por varias especies de bacteria del género Rickettsia. Poco frecuente en nuestro medio.
- Transmitidas por la picadura de diferentes artrópodos (piojos, pulgas y garrapatas) que portan diferentes aves y mamíferos.
- Fiebre alta recurrente, escalofríos, cefalea y exantema.

3.2. FIEBRE BOTONOSA (fiebre exantemática mediterránea)

- Causada por *Rickettsia coroni*, vectorizada por la garrapata del perro (*Rhipicephalus sanguineus*).
- Tras 1 semana de incubación aparecen fiebre alta, cefalea, malestar, artralgias, confusión mental y, en el lugar de la picadura una vesícula que se ulcera y que pasa a una costra negruzca (mancha negra) y que suele estar acompañada de adenopatía.
- A los 3-4 días de iniciarse la fiebre aparece un exantema maculopapuloso rosado que se va extendiendo y acaba incluyendo palma y plantas.
- Tratamiento: doxiciclina (200 mg/día durante 1 semana).

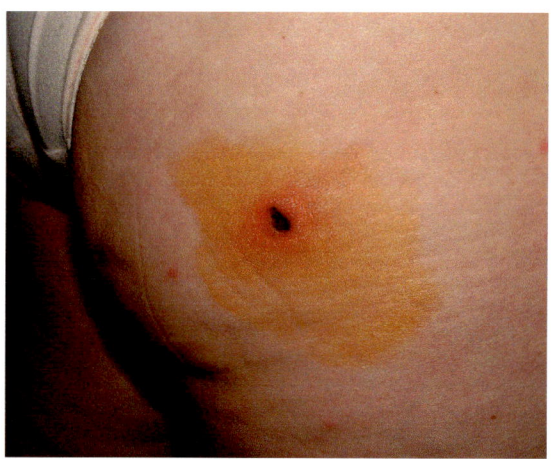 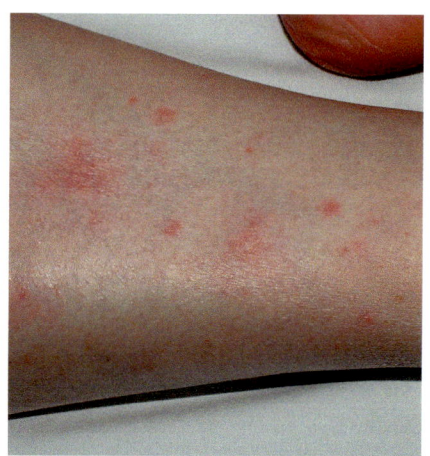

4. BORRELIOSIS

4.1. ENFERMEDAD DE LYME

- Infección por Borrelia burgdorferi (espiroqueta que se transmite por la garrapata *Ixodes*)
- Clínica cutánea, articular, neurológica y cardiaca
- Afectación cutánea
    - **Eritema crónico migrans** (en el 90%): pocos días después de la picadura aparece una mácula o pápula eritematosa que se va extendiendo por los bordes y aclarando por el centro ("eritema figurado").
    - **Acrodermatitis crónica atrófica**: manifestación tardía.
- Tratamiento: en casos iniciales y leves (artritis y formas cutáneas): doxiciclina o amoxicilina

4.2. FIEBRES RECURRENTES

4.3. CUADROS ESCLERODERMIFORMES: se ha involucrado en la etiopatogenia de la morfea.

5. TULAREMIA

- Zoonosis causada por la bacteria *Francisella tularensis,* propia de lagomorfos y pequeños roedores.
- Puede causar epidemias y epizootias. Hasta finales de 1997, fecha de aparición de un brote en algunas provincias de Castilla y León, no existía constancia de la presencia de la enfermedad en España.
- **Medios de trasmisión**
  - Contacto directo, a través de una herida en la piel, con un animal infectado o su cadáver (liebres, cangrejos de río...).
  - La picadura de garrapata, tábano o mosquito.
  - Poco frecuentes: respiratoria (inhalación de material vegetal o tierra) y digestiva (ingestión de carne).
- **Clínica** según la vía de entrada: lo más frecuente fiebre alta, malestar general y lesiones en el lugar de inoculación con afectación de ganglios regionales (patrón esporotricoide).

6. PEDICULOSIS

Tratamiento general: medidas de higiene y uso de insecticidas (permetrina).

6.1. PEDICULOSIS CAPITIS (la más frecuente)

- Intenso prurito, que da lugar a lesiones secundarias por rascado, a menudo con impetiginización y adenopatías (caso extremo: plica polónica).
- Se contagia por contacto directo y es más frecuente en niños.

6.2. PEDICULOSIS CORPORIS

- Se aloja en los vestidos. Produce prurito corporal y se observan pápulas escoriadas, y zonas de hiper e hipopigmentación (enfermedad del vagabundo).
- Puede transmitir enfermedades (tifus exantemático, fiebre recurrente...).

6.3. PEDICULOSIS PUBIS

- Se aloja en los pelos del pubis y zonas pilosas adyacentes (puede también llegar a cejas y pestañas).
- Intenso prurito y máculas cerúleas (grises o azuladas, por la hemoglobina degradada por las enzimas salivales del insecto).

7. ESCABIOSIS

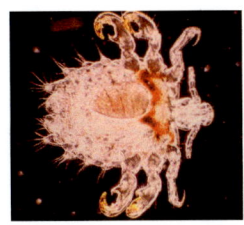 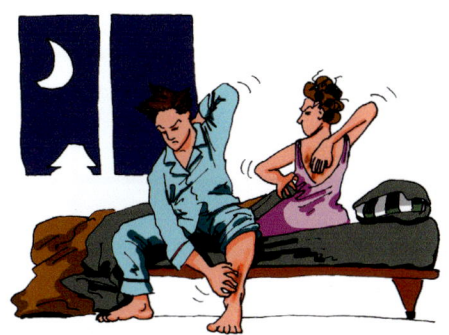

Infestación por el ácaro *Sarcoptes scabiei* por contacto estrecho con un infectado

7.1. CLÍNICA

- **Lesiones específicas** (se puede encontrar el ácaro): surco acarino y vesículas perladas en cara anterior de muñecas, espacios interdigitales, nalgas, pene y escroto. No se afecta cabeza y cuello salvo en niños. En éstos también es característica la afectación de palmas y plantas.
- **Lesiones reactivas**: pápulas, lesiones eccematosas, nódulos... Prurito intenso que se acentúa por las noches. En ocasiones se origina un verdadero prúrigo postescabiótico, que puede durar meses.
- **Sarna noruega**: afecta a inmunodeprimidos (SIDA) o a personas con alteraciones mentales o mala higiene. Hay un gran número de ácaros y se producen lesiones eccematosas hiperqueratósicas generalizadas, llegando incluso a la eritrodermia.

7.2. DIAGNÓSTICO

- "Prurito nocturno familiar" y lesiones cutáneas características.
- Dermatoscopia: estructuras triangulares ("en ala delta") de color marrón localizadas al final de unas líneas blanquecinas curvadas u onduladas (surco producido por el ácaro y la estructura en ala delta sería el propio sarcoptes).
- Raspado del extremo de un surco y demostración del parásito al microscopio.

7.3. TRATAMIENTO

- **Medidas de higiene y descontaminación de fómites** (lavar sábanas y ropa íntima con agua caliente a ≥ 50 ºC, guardar cierta ropa, colchas, fundas,... en bolsas de plástico durante 5-7 días, etc).
- Tratamiento clásico de elección: crema de **permetrina** al 5% (se puede usar en niños y en embarazadas). Cada vez se describen más resistencias, por lo que con frecuencia ante casos de fracaso del tratamiento o incluso como primera opción se usan otras alternativas (solas o combinadas incluso):
  - Fórmulas magistrales con distintas concentraciones de **azufre**
  - **Ivermectina oral** (muy útil en sarna noruega)
- En cualquier caso, se recomienda repetir el tratamiento a los 7-10 días, dado que son fármacos sin actividad ovicida.
- También hay que tener en cuenta, para no confundir con una reinfestación, que el prurito puede persistir hasta 2-6 semanas después de la aplicación de la última dosis del tratamiento, debido a la alteración que ha dejado el ácaro en la piel.

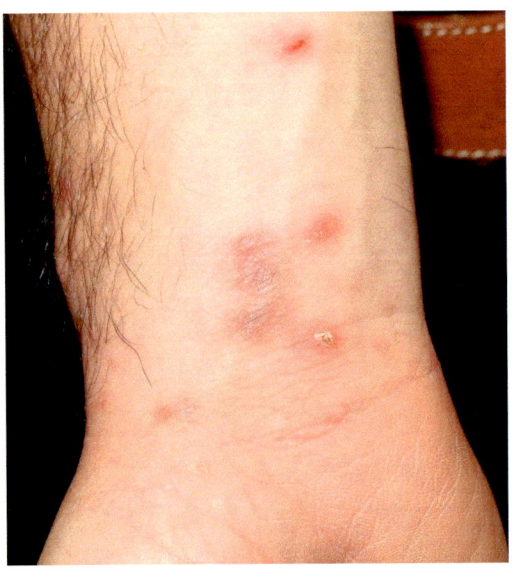

Surcos acarinos

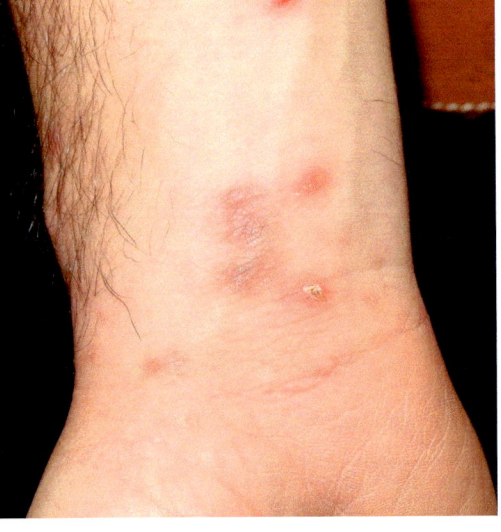

Prúrigo postescabiótico

8. MIASIS

- Infestación de la piel por larvas (gusanos) de determinadas especies de mosca.
- Los signos y síntomas varían según la especie de mosca causante. Estas infestaciones se producen por lo general en países tropicales.

9. LARVA MIGRANS

- Erupción serpiginosa causada por larvas de helmintos nematodos que circulan por la epidermis (el más frecuente es *Ancylostoma brasiliense*). Se adquiere cuando la piel entra en contacto con tierra contaminada por heces de perros y/o gatos infestados.

- La mayor parte de especies causales se localizan en zonas tropicales y subtropicales (enfermedad importada de origen tropical más frecuente).

- El diagnóstico se basa en la observación de las lesiones cutáneas características y en el antecedente de viaje a zona endémica de esta dermatosis.

- La evolución natural es la resolución espontánea en uno o dos meses debido a la respuesta inmune desencadenada. Las posibles complicaciones (sobreinfección bacteriana o reacciones alérgicas) y el intenso prurito hacen recomendable el tratamiento.

- **Tratamiento**
    - Oral: albendazol o ivermectina
    - Tópico: tiabendazol

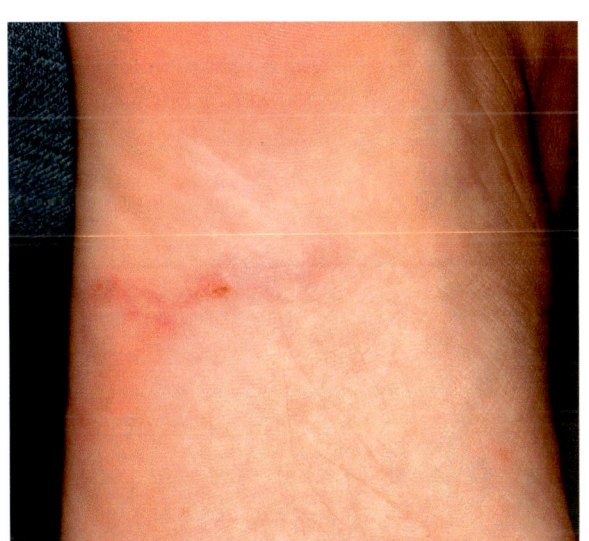

10. PICADURAS

La mayoría de las picaduras de insectos son inofensivas. Las picaduras de los aguijones de las abejas, las avispas, los avispones y mordeduras de las hormigas rojas suelen ser dolorosas. Las picaduras de mosquitos, tábanos y pulgas causan prurito. Las picaduras de garrapatas suelen ser indoloras.

10.1. CLÍNICA

- **Pápula inflamatoria.**
- **Reacción exagerada a picadura** (mosquitos, ácaros, chinches...).
- **Reacción alérgica** (puede empeorar con cada picadura): principalmente descritas frente al veneno de abejas y avispas. Puede ir desde leves a graves (enrojecimiento y edema extenso y progresivo, urticaria, angioedema, náuseas, vómitos o diarrea; situación más grave la anafilaxia, que requiere tratamiento de urgencia).
- **Prúrigo** (chinches y otros ectoparásitos). La picadura origina una reacción de hipersensibilidad. No todas las lesiones son un efecto directo de la picadura, sino que se producen por un fenómeno de sensibilización que origina lesiones a distancia.
- **Sobreinfección bacteriana**: sobre todo garrapatas o impetiginización por rascado.
- **Reacción** granulomatosa **a cuerpo extraño** cuando queda en la piel algún resto del agente agresor (garrapata, erizo de mar, abejas -dejan el aguijón tras la picadura-, avispas, etc).

10.2. CARACTERÍSTICAS ESPECIALES

- **Arañas**: pueden producir gran inflamación e incluso necrosis del tejido (en España no suelen ser graves; las más peligrosas son la araña reclusa parda y la viuda negra).

- **Pulgas**: presencia de varias pápulas agrupadas, incluso dibujando una línea, sobre todo donde la ropa se ajusta al cuerpo (cintura, nalgas).

- **Chinches** (en fisuras en las paredes, hendiduras en muebles, en la ropa de cama...): pápulas inflamatorias que ocasionalmente presentan una ampolla central; usualmente, hay varias en fila. Es más probable que las picaduras ocurran por la noche.

- **Abejas y avispas**: dolor inmediato y rápida hinchazón. Abeja: sólo pica la hembra, que deja su aguijón en la herida, para posteriormente morir. La avispa posee un aguijón liso y puede picar numerosas veces.

- **Garrapatas**
  - Al ser una picadura indolora con frecuencia no se detecta la garrapata adherida hasta pasado un tiempo (a mayor tiempo más riesgo de trasmisión de enfermedades).
  - Localización más frecuente entre el pelo o en genitales.
  - Patología:
    - ○ Reacción local: inflamación más o menos intensa, sobreinfección (piodermitis), reacción granulomatosa a cuerpo extraño.
    - ○ Trasmisión de enfermedades. Es baja en España esta posibilidad; entre ellas destacan las de origen bacteriano (enfermedad de Lyme y fiebre botonosa).
  - Tratamiento: extraer suavemente con pinzas para evitar que libere saliva y que se quede enclavado parte de la garrapata. Si clínica (cuadro pseudogripal, articular o cutáneo) tratamiento con doxiciclina 100-200mg/día durante 1 semana.

- **Oruga procesionaria del pino**
  - Forma larvaria de una polilla (el lepidóptero nocturno *Thaumetopoea pityocampa*).
  - Plaga forestal en los países mediterráneos.
  - Presenta pelos urticantes que se desprenden con facilidad y pueden ser transportados por el viento y clavarse en piel y mucosas: efecto irritativo pero también alérgico por hipersensibilidad mediada por IgE.
  - Clínica: cutánea la más frecuente (urticaria de contacto y dermatitis papulosa), conjuntivitis, manifestaciones respiratorias e incluso anafilaxia.

10.3. TRATAMIENTO

Generalmente no es necesario y cuando se emplea suele ser sintomático (antihistamínicos orales y corticoides tópicos). En casos extensos o muy sintomáticos pautar corticoides orales y si hay signos de anafilaxia administrar adrenalina intramuscular.

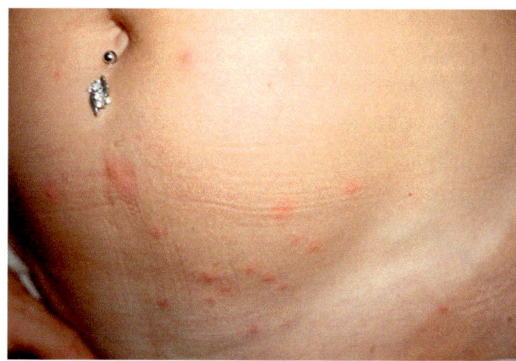

Picadura de pulgas

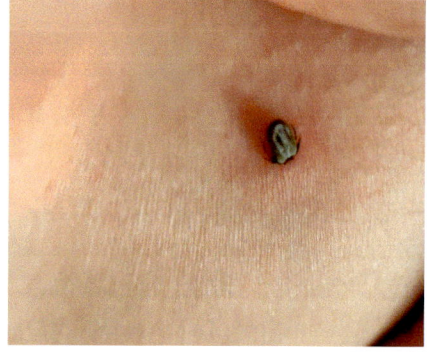

Garrapata adherida a la piel

TEMA 7
INFECCIONES DE TRASMISIÓN SEXUAL

1. INTRODUCCIÓN

1.1. CONCEPTO

- La Venereología es la parte de la Dermatología que se ocupa del estudio de las enfermedades de transmisión sexual (ETS), un grupo de patologías cuyo denominador común es su epidemiología. Actualmente se prefiere el término de infecciones de trasmisión sexual (ITS).
- Vendrían definidas como aquellas enfermedades que, localizadas o no en genitales, se contagian en actos sexuales, aunque éste no sea siempre el modo de transmisión. Se incluye en la Dermatología porque la mayor parte de estas enfermedades tiene una sintomatología predominantemente cutáneo-mucosa.

1.2. CLASIFICACIÓN

Principales ITS

- Sífilis
- Gonococia
- Uretritis no gonocócicas
- Chancro blando
- Linfogranuloma venéreo
- Granuloma inguinal (donovanosis)
- Tricomoniasis
- Pediculosis pubis
- Herpes simple genital
- Condilomas acuminados

Otras enfermedades que eventualmente son de transmisión sexual

- Candidiasis genitales
- Sarna o escabiosis
- Molluscum contagiosum
- VIH
- Hepatitis B
- Otras

1.3. EPIDEMIOLOGIA Y PREVENCIÓN

- Debido a la naturaleza de la transmisión y a los factores de riesgo, muchas personas que tienen una ITS pueden tener una infección genital concomitante que también hay que evaluar.
- Independientemente del tipo de infección, debe realizarse el diagnóstico y el tratamiento de la pareja sexual del paciente.
- Es necesario comenzar la cadena epidemiológica en el paciente que acude a la consulta, aunque en ocasiones sí es útil la actuación en determinados grupos como las embarazadas, los donantes de sangre y, sobre todo, si existen conductas de riesgo.
- El control de las ITS es más eficaz si el origen es bacteriano o está causada por ectoparásitos.
- El futuro promete mejores terapias para las ITS virales y vacunas para alguna de estas enfermedades. Apoyando estas medidas está la necesidad de una educación pública continua y efectiva.

2. SÍFILIS

- Enfermedad venérea de declaración obligatoria causada por el *Treponema pallidum* (espiroqueta móvil de difícil cultivo en medios artificiales).
- Cabe destacar la gran cantidad de manifestaciones clínicas diferentes con las que se puede presentar y también la capacidad de permanecer en el organismo de forma latente durante años.
- Puede ser grave si no se establece el tratamiento adecuado pero se cura totalmente mediante la administración de antibióticos.
- **Transmisión**: contacto directo con una lesión productiva. Puede ser sexual o no (inoculación accidental, hematógena, transplacentaria…). Las lesiones mucosas son las más contagiantes.
- **Lesión histológica**: endarteritis obliterante con presencia abundante de células plasmáticas.
- **Historia natural**
  - Periodo precoz: < 2 años; incluye el periodo de incubación (9-90 días: 3 semanas lo habitual), sífilis primaria, sífilis secundaria, latencia precoz y recidiva.
  - Periodo tardío: > 2 años; sífilis latente y sífilis terciaria.

2.1. SÍFILIS PRIMARIA

Chancro

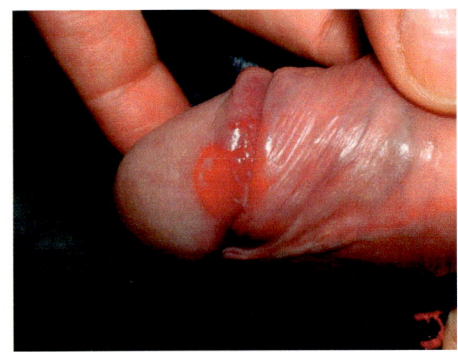

- Ulceración indurada, generalmente indoloro y casi siempre único.
- Por contacto directo con una lesión infecciosa cutánea de la piel o de superficies mucosas.
- Localización generalmente genital aunque puede ser extragenital.
- Cura en 4-8 semanas.

Adenopatías regionales (a los 8-10 días del chancro)

Septicemia: asintomática salvo que persista o aumente

2.2. SÍFILIS SECUNDARIA

Se inicia unos 2-3 meses tras el contagio, de manera insidiosa. Se caracteriza por la afectación mucocutánea, síndrome gripal y adenopatías generalizadas. La distribución y morfología de las lesiones suele ser variada y confundirse con otras muchas enfermedades cutáneas.

Manifestaciones cutáneas

- **Roseola**: manifestación más precoz y frecuente, pero con frecuencia pasa desapercibida. Exantema máculo-papular de elementos más o menos aislados sin tendencia a confluir. Afecta sobre todo al tronco.
- **Sifílides papulosas**
  - Clavos sifilíticos (lesiones papulosas palmoplantares): Afectación frecuente. Collarete de Biett (collarete descamativo que los rodea).
  - Condilomas planos (genitales; en áreas de maceración).
- **Alopecia** en sacabocados, "apolillado".

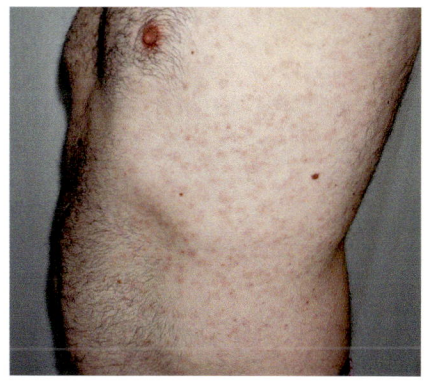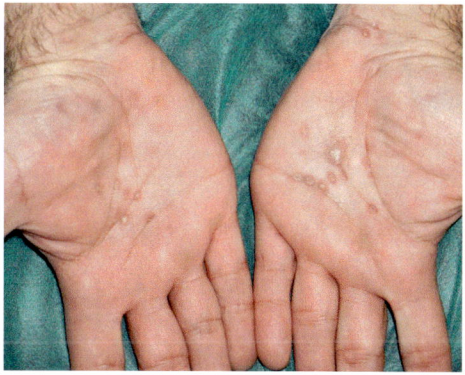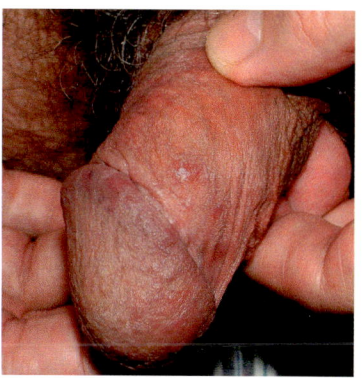

| Roseola | Clavos sifilíticos | Condilomas planos |

2.3. SÍFILIS LATENTE: positividad a los anticuerpos sin otra evidencia de la enfermedad

2.4. SÍFILIS TERCIARIA

Un pequeño número de pacientes con sífilis no tratada o tratada de forma inadecuada desarrollarán lesiones sistémicas con afectación cardiovascular (aortitis sifilítica), del sistema nervioso central (neurosífilis) y lesiones granulomatosas y destructivas (gomas) que pueden afectar cualquier territorio, incluida la piel.

2.5. SÍFILIS CONGÉNITA

- *T. pallidum* puede transmitirse vía transplacentaria en cualquier momento del embarazo.
- Problema epidemiológico en áreas donde no se realiza un seguimiento correcto de los embarazos (tratamiento de las mujeres antes de la 16 semana previene la afectación del feto).

Sífilis congénita precoz

- Sífilis adquirida en el útero que es sintomática durante los dos primeros años de vida y generalmente se manifiesta en la primera semana de vida.
- Se caracteriza por una exageración de las manifestaciones de sífilis secundaria: síntomas gripales (coriza), rash maculopapular con collarete descamativo, afectando a palmas y plantas, rágades labiales, lesiones hemorrágicas nasales junto a adenopatías y hepato esplenomegalia. La afectación ósea y articular también es frecuente.

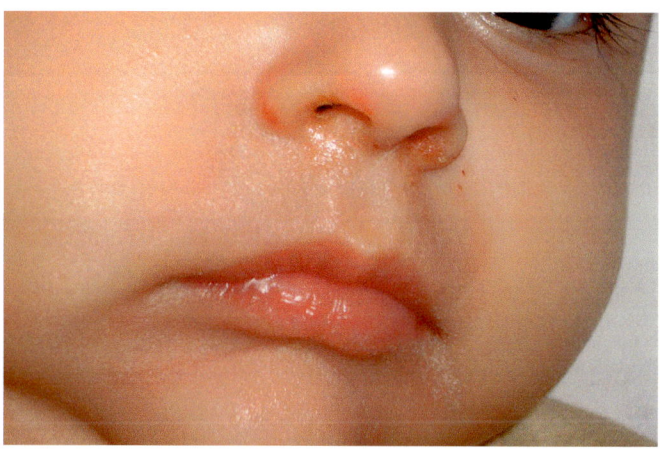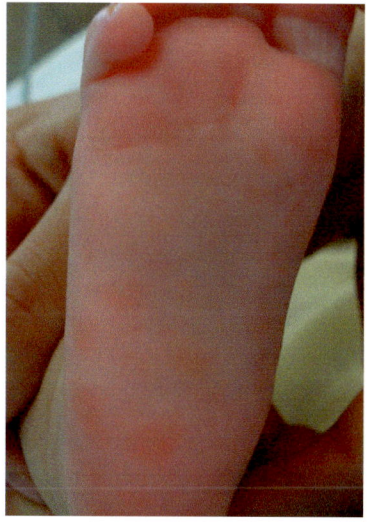

Sífilis congénita tardía

- Se hacen evidentes después de los 5 años de vida.
- Deformidades óseas, alteraciones dentales, queratitis intersticial, sordera por alteración del VIII par craneal,...

2.6. DIAGNÓSTICO

- Se basa en los test serológicos (rara vez se emplea el examen con el microscopio de campo oscuro de una muestra del fondo de la úlcera), que reflejan los anticuerpos producidos ante la infección.
- Se pueden detectar a partir de la 1ª-2ª semana del inicio de la infección (pueden ser negativos en un chancro reciente pero en la sífilis secundaria todas las pruebas son muy sensibles).
- Incluyen los anticuerpos no específicos (RPR -rapid plasma reagin- y VDRL -venereal disease research labortory-) y anticuerpos específicos (EIA -enzimoinmuno análisis, TPHA -treponema pallidum haemagglutination- y FTA-ABS -fluorescent treponema antiboby test absortion-).

Test no específicos o no treponémicos o reagínicos (VDRL, RPR)

- Detectan anticuerpos anticardiolipina.
- Se utilizaban como screening porque son muy sensibles pero relativamente poco específicos.
- Dan resultados cuantitativos y cualitativos que pueden ser utilizados para monitorizar la respuesta al tratamiento (tendencia a la negatividad tras el tratamiento aunque un porcentaje de pacientes muestran anticuerpos persistentes a títulos bajos).
- VDRL en LCR es la prueba estándar para la detección de la neurosífilis.
- Posibles falsos positivos en enfermedades del tejido conectivo, hepatopatías crónicas, infecciones (VIH, herpes), etc.

Test específicos o treponémicos (EIA, FTA-Abs, TPHA)

- Detectan antígenos del treponema.
- El EIA es el que se utiliza actualmente como screening pero si es positivo debe confirmarse con uno de los otros dos que son muy específicos (el EIA no lo es tanto).

2.7. TRATAMIENTO

- **Penicilina G benzatina** 2,4 millones de unidades intramusculares. Si alergia a la penicilina intentar desensibilizar para poder pautarla o como pauta alternativa tetraciclinas
    - Sífilis precoz: una sola dosis
    - Sífilis tardía una vez por semana, tres semanas
- Si hay neurosífilis o si hay afectación ocular (con independencia de la fase en que aparezca): penicilina G endovenosa.
- Aproximadamente un 50% de pacientes que reciben tratamiento de la sífilis desarrollan en 1-2 horas una reacción de Jarisch-herxheimer, consistente en afectación sistémica con fiebre, mialgias, cefaleas. Sólo requiere reposo y antitérmicos.

3. GONOCOCIA

Causada por *Neisseria gonorrhoeae*, diplococo gram -, encapsulado, aerobio, que se cultiva en medio de Thayer-Martin.

3.1. MANIFESTACIONES CLÍNICAS

A. Uretritis gonocócica

- La clínica más frecuente en varones
- Incubación: 2-7 días
- Prurito, eritema, dolor, descarga amarillenta, purulenta; posible balanopostitis
- Diagnóstico: clínica y confirmación con gram y cultivo del exudado uretral

B. Manifestaciones en mujeres

Frecuentemente desapercibida. Complicaciones: enfermedad pélvica inflamatoria

C. Infección gonocócica diseminada

- Sobre todo en mujeres con un foco genital subclínico. Mayor susceptibilidad en pacientes con déficit de fracciones 6, 7 y 8 del complemento.
- Cuadro de fiebre en picos, con tenosivitis, poliartralgias migratorias y manifestaciones cutáneas en forma de pápulas o pústulas, con componente purpúrico, que histológicamente muestran una vasculitis, y en las que no suele ser posible cultivar el gonococo (se detecta en hemocultivos, positivos al inicio del cuadro).

3.2. TRATAMIENTO: ceftriaxona

4. URETRITIS NO GONÓCOCICA

- **Causas**: *Chlamydia* (lo más frecuente), *Mycoplasma, Trichomonas vaginalis, Gardnerella vaginallis, Shigella, Ureaplasma,...*
- **Clínica**: tras un período de incubación de varias semanas, se produce disuria, con discreta secreción uretral blanquecina. Aunque no produce invasión sistémica como puede ocurrir en las UG, puede ser causa de una artritis reactiva (síndrome de Reiter).
- **Diagnóstico**: por exclusión (gonococo negativo), aunque buscaremos el agente etiológico mediante examen en fresco y cultivos.
- **Tratamiento**: azitromicina o tetraciclinas (eritromicina en embarazadas), excepto para las Trichomonas que es el metronidazol.

5. CHANCRO BLANDO

- Por *Haemophilus ducreyi* (gram -, inmóvil). Incubación: 3-4 días.
- **Clínica**
  - Úlceras genitales múltiples, dolorosas, no induradas.
  - Adenopatía inguinal blanda y dolorosa, generalmente unilateral y que tiende a supurar (bubón).
- **Tratamiento**: azitromicina, ceftriaxona, ciprofloxacino...

6. LINFOGRANULOMA VENÉREO

- Por *Chlamydia trachomatis* L1, L2, L3.
- **Clínica**
  - Período inicial: úlcera herpetiforme no dolorosa.
  - Período secundario: síndrome inguinal (ganglios dolorosos con tendencia a fistulizar -bubón), sdr rectal agudo, plastrón iliaco y perirrectal.
  - Periodo terciario: proctocolitis, predisposición al cáncer de recto.
- **Tratamiento**: tetraciclinas, drenaje.

7. GRANULOMA INGUINAL o DONOVANOSIS

- Por *Calymmatobacterium granulomatis* (bacilo de Donovan): Gram -, encapsulado.
- Transmisión: no exclusivamente venérea. Focos endémicos en áreas tropicales y subtropicales.
- **Clínica**
  - Pápulas o nódulos duros en el surco balano-prepucial, glande, labios, horquilla, ano. Se ulceran y finalmente cicatrizan con fibrosis y edemas (cronifican).
  - Se producen granulomas subcutáneos que simulan adenopatías: pseudobubones.
- **Diagnóstico**: frotis con tinción Wright o Giemsa (bacilos en el interior de los histiocitos: cuerpos de Donovan); biopsia.
- **Tratamiento**: tetraciclinas.

ÚLCERAS GENITALES DE ORIGEN INFECCIOSO

	ETIOLOGÍA	ÚLCERA	ADENOPATÍA	TRATAMIENTO
Lúes	*Treponema pallidum*	Única, indolora e indurada	No dolorosa	Penicilina G
Chancro blando o chancroide	*Haemophilus ducreyi*	Ulceras múltiples dolorosas no induradas	Adenopatía inguinal blanda y dolorosa, generalmente unilateral y que tiende a supurar (bubón)	Azitromicina, ceftriaxona, ciprofloxacino
Linfogranuloma venéreo	*Chlamydias trachomatis*	Ulcera herpetiforme indolora	Dolorosas (sdr inguinal) y que tiende a supurar (bubón)	Tetraciclinas
Herpes genital	*Virus herpes simple*	Vesículas múltiples pruriginosas / dolorosas que se rompen y ulceran. Base eritematosa	Adenopatías dolorosas unilaterales y sdr general en primoinfección	Aciclovir
Granuloma inguinal	*Calymatobacterium*	Pápulas o nódulos duros. Se ulceran y cicatrizan con fibrosis y edemas	Pseudobubón	Tetraciclinas

ÚLCERA VULVAR AGUDA

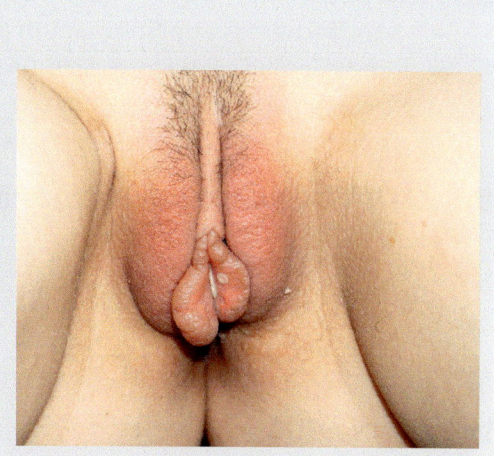

- Incluir en el diagnóstico diferencial de las úlceras genitales en mujeres
- Aparición brusca de una o varias úlceras grandes y profundas, dolorosas, en mujeres jóvenes, generalmente vírgenes, con episodio reciente de cuadro febril
- Descartar Bechet (falta de evidencia de aftosis recurrente), ITS, traumatismo...
- Reepitelización espontánea en pocas semanas
- Etiología desconocida: ¿cuadro reactivo a virus hepatotropos, vacuna del coronavirus...?

8. OTRAS

8.1. TRICOMONIASIS
- Protozoo *Trichomonas vaginalis*. Es móvil y puede observarse en fresco o en frotis teñidos por Papanicolau.
- Mucho más frecuente en la mujer que en el varón.
- **Clínica**
  - Forma aguda: vulvovaginitis con leucorrea abundante y espumosa, prurito, escozor, disuria y dispareunia. Uretritis no gonocócica.
  - Forma crónica, mucho más frecuente, puede haber sintomatología poco manifiesta o incluso ser asintomática.
- **Tratamiento**: metronidazol.

8.2. PEDICULOSIS PUBIS (ver tema 6)

8.3. HERPES SIMPLE GENITAL (ver tema 4)
- **Clínica**: primoinfección (suele ser más grave que las recidivas): Sd general y Sd local (vesículas agrupadas,...) con adenopatías dolorosas.
- **Diagnóstico**: clínica, citodiagnóstico de Tzanc, cultivos, serología,...
- **Tratamiento**: aciclovir, famciclovir, valaciclovir,...

8.4. CONDILOMAS ACUMINADOS O VERRUGAS ANOGENITALES (ver tema 4)
- Infección por el *papilomavirus humano.*
- ITS muy contagiosa y con potencial degenerativo.

8.5. CANDIDIASIS GENITALES (ver tema 5)
- **Vulvovaginal**: causa más frecuente de infección vaginal pero no indica necesariamente transmisión sexual. Prurito, leucorrea lechosa y mucosa inflamada. Tratamiento con imidazoles (en crema, óvulos vaginales o sistémicos).
- **Balanopostitis**: suele adquirirse por transmisión sexual. Prurito, placas blanquecinas, erosiones superficiales...

8.6. SARNA O ESCABIOSIS (ver tema 6)

8.7. MOLLUSCUM CONTAGIOSUM (ver tema 4)

- Más frecuentes en niños y en VIH (ya en fases precoces)
- Contagio por contacto directo (no se considera una ITS estricta): los adultos precisan un estrecho contacto de piel a piel con una persona infectada, por lo que si afecta a pubis o genitales se considera una infección de trasmisión sexual.

8.8. OTRAS: viruela del mono, hepatitis b y c, citomegalovirus, virus de Epstein-Barr, VIH,…

9. MANIFESTACIONES MUCOCUTÁNEAS DE LA INFECCIÓN POR VIH

Muy frecuente en pacientes VIH y comprende un amplio espectro de posibilidades:

INFECCIÓN AGUDA POR VIH

- Puede ser asintomática o cursar con cuadro febril pseudogripal. Puede aparecer un exantema máculo-papular en la parte superior del tronco y extremidades superiores. Posibles adenopatías generalizadas e incluso esplenomegalia
- Ante cualquier cuadro febril con síntomas transitorios (8 días) en un individuo con riesgo epidemiológico pedir anticuerpos anti-VIH (aunque la tendencia actual es incluso el screening universal).

INFECCIÓN ASINTOMÁTICA (estos pacientes deben considerarse infectados y con capacidad de infectar).

FASE SINTOMÁTICA PRECOZ. Cuando los LT CD4 bajan de 500 suelen iniciarse los síntomas de enfermedad clínica. En esta etapa pueden aparecer signos e infecciones oportunistas leves:

- **Muguet**: candidiasis de mucosa oral que cursa con pseudomembranas blanquecinas caseosas que se desprenden dejando superficies hemorrágicas. Tratamiento con comprimidos masticables de cotrimazol o soluciones de nistatina.
- **Leucoplasia vellosa oral**: producida por el *virus de Epstein-Barr*, se localiza casi siempre en las caras laterales de la lengua, en forma de placas blanquecinas asintomáticas.
- **Ulceras aftosas.**
- **Reactivación de un herpes zóster.**
- **Molusco contagioso.**
- **Linfadenopatía generalizada persistente**: suele ser el dato más precoz de infección por VIH después del síndrome agudo.

SIDA o ENFERMEDAD AVANZADA POR VIH. Aparecen las infecciones y tumores definitorios de SIDA:

- **Tumores**: el deterioro de la inmunidad celular podría favorecer su desarrollo (sarcoma de Kaposi, linfomas no Hodgkin, carcinomas anorrectales, etc...).
  Sarcoma de Kaposi (ver tema 17)
  - ✓ Tumor más frecuente en el paciente VIH, sobre todo en varones que tienen sexo con varones. A diferencia del sarcoma de Kaposi clásico, típico del anciano, el asociado al VIH aparece en individuos jóvenes o de edad media y tiende a ser más diseminado.
  - ✓ Consiste en una neoplasia de tipo vascular y multicéntrica caracterizada por máculas, placas o nódulos de aspecto angiomatoso, eritematovioláceos o purpúricos, en piel (lo más frecuente), mucosas (sobre todo en la cavidad oral) y vísceras (digestivo, pulmón,…).
  - ✓ Es criterio diagnóstico de SIDA en < de 60 años (aunque el sarcoma de Kaposi no guarda estrecha correlación con el grado de inmunodeficiencia).
- **Infección oportunista:** la más frecuente es la neumonía por *Pneumocystis jirovecii*. Desde el punto de vista dermatológico destacan las micobacteriosis y la infección por *virus del herpes simple* que cause una úlcera cutánea que persista más de un mes.

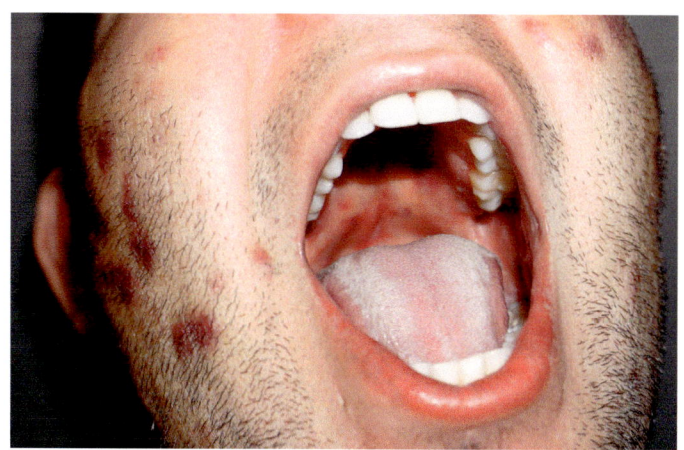 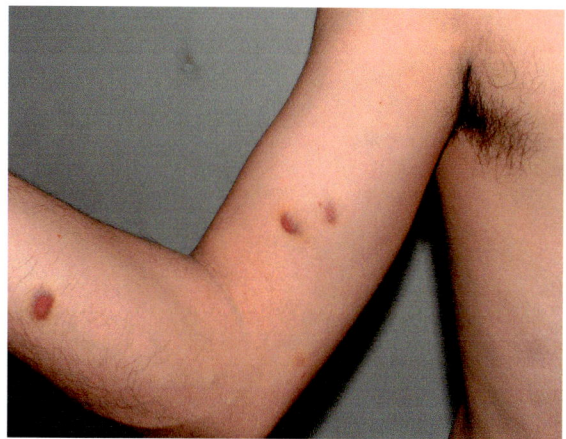

Sarcoma de Kaposi en VIH con extensa afectación cutánea y de mucosa oral

RESUMEN DE LA CLÍNICA MUCOCUTÁNEA DEL VIH

De manera clásica, los procesos dermatológicos asociados a la infección por VIH se han agrupado en tres categorías (además de las ya citadas también son frecuentes otras patologías).

NEOPLASIAS	✓ **Sarcoma de Kaposi**, linfomas, carcinomas anorrectales...
INFECCIONES	✓ Las **piodermitis** son frecuentes (foliculitis, celulitis, abscesos) ✓ **Sífilis**, con formas secundarias atípicas y evolución acelerada ✓ Formas diseminadas de **micobacteriosis** típicas o atípicas ✓ **Micosis** superficiales, de presentación atípica y refractarias a tratamientos tópicos, y micosis sistémicas ✓ Virus, fundamentalmente **herpes** (con gran tendencia a la recurrencia), pero también **verrugas** y **molluscum contagiosum** (adoptando formas exuberantes y recidivantes) y **leucoplasia vellosa oral** ✓ **Escabiosis**, manifestándose en algunos pacientes como sarna noruega ✓ **Angiomatosis bacilar**
MISCELÁNEA	✓ **Exantemas** y **enantemas** que acompañan a la primoinfección ✓ **Dermatitis seborreica**, de afectación severa (hasta en el 50% de pacientes y se agrava según desciende el recuento CD4) ✓ **Psoriasis**, de comienzo explosivo, distribución atípica y refractaria al tratamiento ✓ **Lesiones purpúricas** en relación a trombopenias o a vasculitis leucocitoclásticas ✓ **Foliculitis pustulosa eosinofílica** (pápulas foliculares con infiltración de eosinófilos y aumento sérico de IgE) ✓ **Ulceras aftosas**

TEMA 8
ENFERMEDADES CUTÁNEAS PRODUCIDAS POR AGENTES FÍSICOS Y QUÍMICOS

Existen distintos <u>AGENTES FÍSICOS</u> capaces de dañar la piel. Entre la patología cutánea que pueden causar destacan las **radiodermitis** (por radiaciones ionizantes; pueden ser agudas o crónicas -tienen efecto aditivo: riesgo de degeneración carcinomatosa-), las **quemaduras** (ver cirugía plástica), heridas, ampollas traumáticas, callosidades, **úlceras por presión** (la más frecuente es la "úlcera por decúbito"), las **fotodermatosis** (por la luz solar) y las **criodermatosis** (por el frío). Aquí hablaremos de las dos últimas y de las toxicodermias.

Tan sólo mencionar una dermatosis por calor que aún se ve en la consulta (antes era mucho más frecuente). Se trata del ERITEMA "AB IGNE" o "cabrillas", en el que se produce una hiperpigmentación reticulada característica por una exposición prolongada y repetida a una fuente de calor, por debajo del umbral de la quemadura (braseros, bolsas de agua caliente...).

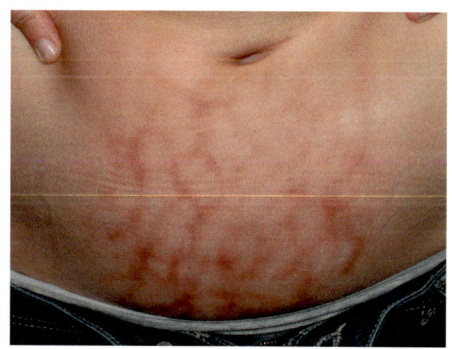

Respecto a los <u>AGENTES QUÍMICOS</u> describiremos las toxicodermias y, en concreto, las reacciones cutáneas por medicamentos.

1. FOTODERMATOSIS

DERMATOSIS FOTOTRAUMÁTICAS
- **Agudas**: quemadura solar.
- **Crónicas**: degeneración actínica (evolucionan a queratosis o queilitis actínicas y éstas a carcinomas epidermoides).

FOTOSENSIBILIDAD: dermatosis fototóxicas y fotoalérgicas (ver tema de eccemas, ya que es el tipo de afectación cutánea más frecuente).

FOTODERMATOSIS IDIOPÁTICAS
- **Erupción solar polimorfa**: lesiones eritemato-pápulo-vesiculosas muy pruriginosas en zonas fotoexpuestas que cursa en brotes (primavera-verano). Más frecuente en niños y jóvenes. Latencia entre exposición y lesiones de horas o días.
  Tratamiento: fotoprotección, corticoides tópicos o fármacos vía oral (antihistamínicos, antipalúdicos, corticoides). Puede ser útil la fototerapia, realizando una pauta de desensibilización progresiva.
- **Urticaria solar**: habones durante o justo después de la exposición solar. Pueden aparecer lesiones en zonas cubiertas. Más típica de adultos.

DERMATOSIS PRECIPITADAS O AGRAVADAS POR LA LUZ SOLAR
- Conectivopatías: LES (sobre todo el subagudo) y en menor medida la dermatomiositis.
- Porfirias (excepto la porfiria aguda intermitente).
- Enfermedad de Darier.
- Pelagra.
- Otros: rosácea, herpes simple, dermatitis atópica, vitíligo, xeroderma pigmentosum, poroqueratosis actínica...

2. DERMATOSIS POR FRÍO

2.1. CONGELACIONES

2.2. CRIODERMATOSIS: reacciones anormales al frío en pacientes predispuestos. Tratamiento poco efectivo (medidas profilácticas en los meses fríos).

- **Perniosis** o "sabañones": aparición brusca de edema, eritema y prurito o quemazón en dedos, talones, nariz o pabellones auriculares; pueden aparecer ampollas y ulceraciones. En general se resuelven en 1-3 semanas.
  Algunos autores consideran la **eritrocianosis** como un tipo de perniosis que aparece en zonas donde la grasa subcutánea es muy gruesa y aísla vasos y los hace más susceptibles al frío (glúteos y muslos). Más frecuente en mujeres jóvenes.

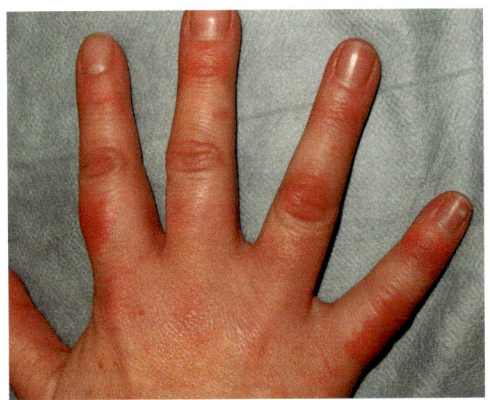
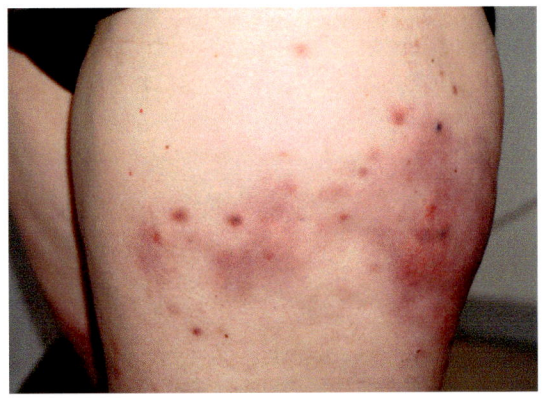

- **Acrocianosis**: eritema cianótico bilateral de manos y pies, sin cambios tróficos ni dolor y con pulsos conservados (diagnóstico diferencial con el Raynaud, que es episódico, y con la enfermedad arterial obstructiva).

- **Raynaud**
  - Frío o emociones fuertes causan espasmos vasculares.
  - Tres fases: palidez (vasoespasmo intenso), cianosis (vasodilatación) y rubor (hiperemia reactiva). Aparece sobre todo en los dedos (posible en punta de la nariz y pabellones auriculares).
  - Fenómeno de Raynaud **primario o enfermedad de Raynaud**: sin causa aparente. Más frecuente en mujeres jóvenes.
  - Fenómeno de Raynaud **secundario**: más agresivo, con posibilidad de necrosis digitales distales
    - Conectivopatías (la que más la esclerodermia)
    - Enfermedades de las arterias (ateroesclerosis, enfermedad de Buerger)
    - Trastornos sanguíneos: crioglobulinemia
    - Otros: fármacos, tabaquismo, uso excesivo de herramientas manuales o máquinas vibradoras

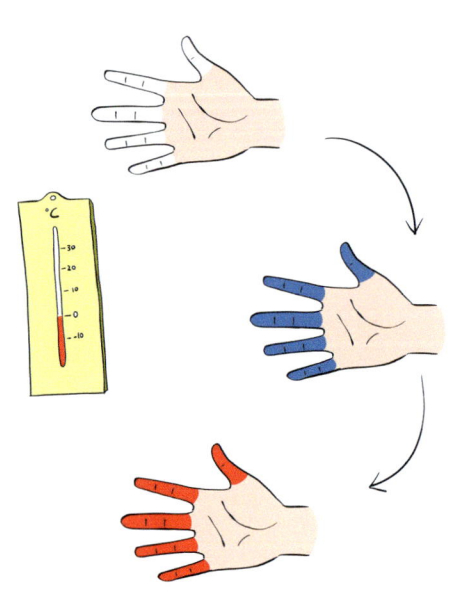

- **Livedo reticular**: cianosis cutánea en forma de red. Tipos
  - **Idiopática**: fisiológica en niños pequeños (cutis marmorata).
  - **Secundaria**: obstrucción intravascular por estasis sanguíneo o enfermedades de la pared vascular (por fármacos, lupus eritematoso sistémico, panarteritis nodosa, crioglobulinemia...).
- **Criglobulinemia**: crioglobulinas en sangre (inmunoglobulinas que precipitan con el frío). Clínica, por orden de frecuencia: síntomas cutáneos –púrpura, necrosis, urticaria, Raynaud...-, articulares, renales, neurológicos...
- **Urticaria a frigore.**

3. QUÍMICAS (TOXICODERMIAS)

3.1. INTRODUCCIÓN

- Nos referiremos tan sólo a las de origen medicamentoso. Cualquier fármaco puede ser causante una reacción cutánea, pero los más frecuentes son antibióticos, sedantes, antipiréticos y sulfamidas.
- Expresión clínica diversísima; las más frecuentes erupciones exantemáticas, urticariformes y purpúricas.

3.2. PATOGENIA

NO INMUNOLÓGICAS

Las más frecuentes. Pueden ser predecibles (sobredosis, teratogenia, interacciones medicamentosas...) o impredecibles (intolerancia o idiosincrasia).

INMUNOLÓGICAS (reacciones alérgicas a fármacos propiamente dichas)

Inmediatas	No inmediatas (retardadas)
<1 hora	>1 hora
Mediadas por anticuerpos IgE (Tipo I) Urticaria/angioedema Anafilaxia	**Citotóxicas** (Tipo II) **Por inmunocomplejos** (Tipo III) **Mediadas por linfocitos** (Tipo IV) Exantema maculopapular Urticaria por hipersensibilidad Vasculitis Erupción fija medicamentosa Pustulosis exantemática aguda Dermatitis de contacto Sdr DRESS Eritema multiforme Sdr de Stevens-Johnson/NET

OTRAS

- **Autoinmunidad**: LES inducido por fármacos (procainamida, hidralacina...), pénfigo yatrogénico (penicilamina).
- **Reacción de Jarisch-Herxheimer en la sífilis**: exacerbación de las lesiones al iniciar el tratamiento antibiótico. Se debe a la liberación de sustancias al destruirse los gérmenes.
- **Reacción ampicilina-mononucleosis infecciosa** (menor frecuencia con la amoxicilina): erupción morbiliforme, maculopapulosa, con posible componente petequial.

3.3. CORRELACIÓN CLÍNICA

EXANTEMA FIJO MEDICAMENTOSO

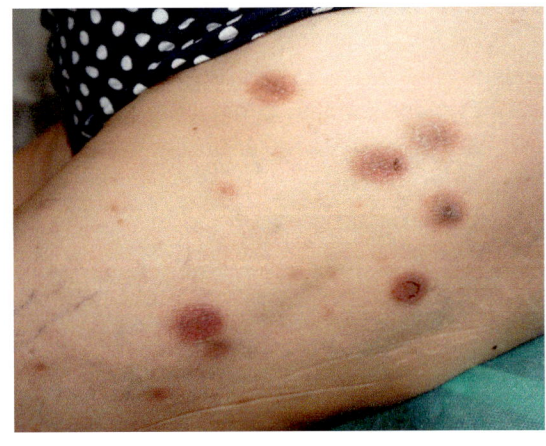

- Aparición brusca de una o varias placas violáceas, con tendencia a formar ampolla y que deja hiperpigmentación residual transitoria.
- Reaparece en las mismas localizaciones si se vuelve a ingerir el fármaco responsable.

SÍNDROME DE STEVENS-JOHNSON Y NECROSIS EPIDÉRMICA TÓXICA (NET)

- Toxicodermias graves: mortalidad 10-50%.
- Tratar en **UVI/unidad de quemados**: pérdida masiva de líquidos y proteínas, desequilibrios de electrolitos, hipotermia, resistencia a la insulina, estado hipercatabólico, infección y bacteriemia, shock hipovolémico con insuficiencia renal, y disfunción orgánica múltiple.
- Se cree que es por una reacción idiosincrásica citotóxica mediada por células contra los queratinocitos.
- **Clínica:** rash cutáneo que se disemina rápidamente, de comienzo típico en cara o tronco y con posterior extensión caudal. Las lesiones comienzan como pápulas o vesículas, a veces con forma de diana, que tienden a confluir y evoluciona a la formación de ampollas, necrosis y desprendimiento (signo de Nikolski positivo).
  Las zonas afectadas son sensibles al tacto e incluso dolorosas. Afectación del estado general y de mucosas (orolabial -incluso respiratorio y digestivo alto-, ocular, genital).

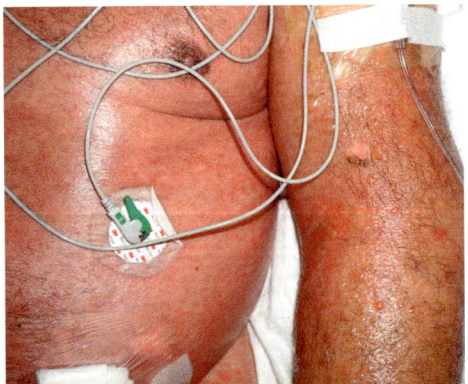

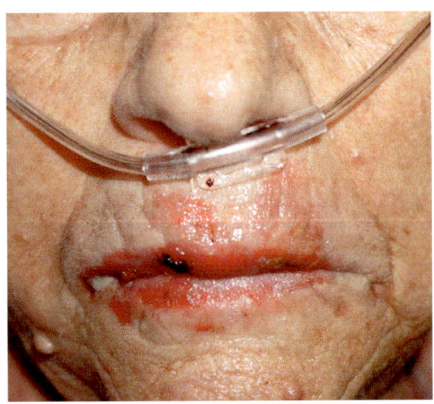

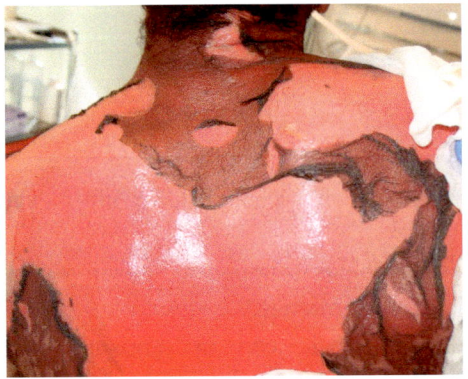

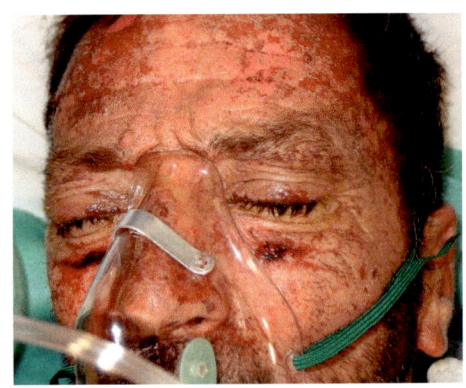

- **Diferencias**
  - **Sd de Stevens-Johnson** afecta <10% de la superficie corporal
  - **NET** a >30%
  - Sd de solapamiento entre 10-30%

- **Etiología**: los fármacos desencadenan más del 50% de los casos de síndrome de Stevens-Johnson y hasta el 95% de los casos de necrosis epidérmica tóxica
  - Fármacos: alopurinol, antiepilépticos, antibióticos y AINEs. Suele ocurrir en el primer mes y medio tras el inicio de la toma del fármaco.
  - Infecciones (en su mayoría *Mycoplasma pneumoniae*), vacunación, enfermedad injerto contra huésped.
- **Tratamiento** sintomático, de soporte y tratar de parar la reacción. Retirada inmediata del fármaco sospechoso. El fármaco más empleado es la ciclosporina (otros: anti TNF, corticoides, plasmaféresis).

Clásicamente se ha hablado de su relación con el **ERITEMA EXUDATIVO MULTIFORME**. Se trata de una reacción cutánea aguda de tipo inmunológico frente a diferentes agentes (fármacos e infecciones fundamentalmente). Engloba dos formas

  - *Minor*
    - Afecta a piel y, en un 25% de casos, pueden aparecer lesiones de la mucosa oral
    - Sobre todo, causa infecciosa (*herpes simple* y *Mycoplasma*). Lo más frecuente el antecedente reciente de infección herpética, sobre todo de herpes labial (las recurrencias pueden ser frecuentes; el tratamiento profiláctico con antivirales ha demostrado efectividad)
    - Aparición brusca de lesiones de distribución simétrica sobre todo en manos y pies, codos y rodillas, cara y cuello. Se trata de pápulas o placas de aspecto urticariforme y morfología típica "en diana" (borde eritematoedematoso y centro más violáceo, a veces con una vesícula o ampolla en su interior)
    - Es un proceso autolimitado y el estado general está conservado
  - *Major:* sería un verdadero **Sd de Stevens-Johnson**

Por lo tanto, la acepción actual es eritema multiforme (antigua forma minor) y complejo Sdr de Stevens-Johnson (SSJ)/Necrosis epidérmica tóxica (NET) (antigua forma major)

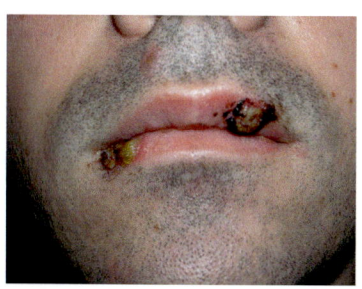
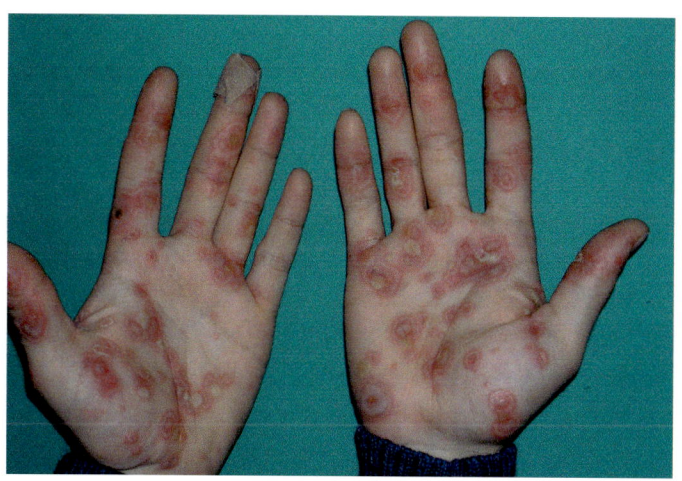

SÍNDROME DRESS

- Drug Rash with Eosinophilia and Systemic Symptoms o **síndrome de hipersensibilidad a fármacos.**
- Reacción idiosincrásica que comienza de forma aguda en los primeros dos meses tras iniciar un fármaco.
- **Clínica**: fiebre, malestar general y erupción morbiliforme generalizada que puede avanzar a una eritrodermia exfoliativa. El edema facial (sobre todo periorbitario) es característico. La linfadenopatía es frecuente y suele deberse a hiperplasia linfoidea benigna.
- **Alteración analítica**: eosinofilia (30%), leucocitosis con linfocitos atípicos y signos de hepatitis y nefritis.
- Los fármacos más implicados son antiepilépticos y sulfonamidas (posible con muchos otros: alopurinol, minociclina...).

ERITROMELALGIA

- Complejo sintomático definido por eritema, ardor y dolor urente en las extremidades inferiores (pies sobre todo).
- Afección poco frecuente en la que existe una reacción anormal de la circulación terminal ante el calor. Aparece una vasodilatación máxima y la consecuencia clínica es el aumento local de temperatura, enrojecimiento, aumento de la sensibilidad e intenso dolor quemante.
- Puede ser **idiopática** o **secundaria** (policitemia vera -complicación de la trombocitosis por aumento de la agregación plaquetaria-, diabetes mellitus, hipertensión arterial, enfermedades arteriales oclusivas, fármacos –nifedipina, bromocriptina,...-, etc.).
- Cursa en brotes desencadenados por calor, ejercicio...
- Es más frecuente en varones >50 años.
- Tratamiento: medidas generales (evitar calor excesivo en pies) y pueden responder a los salicilatos.

OTRAS

- **Exantemas** (maculopapulares morbiliformes lo más frecuente). Diagnóstico diferencial
  - Exantemas víricos: en el farmacológico es rara la afectación mucosa, comienzo habitual en tronco y tendencia a la simetría, mínima febrícula y analítica poco o nada alterada
  - SSJ/NET: los exantemas carecen del compromiso mucoso y del dolor cutáneo característicos. Suelen ocurrir dentro de los 5 a 15 días de la exposición en comparación con el inicio del SSJ/NET dentro de las 8 semanas del inicio del fármaco
- **Erupciones urticariformes** y urticaria vasculitis
- **Vasculitis** leucocitoclástica
- **Reacciones liquenoides**
- **Erupciones acneiformes**: corticoides, andrógenos, compuestos con bromo, yoduro potásico,...
- **Alopecia** (suele ser reversible): citostáticos, hormonas,...
- **Hipertricosis**: minoxidil, ciclosporina, hidantoínas,...
- **Hirsutismo**: andrógenos y corticoides
- **Pigmentaciones**: antipalúdicos (gris-amarillento), anticonceptivos orales (marrón tipo melasma), amiodarona (violácea sobre todo en zonas expuestas),...
- **Pénfigos**: D-penicilamina,...
- **Hiperplasia gingival**: fenitoina o difenilhidantoina, ciclosporina,...

1. URTICARIA Y ANGIOEDEMA

1.1. CONCEPTO

URTICARIA

- La urticaria es una de las causas más frecuentes de consulta en alergología, dermatología y servicios de urgencia.
- Consiste en una reacción cutánea vascular con aparición de habones o ronchas (por liberación de histamina por los mastocitos y otros mediadores se produce una vasodilatación local, con aumento del flujo sanguíneo e incremento de la permeabilidad vascular).
- Su lesión elemental es el habón o "rocha": las lesiones individuales se resuelven en 24 horas (evanescentes) y habitualmente cursa con prurito. Su apariencia es eritematoedematosa y puede adoptar múltiples patrones, incluyendo formas anulares, policíclicas, lineales,...
- HISTOLOGIA: edema de la dermis, vasodilatación y un infiltrado perivascular de células mononucleares, principalmente linfocitos, con un numero variable de neutrófilos y eosinófilos.
- **Urticaria-vasculitis**
  - Lesiones de urticaria que tienden a persistir más de 1 día y con sensación urente o dolorosa
  - Pueden resolverse dejando una púrpura residual
  - El 50% cursan con artralgias
  - En la histología hay vasculitis leucocitoclástica

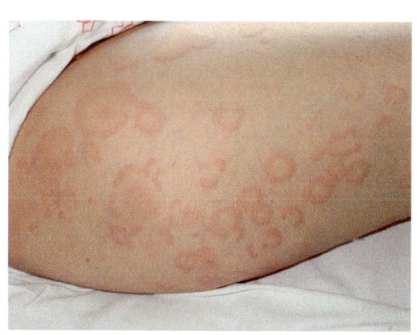 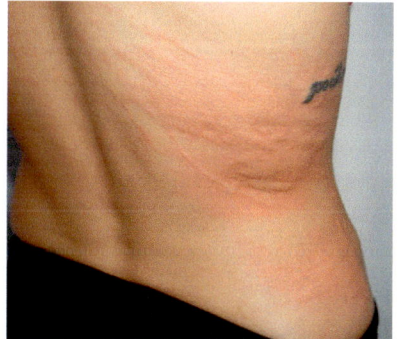 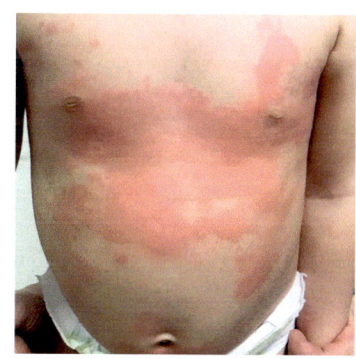

ANGIOEDEMA O EDEMA ANGIONEURÓTICO

- Tumefacción del tejido dérmico, subcutáneo y submucoso por edema más profundo. Afectan con mayor frecuencia a tejidos subcutáneos laxos (párpados y labios).
- Puede cursar con/sin eritema y con/sin prurito y puede durar más de 24 horas.
  La etiología, patogenia y tratamiento es muy similar a la urticaria (ambos coexisten hasta en el 50% de los casos). En el caso del angioedema aislado es característica su asociación a la toma de IECA (enalapril...).
- **Edema angioneurótico familiar** o **déficit de C1 inhibidor:** es el déficit hereditario de complemento más frecuente
  - Herencia autosómica dominante.
  - Clínica: brotes repetitivos y autolimitados de edema de tejidos profundo (cuando afecta a vías respiratorias supone un riesgo vital). No presenta habones.

   – Sospecha diagnóstica: "brotes de angioedema no pruriginoso ni urticarial con una base hereditaria".

1.2. CLASIFICACIÓN

SEGUN LA EVOLUCIÓN

- **Urticaria aguda**: la aparición de lesiones se prolonga durante menos de 6 semanas. Puede ser un único episodio, pero en ocasiones se convierte en una urticaria aguda recidivante.
- **Urticaria crónica**: más de 6 semanas de duración. Este límite es arbitrario, pero importante para distinguir los mecanismos, las opciones de tratamiento y el pronóstico.

EN FUNCIÓN DE LA EXISTENCIA O NO DE FACTORES DESENCADENANTES EVIDENTES

- **Urticaria espontánea** (aguda o crónica)
- **Urticarias inducibles**: se producen tras la aplicación de diferentes estímulos. Las características que ayudan a diferenciarlas del resto son
  - Se producen en el lugar donde se ha ejercido el estímulo.
  - Los habones desaparecen en menos de dos horas.
  - Se pueden reproducir las lesiones cuando se somete la piel al estímulo adecuado.

TIPOS DE URTICARIAS INDUCIBLES

- ✓ **Dermografismo** o urticaria facticia, por presión. Urticaria física más frecuente
- ✓ **Urticaria retardada por presión** (el diagnóstico y la identificación se complican, ya que es más difícil relacionar el estímulo con las lesiones)
- ✓ **Urticaria por frio**
- ✓ **Urticaria solar**
- ✓ **Urticaria colinérgica** (hipersensibilidad a la acetilcolina): pequeños habones muy pruriginosos en tronco y región proximal de extremidades. Inducida por ejercicio físico y sudoración. Más frecuente en jóvenes
- ✓ **Urticaria por calor**
- ✓ **Urticaria por vibración**
- ✓ **Urticaria acuagénica**
- ✓ **Urticaria de contacto**

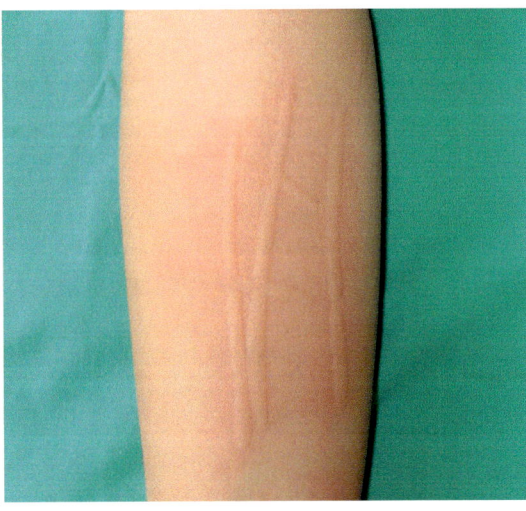

Urticaria facticia tras presionar con dedo en la piel ("dermografismo")

1.3. ETIOPATOGENIA

Los mecanismos que ponen en marcha la liberación de mediadores pueden ser inmunológicos y no inmunológicos. Entre los primeros destacan las reacciones tipo I, actuando la IgE, y tipo III, por depósito de inmunocomplejos.

DESENCADENANTES

- **Idiopáticas**: lo más frecuente (60% de las urticarias agudas y 80% de las crónicas).
- **Urticarias inducibles (estímulos físicos).**
- **Fármacos**: aparte de originar urticarias agudas, pueden exacerbar las crónicas (sobre todo los antiinflamatorios no esteroideos -AINEs-).
- **Alimentos y aditivos** alimentarios: sobre todo en urticaria aguda (raro que la dieta influya en una urticaria crónica).
- **Infecciones virales** o **bacterianas**, o **parasitosis** intestinales se han considerado factores desencadenantes de brotes en pacientes con urticaria crónica espontanea. Sin embargo, no hay datos convincentes de dicha asociación ni del efecto del tratamiento de dichas infecciones o infestaciones en su evolución. Asimismo, el nematodo Anisakis simplex puede ser causa de urticaria aguda o recurrente, pero la evidencia de su asociación con urticaria crónica es débil, salvo quizá en ciertas áreas endémicas.
- **Factores psicosociales**: importancia en el empeoramiento de la enfermedad y en la percepción de la calidad de vida. Además, en la urticaria crónica son más frecuentes los trastornos psiquiátricos de tipo adaptativo, como ansiedad o depresión.
- **Enfermedades sistémicas**: LES, carcinomas, linfomas,... ; con frecuencia es urticaria-vasculitis.
- **Otros**: inhalantes (pólenes, perfumes, caspa,...), contactantes alérgicos, picaduras.

1.4. DIAGNÓSTICO

- La urticaria es un diagnóstico clínico. La anamnesis nos ayuda a definir el propio diagnóstico de urticaria y su condición de aguda o crónica, así como a tipificar el tipo de urticaria crónica, ya sea espontánea o inducible.

- DIAGNÓSTICO DIFERENCIAL con enfermedades con lesiones fijas atípicas seudourticariales
    - Picaduras de insecto (urticaria papular)
    - Exantemas virales
    - Eritema multiforme
    - Lupus eritematoso cutáneo
    - Urticaria vasculitis
    - Urticaria pigmentosa
    - Penfigoide ampolloso

- URTICARIA CRÓNICA ESPONTÁNEA: se incluye en las enfermedades inflamatorias inmunomediadas y no existe un marcador diagnóstico o de seguimiento de esta enfermedad. Al examinar a un paciente con urticaria crónica, se tiende a pensar que es la manifestación cutánea de alguna alteración sistémica importante, por lo que estos pacientes son sometidos repetidamente a infinidad de pruebas y analíticas. Efectivamente, hay que descartar alguna posible asociación, pero sabiendo que el 80% son idiopáticas y lo más frecuente es que todo salga normal...

PROTOCOLO ANTE UNA URTICARIA CRÓNICA

Estudio base	- Hemograma y VSG - Pruebas de función hepática - Anticuerpos antitiroideos - IgE total - Biopsia si sospecha vasculitis
Segunda intención (si sospecha por la historia clínica de una enfermedad concomitante)	- Estudio de autoinmunidad. ANA y complemento - Parásitos en heces - Serologías: EBV, hidatidosis, hepatitis,… - Estudio alérgico: alimentos y neumoalergenos - Otros según sospecha (Helicobacter pilory si problemas gástricos, etc)

1.5. TRATAMIENTO

- **MEDIDAS GENERALES**
  - En el momento actual el único desencadenante realmente demostrado son los AINEs (curiosamente, al remitir la urticaria, los pacientes suelen tolerarlos de nuevo).
  - No se consideran útiles las dietas libres de "pseudoalergenos".

- **FÁRMACOS**
  - **Antihistamínicos**: suelen ser suficientes en la mayoría de los casos.
  - En FASES AGUDAS se pueden emplear los **corticoides orales** e incluso **adrenalina** (1mg intramuscular, en situaciones urgentes con oclusión de vías aéreas y/o shock anafiláctico).
  - En FORMAS CRÓNICAS, ante falta de respuesta o de control con al menos 3 dosis diarias de antihistamínicos, está indicado el **omalizumab** (anticuerpo monoclonal humanizado anti IgE).

2. MASTOCITOSIS

2.1. CONCEPTO

- Acúmulo de mastocitos en dermis y con menor frecuencia en otros órganos y tejidos.
- Al liberarse histamina y otras sustancias aparece prurito, el signo de Darier (edema y eritema por fricción de las lesiones -se produce un habón-), dermografismo, episodios de rubor, rinitis, diarreas…

2.2. FORMAS CLÍNICAS

A. MASTOCITOSIS CUTÁNEAS

- Rara vez afectación sistémica y lo más frecuente es que tiendan a desaparecer con la edad.
- Formas clínicas
  - **Urticaria pigmentosa**: la más frecuente. Nódulos o pápulas eritematosas más o menos oscuras, incluso marrones, distribuidas por todo el cuerpo.
  - **Telangiectasia macular eruptiva persistente**: propia de adolescentes. Darier negativo.
  - **Otras**: mastocitosis cutánea difusa, mastocitoma solitario,…

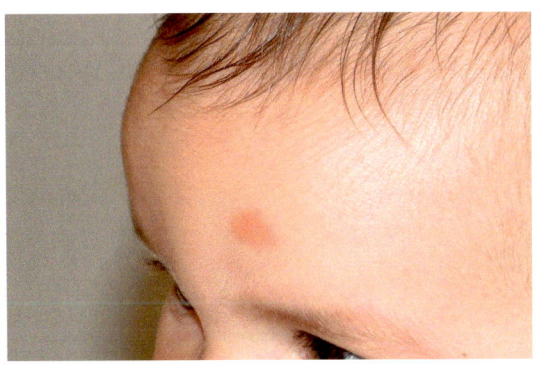

Mastocitoma solitario (Darier positivo tras frotarlo)

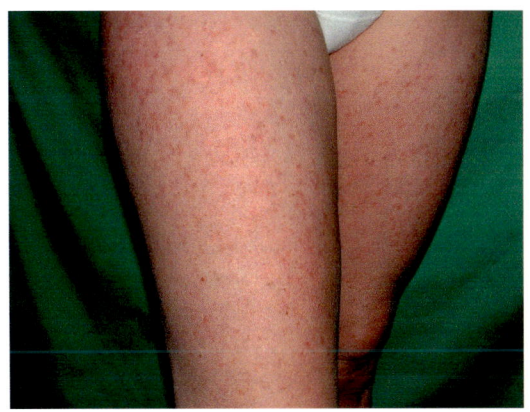

Urticaria pigmentosa

B. MASTOCITOSIS SISTÉMICAS (10%)

- Afectación de otros órganos.
- La mayoría tienen lesiones cutáneas de urticaria pigmentosa (también es posible la asociación de otras formas de mastocitosis cutáneas).
- **Formas clínicas**
  - Indolente: la más frecuente. En principio no altera la esperanza de vida.
  - Otras: asociada a trastornos hematológicos, agresiva, leucemia mastocítica.

2.3. DIAGNÓSTICO

- **Clínico e histopatológico**
- **Biopsia de médula ósea**: aquellos pacientes con la sospecha de padecer una mastocitosis sistémica (por la historia clínica -alteraciones relevantes en el recuento sanguíneo,...- y la exploración física, especialmente las lesiones cutáneas).
- **Analítica**
  - Determinar en orina histamina o sus metabolitos y los niveles séricos de triptasa.
  - Es frecuente la eosinofilia.
  - Recuento sanguíneo completo para descartar alteraciones hematológicas.
- **Diagnóstico diferencial con otras alteraciones que cursen con sofocos**: tumor carcinoide y feocromocitoma (determinar ácido 5-hidroxi-indolacético y metanefrinas en orina de 24 horas respectivamente).

2.4. TRATAMIENTO

- Evitar desencadenantes.
- Antihistamínicos de elección.
- Fototerapia en formas cutáneas extensas (urticaria pigmentosa).
- Ataques agudos sistémicos: administrar fluidos para asegurar una perfusión adecuada, adrenalina y medicamentos que frenen la degranulación mastocitaria masiva (prednisona, antiH1 y antiH2).

FACTORES DESENCADENANTES DE LA ACTIVACIÓN DE LOS MASTOCITOS
1. **Agentes físicos**: roce/presión, frío y calor. Usar agua templada para el baño y la ducha. No frotar con la toalla
2. **Ansiedad**. La irritabilidad puede causar liberación importante de mediadores en los niños
3. **Medicamentos**: AINES, opiáceos, relajantes musculares e inductores empleados en la anestesia general, anestésicos locales. Estudios radiológicos de contrastes
4. **Infecciones** o síndromes febriles de cualquier etiología
5. **Picaduras de abejas y avispas** (los pacientes deben llevar consigo adrenalina y deben ser entrenados en su autoadministración)
6. **Alimentos** ricos en histamina o que estimulan su liberación: quesos, vinos, mariscos, chocolate, tomate, plátanos

2.5. PRONÓSTICO

- Las formas **pediátricas** son autolimitadas y regresan espontáneamente en la mayoría de los casos.
- En el **adulto** las formas indolentes y cutáneas localizadas tienen mejor pronóstico.

TEMA 10
ECCEMA

1. CONCEPTO

1.1. ETIMOLOGÍA

- Tanto el término "**eccema**" como el más clásico "**eczema**" están aceptados por la Real Academia de la Lengua.
- El vocablo "eczema" deriva del griego "ékzema" que significa "ebullición hacia afuera" y hace referencia a la morfología del proceso en la fase aguda en la cual la piel está cubierta de vesículas, semejando al agua en ebullición.
- Se utiliza también con frecuencia el término "dermatitis" como sinónimo de eccema, pero "**dermatitis**" es un concepto más amplio que hace referencia a diferentes procesos inflamatorios de la piel que no necesariamente tienen relación con el eccema.

1.2. DEFINICIÓN

- Grupo de enfermedades de etiología y patogenia muy diferentes que comparten manifestaciones clínicas fundamentales e histología.
- Múltiples agentes (exógenos y endógenos), pueden dar lugar, a través de mecanismos patogénicos diferentes, a una respuesta inflamatoria de la piel cuya manifestación clínica fundamental es el prurito, acompañado de lesiones visibles polimorfas que, dependiendo de su fase evolutiva, pueden ser: eritema, edema, vesiculización, exudación, costras, descamación o liquenificación.

1.3. HISTOPATOLOGÍA

- Las lesiones son diferentes dependiendo del momento evolutivo en que se encuentre el proceso.
- No existe lesión patognomónica. La más característica es el edema intraepidérmico o espongiosis.
- Cuando se rompen las vesículas se produce la salida del exudado que, al desecarse, da lugar a la formación de costras. A medida que la lesión evoluciona, los fenómenos inflamatorios darán lugar a una queratinización anómala como consecuencia de la cual se producirá la descamación.
- En la dermis puede haber también cierto grado de edema, además de la congestión y vasodilatación del plexo papilar que se traducirá clínicamente en un eritema.
- En las lesiones crónicas se produce una hiperqueratosis, papilomatosis y acantosis, con el consiguiente engrosamiento de la epidermis y formación de placas de liquenificación. Estos cambios son debidos, en parte, al rascado provocado por el prurito.

- Proceso inflamatorio no infeccioso y superficial de la piel. El prurito es frecuente y en ocasiones muy intenso
- Puede pasar por 3 estadios
    - **agudo**: cursa con eritema, formación de vesículas, exudación y costras
    - **Subagudo**
    - **crónico**: predominan la descamación y la liquenificación; se hará progresivamente más seco (veremos hiperqueratosis y acantosis en la histología)

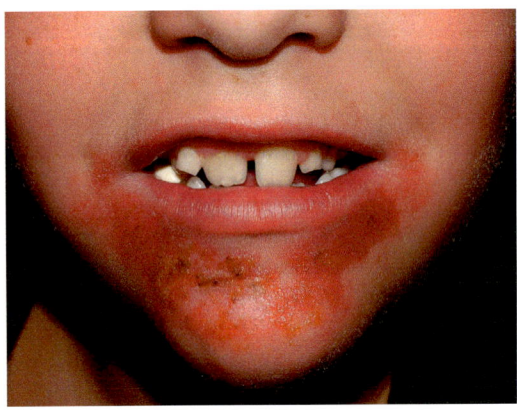

Eccema agudo

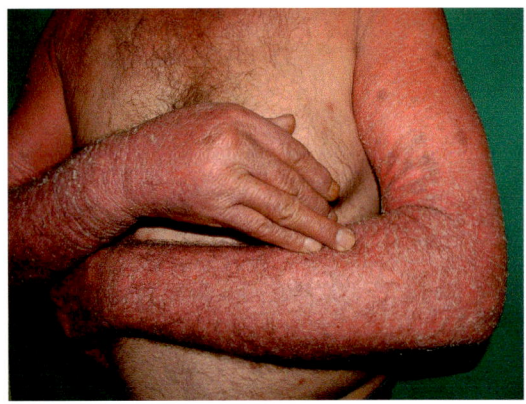

Eccema crónico

2. ECCEMA DE CONTACTO

2.1. IRRITATIVO

A. CONCEPTO

- Eccema ocasionado por acción directa de sustancias irritantes sobre la piel durante un tiempo y a una concentración suficiente (sin que medie un mecanismo inmunológico).
- Igual en todos los individuos y no es precisa una sensibilización previa, por tanto, no existe un tiempo de latencia, pudiéndose desarrollar la reacción inflamatoria la primera vez que la sustancia irritante contacta con la piel.
- Cualquier persona puede desarrollarlo, aunque algunos individuos tienen una especial predisposición frente a los irritantes, por lo que producen eccemas irritativos con menos tiempo de exposición y/o menores concentraciones del producto irritante.

B. CAUSAS

- Son responsables de este proceso los ácidos o álcalis fuertes y los disolventes utilizados con frecuencia en la industria y en los productos de limpieza.
- Otros agentes físicos como la fricción, los microtraumatismos, el calor o el frío pueden actuar también como irritantes, y otros como el agua, el polvo o la tierra pueden ser factores desencadenantes o coadyuvantes de la irritación.

C. PATOGENIA

- Disolución y eliminación de la barrera protectora de la piel constituida por el manto ácido-graso.
- Se produce una inflamación mediada por citocinas (tras un estímulo irritativo los queratinocitos estimulan la secreción de citocinas proinflamatorias con la consiguiente activación de los linfocitos T).

D. CLÍNICA

- Cuadro eccematoso localizado en la zona irritada.
- Localización más frecuente: palmas, seguida de antebrazos y otras áreas expuestas.
- Afecta por igual a ambos sexos y, aunque puede producirse a cualquier edad, es más frecuente en adultos por su estrecha relación con el ambiente laboral.
- El paradigma de este cuadro clínico es el eccema de las "manos del ama de casa". Otros ejemplos son el eccema invernal del dorso de las manos, el eccema hiperqueratósico palmar de mecánicos y otros profesionales y la dermatitis del pañal.

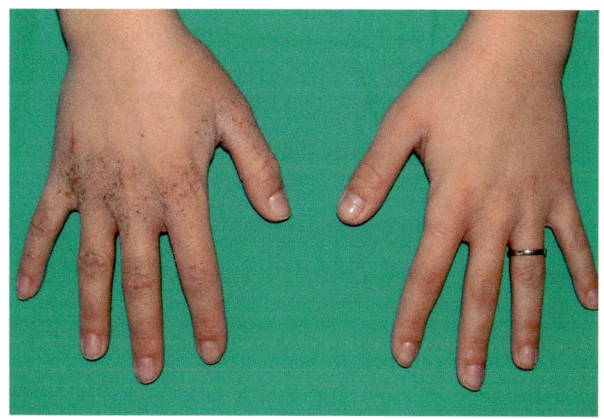

Dermatitis de "ama de casa" por lavado excesivo

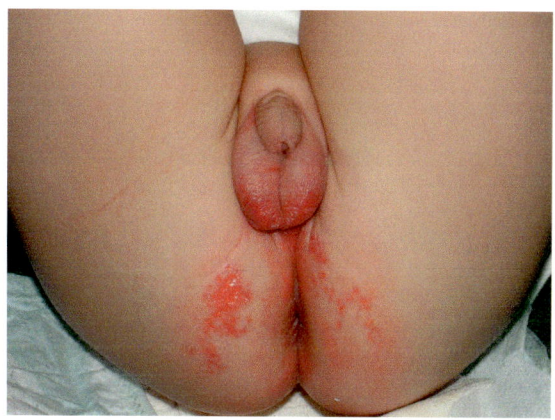

Dermatitis del pañal

2.2. ALÉRGICO

A. CONCEPTO Y PATOGENIA

- Eccema ocasionado por la acción de sustancias con capacidad alergénica, interviniendo un mecanismo inmunitario tipo IV (inmunidad retardada o celular).
- Requiere contacto previo con la sustancia responsable que haya ocasionado la sensibilización (tienen un peso molecular bajo, lo que les facilita penetrar a través del estrato córneo).
- El antígeno ya constituido es captado por una célula dendrítica especializada de la epidermis, la célula de Langerhans; después emigra a los ganglios linfáticos de drenaje de la piel donde presenta el antígeno procesado a las células T. Las células T sensibilizadas abandonan el ganglio linfático y pasan a la circulación sanguínea. De esta forma toda la piel se hipersensibiliza al alérgeno.
- Los linfocitos T efectores especialmente sensibilizados vuelven a la piel y, ante un nuevo contacto con el alergeno, producen o intervienen en la liberación de citocinas proinflamatorias. Esta sensibilización se mantendrá indefinidamente (algunas se pierden con el tiempo o por inmunodeficiencias intercurrentes).
- Aunque teóricamente cualquier individuo puede sensibilizarse, en la realidad esto sólo es así cuando se trata de contactantes muy potentes como el dinitroclorobenceno. Con los contactantes habituales solamente algunas personas desarrollan la sensibilidad (existen factores predisponentes dependientes del individuo: piel seca y/o atópica, macerada por humedad excesiva, lavados agresivos, etc).

B. DIAGNÓSTICO

- Cuadro eccematoso de localización característica y confirmación mediante **pruebas epicutáneas** (la batería estándar contiene 25 alergenos; detecta aproximadamente el 60% de los alergenos causantes de eccemas de contacto alérgico; podremos hacer baterías ampliadas y específicas si es preciso).
- Cuadro eccematoso de localización característica y confirmación mediante **pruebas epicutáneas** (la batería estándar contiene 25 alergenos; detecta aproximadamente el 60% de los alergenos causantes de eccemas de contacto alérgico; podremos hacer baterías ampliadas y específicas si es preciso).

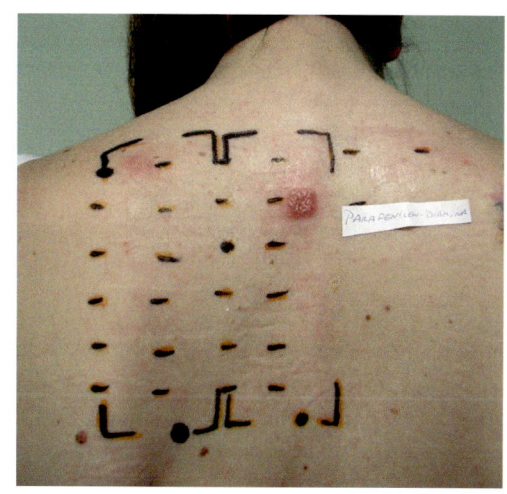

- La sospecha clínica requerirá una investigación minuciosa del contactante patogénico. Dirigiremos el interrogatorio y las pruebas de contacto según cada caso (tener en cuenta que es la enfermedad profesional más frecuente).
- Las formas agudas son menos frecuentes y se suelen producir cuando el paciente está muy sensibilizado y entra en contacto masivo con el alérgeno.

ALERGENOS MAS FRECUENTES

– **Níquel**: en bisutería y joyería. Alergeno más frecuente
– **Cobalto**: bisutería y joyería, pinturas y tintes. Segundo en frecuencia
– **Cromo**: en el cemento, en el curtido del cuero,... Causa más frecuente de dermatitis por contacto ocupacional y de incapacidad crónica laboral
– **Mercurio**: en medicamentos tópicos (mercromina), amalgamas dentales,... Alergeno más frecuente de origen yatrogénico
– **Medicamentos** tópicos: neomicina (antibiótico que más sensibiliza), antihistamínicos,...
– **Parafenilendiamina**: en tintes de pelo, calzados y ropa
– **Goma**: guantes, neumáticos,... (por los antioxidantes y vulcanizantes que se utilizan en su fabricación, no por el látex, que daría una urticaria aguda mediada por una reacción tipo I)
– **Cosméticos**. Su agente sensibilizante es difícil de hallar pues tienen una composición muy compleja. Pueden ser los conservantes, los perfumes, los colorantes, etc.

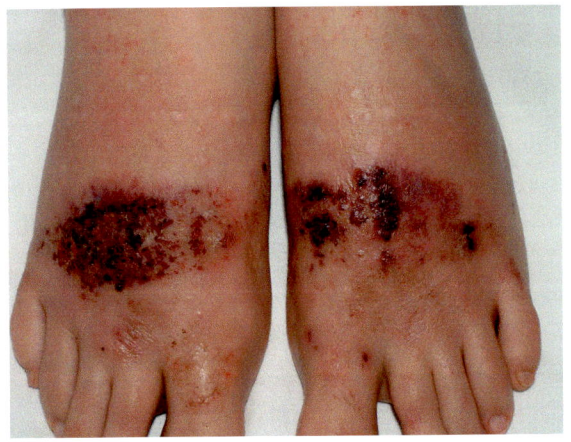

Eccema de contacto a la goma

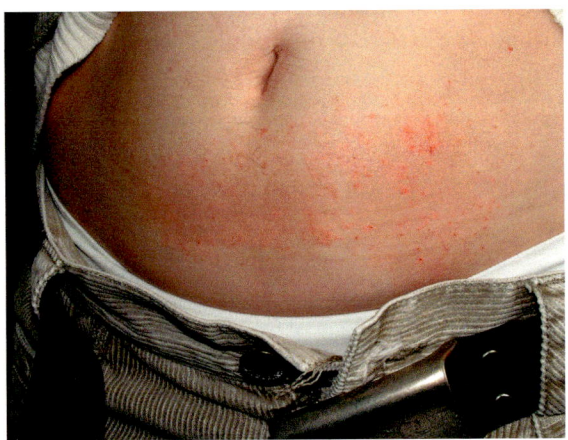

Eccema de contacto al níquel

- DERMATITIS DE CONTACTO AEROTRASPORTADAS: producidas por alergenos que son transportados por el aire (polvo, solventes, sustancias volátiles, etc.). Se manifiestan en zonas expuestas (cara, cuello, brazos, etc.) de personas que se encuentran en ambientes en los que estos alergenos están volatilizados, habitaciones con ciertos tipos de plantas, etc.

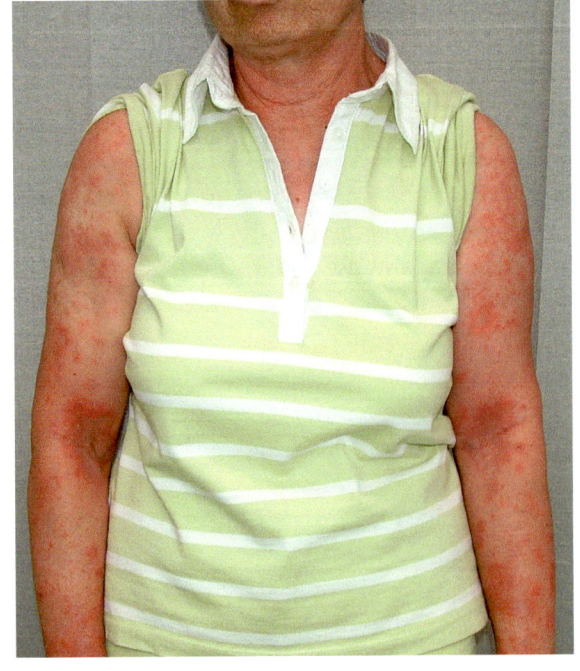

Dermatitis de contacto aerotrasportada por Kathon

3. FOTOECCEMAS

En relación con la administración tópica o sistémica de fármacos u otras sustancias. Las lesiones son más intensas en las zonas expuestas al sol, aunque en ocasiones pueden extenderse a otras zonas.

3.1. ECCEMA FOTOTÓXICO

- Se debe a la acción de una sustancia química más la irradiación de la piel con luz ultravioleta, sin mecanismo inmunológico.
- La reacción es inmediata y toma el aspecto de una quemadura solar. Se pueden presentar durante la primera exposición. El diagnóstico se basa en la evaluación de la <u>dosis eritematógena mínima</u> cuando el paciente está expuesto a la sustancia sospechosa y cuando está sin ella.
- Pertenecen a este grupo la **dermatitis de berloque** (por aplicación de cosméticos) y la **fitofotodermatitis** o dermatitis de los prados (por fotosensibilizantes contenidos en plantas).
- Múltiples medicamentos pueden producir reacciones fototóxicas, bien sea por vía tópica (**psoralenos**,,...) o por vía sistémica (sobre todo **quinolonas** y **tetraciclinas** –doxiciclina-).

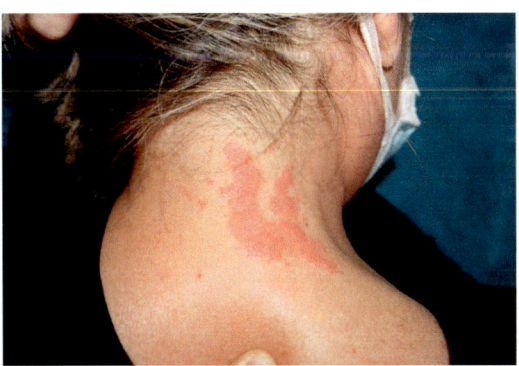

Dermatitis de berloque

3.2. ECCEMA FOTOALÉRGICO

- Mecanismo inmunológico (tipo IV, aunque existen algunas reacciones mediadas por IgE): la luz ultravioleta transforma la sustancia fotosensibilizante en un nuevo antígeno.
- Lo más frecuente es la producción de un eccema muy pruriginoso que puede cronificarse. El diagnóstico se basa en el <u>fotoparche.</u>
- Múltiples medicamentos pueden producir reacciones fotoalérgicas, bien sea por vía tópica o por vía sistémica (quinolonas, AINEs, sulfonamidas,...).

4. DERMATITIS ATÓPICA

4.1. CONCEPTO Y PATOGENIA

- Inflamación cutánea crónica e intermitente, caracterizada por piel seca y prurito intenso, que se produce en individuos con una historia familiar o personal de atopia.
- La atopia es una predisposición hereditaria a padecer diversas enfermedades como eccema, asma, rinoconjuntivitis alérgica y otras patologías de origen alérgico relacionadas con un incremento de la IgE. Pueden presentarse en el individuo atópico aisladamente, asociadas entre sí, o bien sucederse unas a otras a lo largo del tiempo. Se estima que un 15% de la población padece o ha padecido alguna manifestación de atopia.
- Causa desconocida. Participan distintos FACTORES:
  - **Genéticos**: en casi 2/3 de los casos existe predisposición familiar. Se cree que hay una herencia poligénica.

- **Inmunológicos**: se incluye en las enfermedades inflamatorias inmunomediadas. Destaca el aumento de IgE, presente en un alto porcentaje de pacientes.
- **Ambientales**
  - El papel de las alergias alimentarias es controvertido, aunque las pruebas positivas ante determinados antígenos, así como la mejoría de los síntomas tras una dieta de exclusión estricta apoyan esta posibilidad (más patente en niños menores de tres años -huevo, leche de vaca,...).
  - Se ha demostrado mejoría clínica de la dermatitis atópica con la eliminación de los ácaros del polvo doméstico, aunque se desconoce si la reacción a los ácaros es un fenómeno primario o se debe a la mayor penetración de estos por el rascado.
- **Infecciones**: la colonización epidérmica por *Staphylococcus aureus* es mayor en los atópicos. Como consecuencia se forman toxinas conocidas como superantígenos que son capaces de activar a las células T y macrófagos. Además, ciertas proteínas del estafilococo facilitan la liberación de citocinas. Todo ello contribuye a mantener y agravar la inflamación.
- **Psicológicos**

4.2. CLÍNICA

- Eccema agudo, subagudo o crónico de distribución típica en los pliegues de flexión, de forma bilateral y simétrica, aunque puede afectar a otras zonas del cuerpo.
- Puede aparecer a cualquier edad, pero es mucho más frecuente en los niños. La mayoría se resuelve en la adolescencia, aunque cuando se manifiesta en la edad adulta suele ser de forma más crónica y grave.

CLÍNICA CUTANEA	COMPLICACIONES	FENOTIPO O ESTIGMAS ATÓPICOS
• Prurito (síntoma capital) • Xerosis • Eccema	• **Infecciones**: impetiginización, infección por virus del herpes simple (posible erupción variceliforme de Kaposi o eccema herpético) • **Eritrodermia** atópica	• Doble pliegue palpebral • Oscurecimiento palpebral • Palidez peribucal • Chapetas malares (eritema)

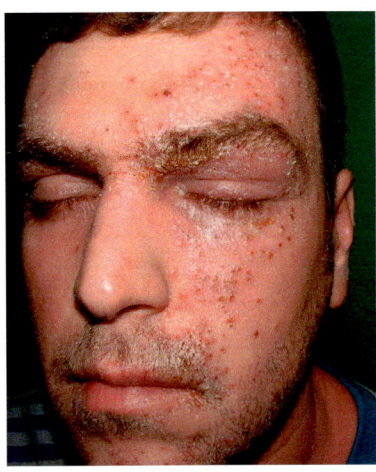

Erupción variceliforme de Kaposi e impetiginización en atópico severo

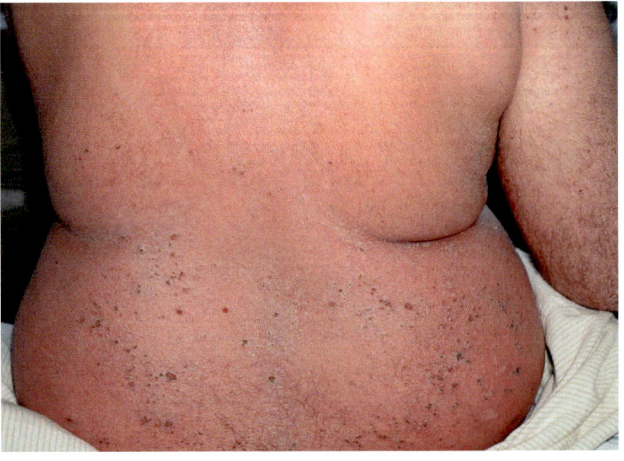

Eritrodermia atópica

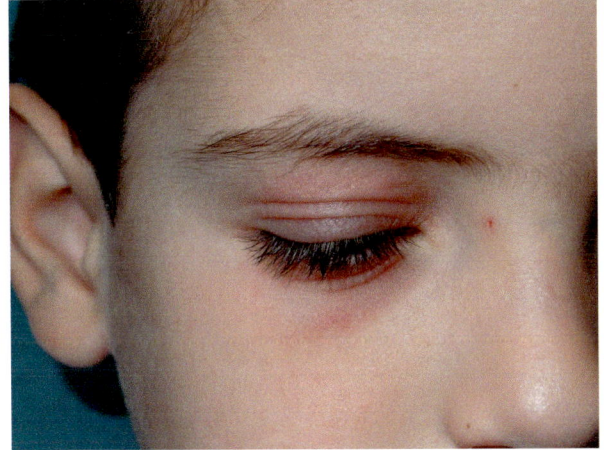

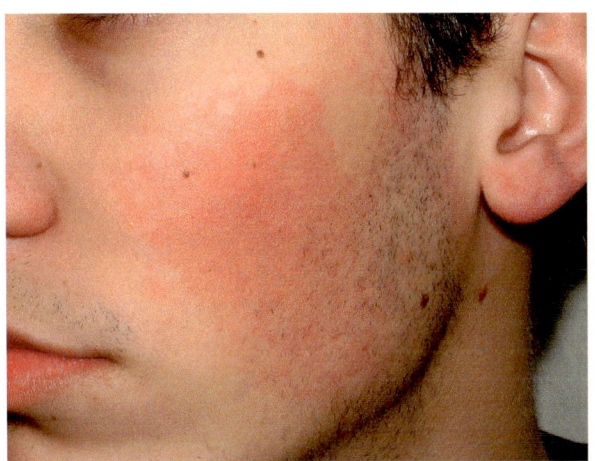

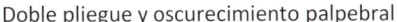
Doble pliegue y oscurecimiento palpebral

Chapetas malares

FORMAS CLÍNICAS MENORES (lesiones de escasa intensidad o en localizaciones muy concretas que con mucha frecuencia aparecen en el paciente atópico)

- **Pitiriasis alba o dartros acromiante**. Sobre todo en niños y mujeres jóvenes. Las lesiones son placas redondas hipopigmentadas, con superficie seca y ligeramente escamosa, localizadas en zonas descubiertas (cara, brazos). Se aprecian más en verano por la hiperpigmentación de la piel sana circundante. No hay prurito.

- **Queratosis pilar o folicular**: pequeñas pápulas perifoliculares formadas por tapones duros de queratina. En ocasiones origina inflamación, asociando además eritema perifolicular.

- **Dermatitis plantar juvenil**. Típica de niños en edad escolar y adolescentes. Empeora con el uso de calzados deportivos.

- Eccema del dorso de las manos. Un 20%-30% se debe a dermatitis atópica y con frecuencia es el sustrato de una posterior dermatitis de contacto.

- Eccema de pezón y aréola.

- Neurodermitis crónica. Placas bien delimitadas de piel liquenificada. Muy pruriginosas, se localizan en nuca, antebrazos, piernas, labios mayores de la vulva…. Empeoran con el estrés.

- Pitiriasis seca de cuero cabelludo (caspa).

- Queilitis: lesiones en la semimucosa de los labios y zonas adyacentes (responde mal al tratamiento y tiene un curso crónico).

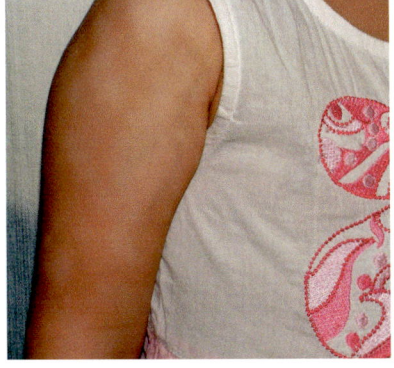

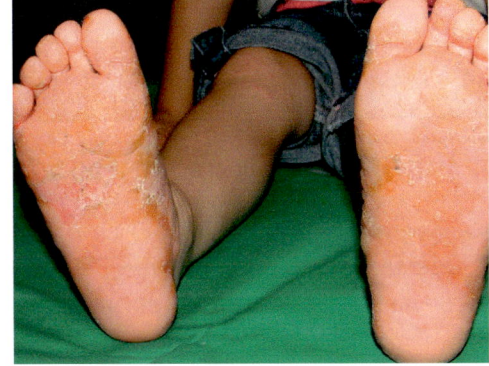

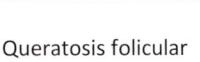

Pitiriasis alba   Queratosis folicular   Dermatitis plantar juvenil

4.3. FASES

- **Lactante**: eccema agudo y subagudo que afecta sobre todo cara (respetando el triángulo nasolabial), cuello, tronco y superficies extensoras de extremidades. Suele aparecer a partir de los 2-3 meses de edad.
- **Infantil**: lesiones sobre todo en flexuras; se van haciendo más secas y más crónicas, predominando la liquenificación sobre la exudación.
- **Adulto**: similar a la DA de la infancia, pero con frecuencia presentan localizaciones atípicas y con mayor tendencia a la cronicidad.

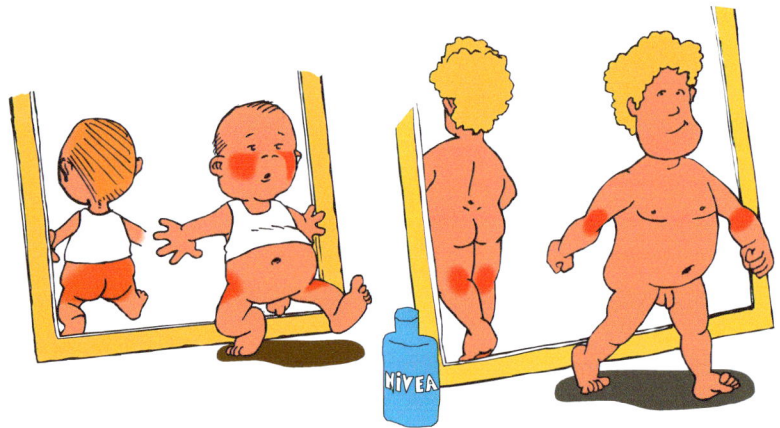

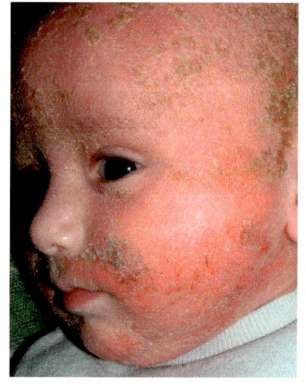
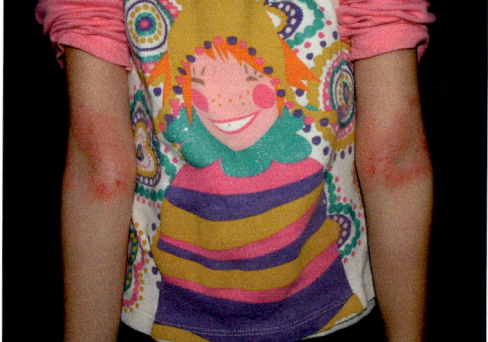
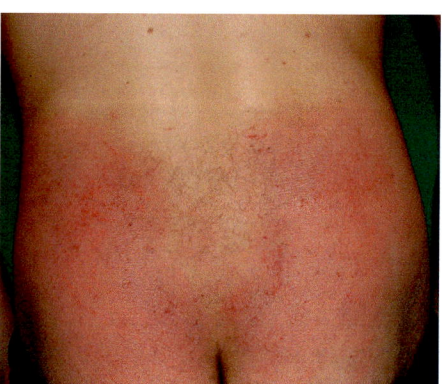

Eccema atópico severo del lactante impetiginizado

Infantil

Del adulto

---

5. DERMATITIS SEBORREICA

5.1. CONCEPTO Y PATOGENIA

- Eccema de curso crónico y en brotes, relacionados con frecuencia con el estrés, el clima, etc. Puede afectar a niños o a adultos.
- Se ha implicado al Pityrosporum ovale en su etiología y es más frecuente en VIH y Parkinson.

5.2. CLÍNICA

- Escamas untuosas y amarillentas, junto a eritema y prurito en zonas seborreicas (cuero cabelludo –no produce alopecia-, zona ciliar e interciliar, surcos nasogenianos, zona interescapular y preesternal y grandes pliegues).

- Cuando afecta al lactante, hay que hacer diagnóstico diferencial con la dermatitis atópica: suele aparecer más precozmente, afecta al "centro de la cara" y a pliegues y se resuelve en poco tiempo. No antecedentes familiares de atopia.
- La **caspa o pitiriasis** es considerada por muchos como una forma minor de dermatitis seborreica. En casos más intensos se forman escamas untuosas, gruesas, que engloban los cabellos (pseudotiña amiantácea). Cuando esto ocurre en recién nacido y lactante puede generalizarse a todo el cuero cabelludo (**costra láctea).**

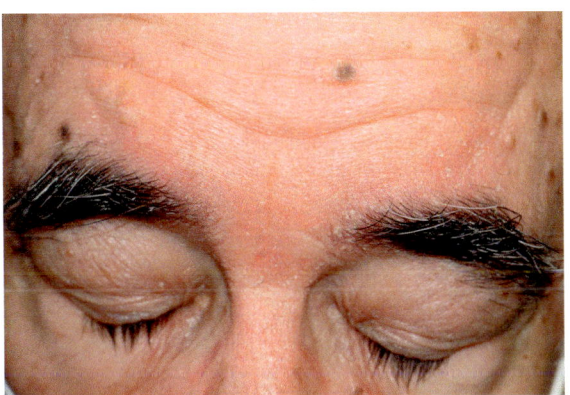 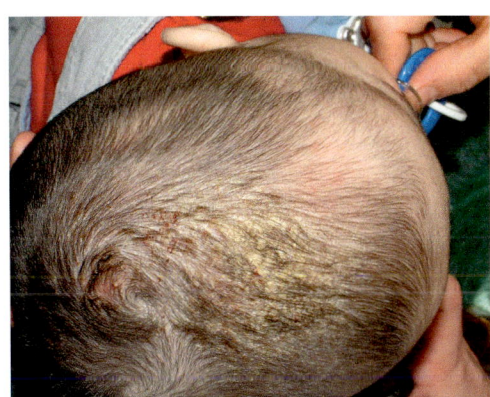

6. OTROS ECCEMAS

6.1. ECCEMA NUMULAR

- Dermatitis crónica, inflamatoria y pruriginosa que se presenta formando placas redondas u ovales (numulares) de pocos centímetros de diámetro.
- Puede ser expresión de un eccema de contacto o, en los niños, de una dermatitis atópica.

6.2. ECCEMA DISHIDRÓTICO

- Erupción eccematosa endógena que cursa inicialmente con formación de **vesículas pruriginosas en palmas de las manos y/o en plantas de los pies**, incluyendo también a las caras laterales de los dedos.
- Asociación frecuente a hiperhidrosis.
- Puede evolucionar a formas crónicas, más secas y descamativas.

6.3. ECCEMA POR ESTASIS (eccema varicoso)

- Eccema que aparece en pacientes con insuficiencia venosa crónica en extremidades inferiores (por alteraciones tróficas secundarias al enlentecimiento del flujo sanguíneo venoso).

6.4. ECCEMA SECO (eccema "craquelé")

- Más frecuente en zonas del piel más seca (sobre todo en piernas) y más frecuente en personas mayores (la piel cada vez produce menor manto hidrolipídico).
- Empeora o se desencadena con clima frío y seco, baños calientes, limpieza excesiva,…

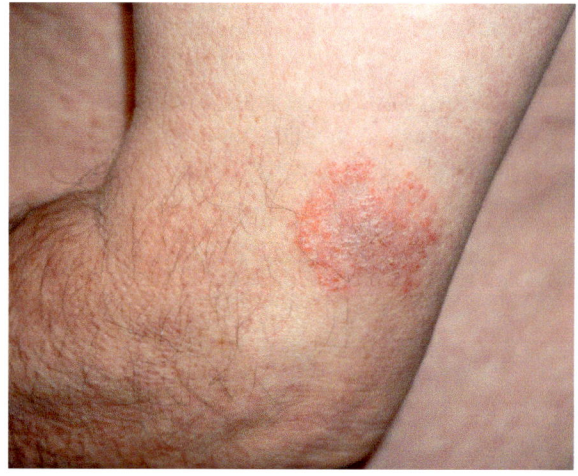

Eccema numular

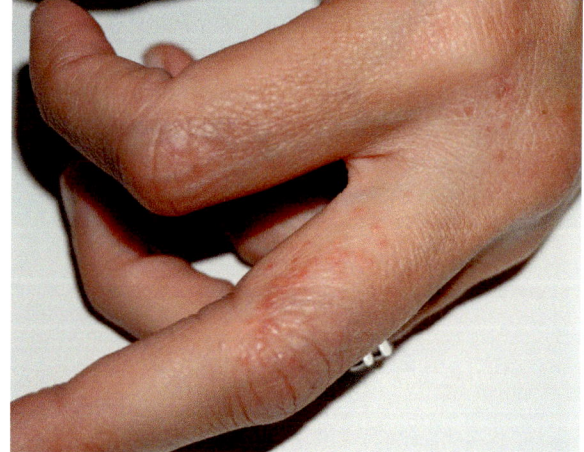

Eccema dishidrótico

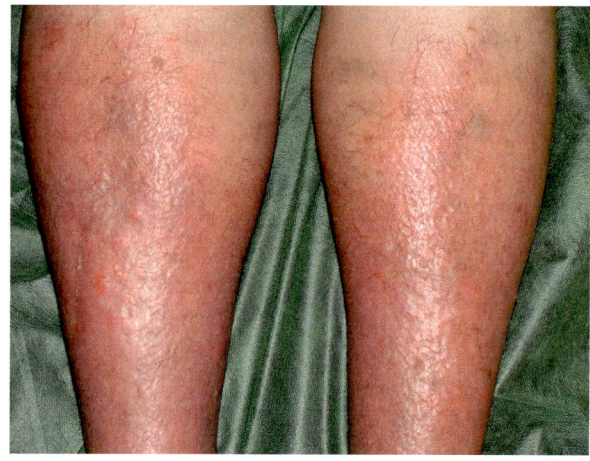

Eccema por estasis

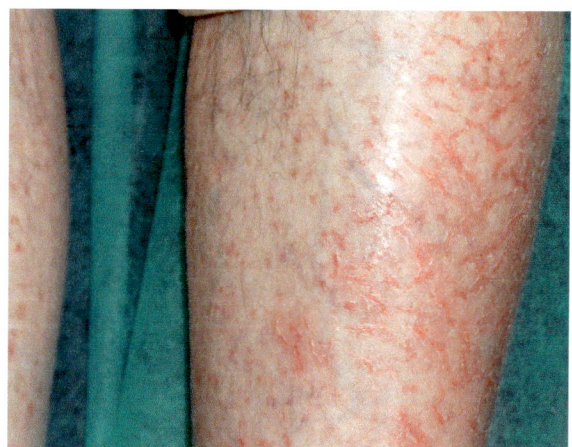

Eccema craquelé

7. TRATAMIENTO

GENERAL PARA TODOS LOS ECCEMAS

- Lo primero, siempre que sea posible, corregir la causa y aplicar medidas generales (evitar irritantes, cuidado de la piel e hidratación adecuada...).
- El tratamiento de elección en el eccema establecido son los corticoides tópicos, eligiendo la base medicamentosa más adecuada a cada situación. Como alternativa se pueden emplear los inhibidores de la calcineurina (tacrolimus y pimecrolimus). Se pueden asociar antihistamínicos para el prurito (no siempre eficaces).
- **Eccemas agudos**: fomentos con líquidos antisépticos y astringentes junto con corticoides en cremas o lociones. En casos graves corticoides sistémicos.
- **Eccemas crónicos**: hidratar con emolientes y/o queratolíticos y corticoides en pomadas o ungüentos. En casos graves corticoides sistémicos, fototerapia o inmunosupresores (ciclosporina A, azatioprina, metotrexato).

SEGÚN EL TIPO CONCRETO

- **Dermatitis atópica**
  - Mantener la piel sana: hidratación, evitar irritantes,…
  - Tratamiento tópico con corticoides o inhibidores de la calcineurina.
  - Antihistamínicos para ayudar a controlar prurito.
  - Antibióticos cuando hay sobreinfección bacteriana.
  - En casos graves corticoides sistémicos, inmunosupresores (ciclosporina especialmente), fármacos biológicos (dupilumab y tralokinumab) o moléculas pequeñas (anti JAK: baricitinib y upadacitinib).

- **Dermatitis seborreica**
  - Tratamiento tópico con corticoides, inhibidores de la calcineurina o "antimicóticos".
  - Cuando afecta al cuero cabelludo se emplean corticoides y/o antifúngicos (en loción/solución o mediante lavados con champú/gel).
  - También son útiles las hidratantes seborreguladoras.

- **Eccemas de causa exógena**: suprimir la exposición al agente irritante o sensibilizante y aplicar los tratamientos descritos según su severidad y respuesta hasta su control.

TEMA 11
DERMATOSIS ERITEMATO-ESCAMOSAS:
psoriasis, liquen plano, otras
(pitiriasis liquenoide, pitiriasis rosada)

1. PSORIASIS

1.1. INTRODUCCIÓN

A. CONCEPTO

- Trastorno cutáneo inflamatorio crónico de etiología desconocida y que evoluciona en brotes. Las lesiones cutáneas son placas eritemato-escamosas (descamación plateada) en localizaciones características (zonas de extensión, cuero cabelludo), aunque puede afectar cualquier zona de la piel.
- Posible afectación artropática (5-10%) y ungueal (20-50%): depresiones puntiformes (pitting), leuconiquia en "manchas de aceite", onicolísis (despegamiento de la uña), etc
- Curso clínico variable, desde formas muy leves a eritrodermias o pustulosas generalizadas.
- Factor hereditario importante: antecedentes familiares en un tercio de los pacientes. El HLA B27 se asocia sobre todo a formas tardías, artropáticas y pustulosas generalizadas (aparece en el 50% si hay afectación articular axial).

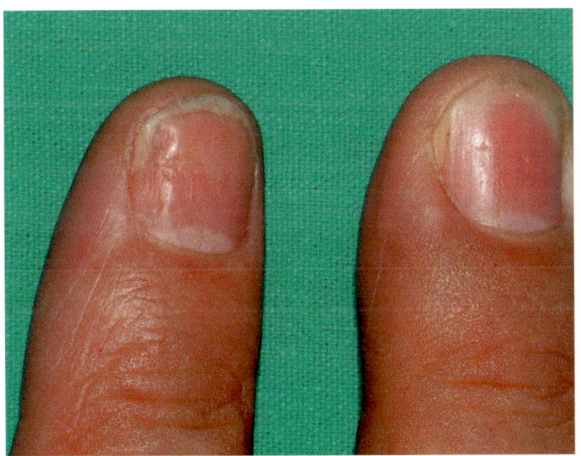

Piqueteado ungueal

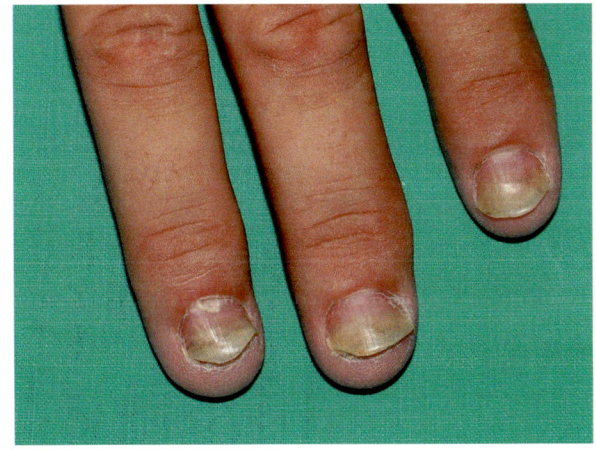

Onicolis y "manchas de aceite"

B. EPIDEMIOLOGÍA

- Afecta al 2% de la población.
- Cualquier edad pero, pero incidencia máxima en la 3ª década de la vida.
- Comienzo antes de los 15 años signo de mal pronóstico y mayor frecuencia de historia familiar de psoriasis.
- Más frecuente en raza blanca.

C. FACTORES PRECIPITANTES O AGRAVANTES

- **Traumatismos**: fenómeno de Koebner frecuente.
- **Infecciones**: la infección faríngea por estreptococo beta hemolítico puede desencadenar una psoriasis guttata.
- **Otros**: fármacos (destacan litio, betabloqueantes y antipalúdicos), estrés, clima (empeora con climas fríos), exceso de alcohol,...

D. FISIOPATOLOGÍA

- Se incluye en las enfermedades inflamatorias inmunomediadas.

Desencadenante no identificado

↓

Células dendríticas   Liberan citocinas inflamatorias (IL-12, IL-23,...)

↓

Activan linfocitos T en la piel   Diferenciación en LTh1 y LTh17: principales "efectores" en las placas psoriásicas, que liberan citoquinas (IL-17, TNF alfa,...)

↓

Respuesta inflamatoria   Activación y proliferación de queratinocitos, angiogénesis,...
Los queratinocitos activados conducen a una activación adicional de los linfocitos T

Resultado: inflamación e hiperplasia epidérmica con un aumento de la queratinización

---

E. HISTOPATOLOGÍA

- **Epidermis**: hiperqueratosis paraqueratósica, con acúmulos de leucocitos PMN (abscesos de Munro-Saboreaud) y acantosis psoriasiforme (elongación regular de las crestas interpapilares).
- **Dermis**: papilomatosis e infiltrado inflamatorio perivascular (sobre todo CD4).

1.2. FORMAS CLÍNICAS

A. PSORIASIS VULGAR O EN PLACAS:

Forma más frecuente. Placas eritematoescamosas en cuero cabelludo (no deja alopecia), rodillas, codos, zona lumbosacra,...

B. PSORIASIS EN GOTAS

- Forma clínica benigna que cursa con uno o varios brotes eruptivos de lesiones pequeñas, redondeadas, de predominio en tronco; más frecuente en niños y jóvenes. Tiende a regresar espontáneamente pero puede evolucionar a una psoriasis vulgar crónica.
- Relación con infección estreptocócica.

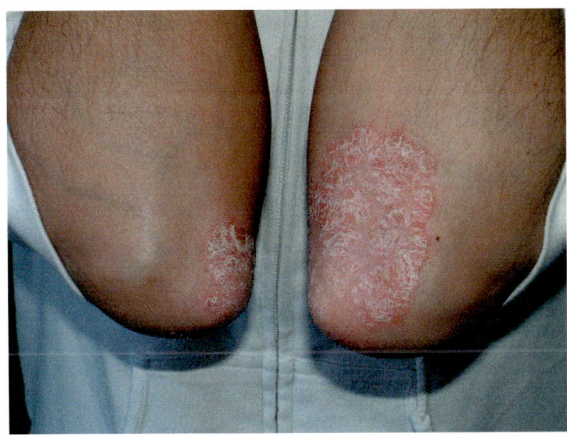

Psoriasis en placas

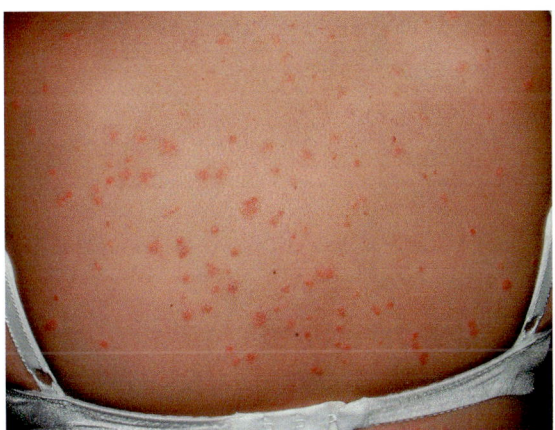

Psoriasis en gotas

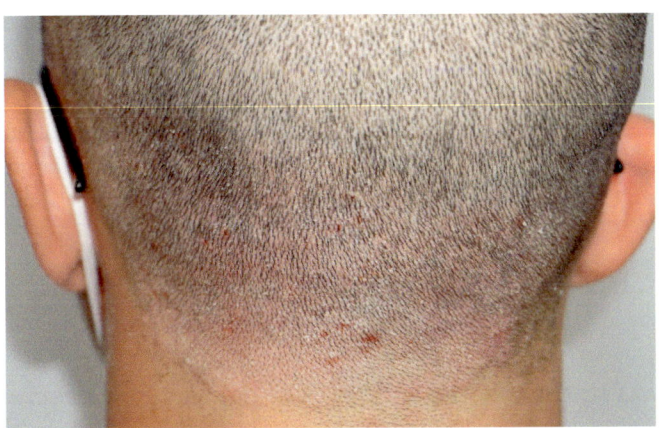

Psoriasis en cuero cabelludo

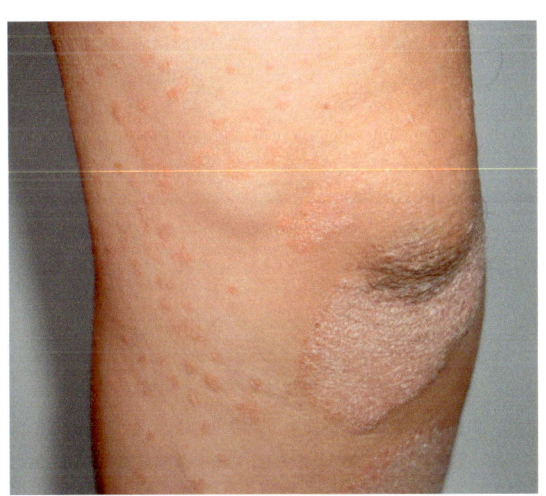

Psoriasis en placas y gotas

C. PSORIASIS PUSTULOSA

- **Localizadas**
  - Palmo-plantar
  - Psoriasis acral (acrodermatitis continua de Hallopeau): afectación ungueal practicamente constante
- **Generalizadas** (psoriasis pustulosa generalizada de Von Zumbusch): comienza de forma brusca con clínica general (fiebre, leucocitosis, > VSG…) y placas eritematosas finas y en unas horas aparecen pequeñas pústulas estériles.

D. PSORIASIS ARTROPÁTICA (ver Reumatología)

- 5-10% de pacientes con psoriasis. Articulaciones más afectadas las interfalángicas distales.
- Patrones artropáticos: oligoartritis asimétrica (la más frecuente), poliartritis simétrica (sin nódulos subcutáneos y con onicodistrofia), espondiloartropatía seronegativa (afectación axial), artritis exclusiva de IFD asociada a onicopatía y forma mutilante.

E. PSORIASIS ERITRODÉRMICA

- Forma grave de psoriasis en la que el eritema y la descamación afecta a gran parte de la superficie corporal.
- Se acompaña de síntomas generales y puede producir complicaciones graves por pérdida de proteínas, hierro y ácido fólico por la exfoliación intensa, desequilibrio hidroelectrolítico, sepsis, etc.

F. PSORIASIS INVERTIDA: afecta a grandes pliegues y cursa sin descamación

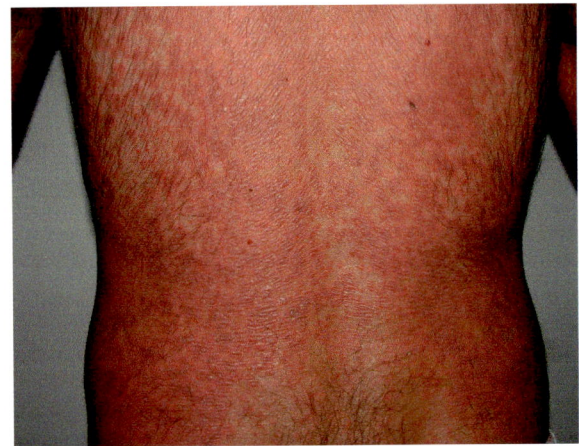

Eritrodermia psoriásica

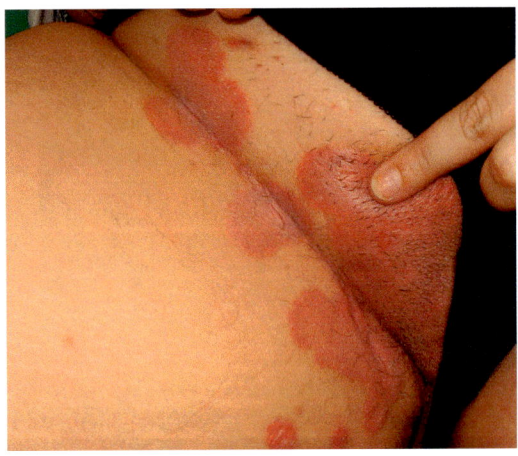

Psoriasis inversa

1.3. TRATAMIENTO

A. TÓPICO (sobre todo en formas leves, que afectan a <25% de la superficie corporal, y estables)

- **Emolientes** y **queratolíticos**
- **Corticoides**: fármacos más empleados. Elección en pliegues
- **Reductores** (breas -alquitrán de hulla-): maloliente y mancha. Usadas especialmente en forma de champús para psoriasis de cuero cabelludo
- **Calcipotriol y tacalcitol**: análogos de la vitamina D. Irritantes en cara y pliegues y posible hipercalcemia por absorción
- **Retinoides** (tazaroteno)

B. FOTOTERAPIA

- **UVB**
  - Evolución breve (ej.: brotes de psoriasis en gotas)
  - Placas finas o maculosas
  - Embarazo o lactancia
  - **UVB de banda estrecha** (311nm), aumenta mucho su eficacia (estaría indicada en todo tipo de psoriasis, con resultados similares al PUVA y con menores efectos secundarios al no tener que tomar psoralenos)
- **PUVA** (psoralenos orales –más eficaces y más usados– o tópicos –menos efectos secundarios–)
  - Casos de larga duración
  - Placas gruesas

C. SISTÉMICO (en formas graves, que afectan a >25% de la superficie corporal, pustulosas y artropáticas; valorar también en psoriasis de cara, pliegues y genitales). Ver tema 2

- **Metotrexato**. Fármaco sistémico más empleado. Tener en cuenta que tarda en conseguir su efecto entre 1 y 3 meses y sus efectos secundarios y contraindicaciones.

- **Ciclosporina A**. Fármaco sistémico clásico con mayor rapidez de acción (1-3 semanas), pero sus efectos secundarios obligan a usarlo durante períodos de tiempo no muy prolongados (en general menos de 6-12 meses).

- **Retinoides** (acitretina). Combinado con PUVA (RePUVA) aumenta su eficacia y permite bajar la dosis. Efectos secundarios: ver tema 2. Evitar embarazo hasta pasados 2 años.

- **Fármacos biológicos**
  - Anti TNF (infliximab, etanercept y adalimumab)
  - Anti IL 12/23 (Ustekinumab)
  - Anti IL 17 (Secukinumab, Ixekizumab, Brodalumab)
  - Anti IL 23 (Guselkumab, Tildrakizumab, Risankizumab)

- **Moléculas pequeñas**: apremilast (inhibidor de la fosfodiesterasa).
- **Corticoides**: en general CONTRAINDICADOS de forma sistémica por su tendencia a causar rebrote al ser suspendidos y por la necesidad de dosis cada vez mayores para conseguir el mismo efecto (taquifilaxia).

OTROS ASPECTOS A VALORAR EN EL MANEJO DEL PACIENTE CON PSORIASIS

- **Comorbilidades**: artritis psoriásica, síndrome metabólico, hígado graso no alcohólico,...

- **Impacto psicológico y mental**: estrés/ansiedad, depresión, abuso de sustancias...

- **Estigma y rechazo social**

2. LIQUEN PLANO

2.1. INTRODUCCIÓN

- Enfermedad inflamatoria cutánea relativamente frecuente que afecta sobre todo a varones y mujeres de edad media.
- Aunque su causa es desconocida, se han involucrado diversos factores etiopatogénicos: virus (sobre todo hepatitis C), fármacos, autoinmunidad, etc.
- Puede aparecer en un solo brote más o menos duradero o con brotes recidivantes de distinta duración e intensidad. Su evolución en general es hacia la autoinvolución. Las lesiones orales crónicas deben vigilarse por riesgo de degeneración a carcinoma espinocelular, especialmente las formas erosivas.

2.2. CLÍNICA

- Cursa con pápulas aplanadas violáceas, brillantes, poligonales, que pueden coalescer formando placas, y que presentan una estriación lineal blanquecina en superficie (estrías de Wickham).
- Es frecuente el fenómeno de Köbner y el intenso prurito.
- Suelen ser bilaterales y simétricas, más frecuentes en caras de flexión de muñecas y antebrazos y tobillos, pero pueden aparecer en cualquier zona de la piel.

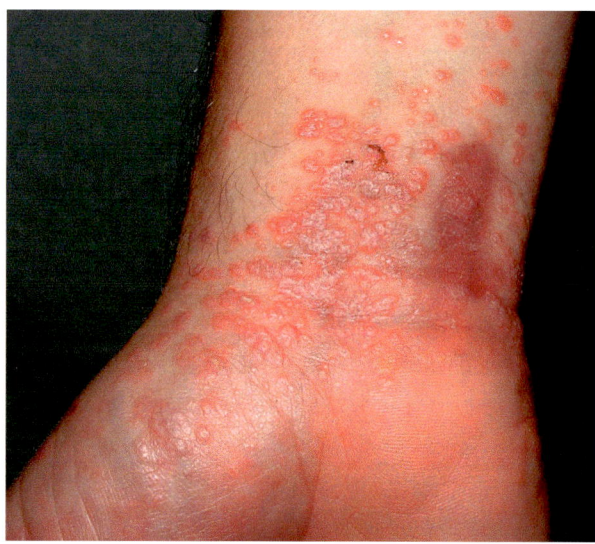 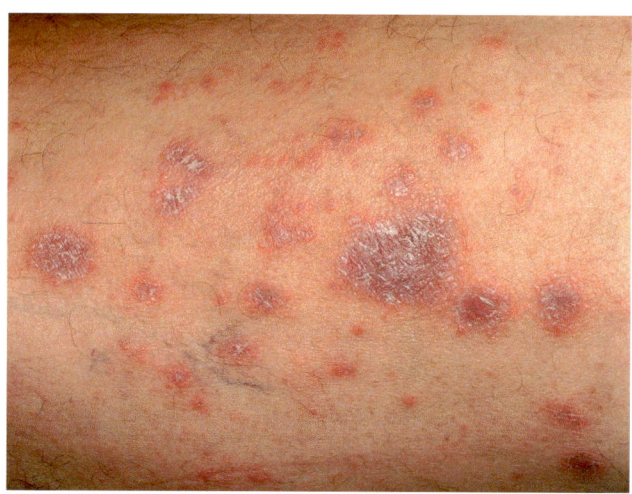

- Posible afectación de:
  - **Mucosas** (frecuente): lesiones blanquecinas lineales, anulares o en enrejado, erosiones,...
  - **Uñas**: adelgazamiento, aumento de la estriación longitudinal, pterigio ungueal,...
  - **Cuero cabelludo**

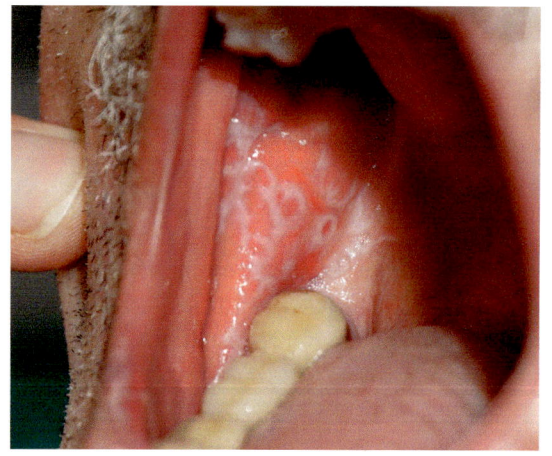 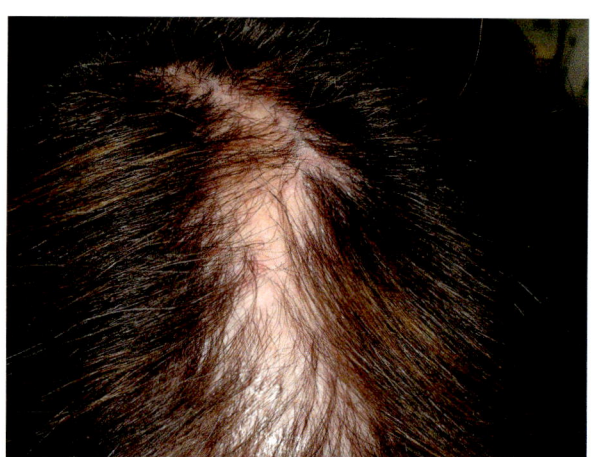

FORMAS CLÍNICAS DE LIQUEN PLANO

- Liquen plano **papuloso**: la más frecuente
- **Erosivo** (localizado en mucosas)
- **Atrófico**
- **Hipertrófico**: localizado fundamentalmente en extremidades inferiores, sobre todo en zona pretibial
- **Anular**: más frecuente en pene y escroto
- **Folicular** (liquen planopilaris): cuando afecta a cuero cabelludo puede originar una alopecia cicatricial

2.3. ANATOMÍA PATOLÓGICA

- Hiperqueratosis con hipergranulosis y acantosis irregular.
- Degeneración vacuolar de las células basales y queratinocitos apoptóticos (cuerpos de Civatte).
- Infiltrado celular en banda en la unión dermoepidérmica (dermatitis de interfase).

2.4. TRATAMIENTO
- **Tópico**: corticoides.
- **Oral**: antihistamínicos para el picor y corticoides o inmunosupresores en formas extensas, no controladas, lesiones ulceradas, destrucción progresiva de las uñas...
- **Fototerapia**: formas extensas, contraindicaciones a fármacos orales,...

3. PITIRIASIS LIQUENOIDE

3.1. CONCEPTO

- Dermatosis liquenoide originada por un trastorno de los linfocitos T clonales (puede asociarse con linfoma de células T cutáneo).
- En base a las diferencias morfológicas de sus lesiones se distinguen dos formas clínicas (muchos pacientes desarrollan cuadros intermedios: consideradas como dos polos de un mismo proceso). Ambas son más frecuentes en niños y adultos jóvenes.

3.2. CLÍNICA

- **Aguda** (PLEVA: pitiriasis liquenoide y varioliforme aguda): numerosas lesiones eritemato descamativas y variceliformes que se acompañan en ocasiones de clínica general. Es de curso benigno y autolimitado y evoluciona hacia la curación dejando cicatrices varioliformes hiper o hipo pigmentadas.
- **Crónica**: erupción cutánea generalizada de pápulas descamativas, planas, de color marrón rojizo. Puede persistir durante años y en general cursa sin sintomatología sistémica.

3.3. TRATAMIENTO

- Con frecuencia es ineficaz. Es útil la fototerapia y también se emplean corticoides y tacrolimus tópicos.
- Sobre todo en formas agudas, algunos casos responden a antibióticos (eritromicina).

4. PITIRIASIS ROSADA DE GIBERT

- Dermatosis aguda y autolimitada (3-6 semanas) de causa desconocida (¿herpes 7?) que afecta principalmente a jóvenes y es más frecuente en primavera y otoño.
- Inicio con lesión única ("placa heraldo"), generalmente en tronco, de 2-3cm de diámetro. A los pocos días aparecen otras lesiones semejantes pero de menor tamaño, distribuidas por tronco, cuello y raiz de extremidades.
- Lesiones asintomáticas o poco pruriginosas, redondeadas u ovaladas, con eje mayor paralelo a las líneas de la piel, de color rosado y cubiertas de escamas finas y secas sobre todo en la periferia ("en collarete").
- No requiere tratamiento.

DIAGNÓSTICO DIFERENCIAL

- Psoriasis en gotas
- Sífilis secundaria
- Toxicodermias
- Dermatofitosis
- Pitiriasis versicolor
- Dermatitis seborreica
- Pitiriasis liquenoide crónica

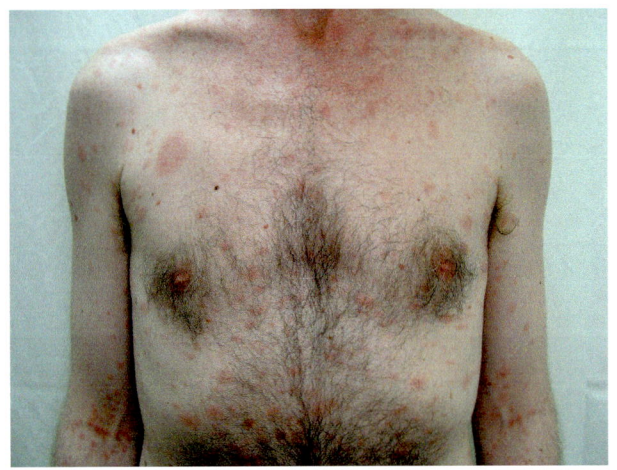

TEMA 12
ENFERMEDADES AMPOLLOSAS

1. GENERALIDADES

Procesos dermatológicos que cursan con la formación de ampollas y/o vesículas. La causa está en una solución de continuidad intraepidérmica (ampollas intraepidérmicas) o de la unión dermoepidérmica (ampollas subepidérmicas). Se pueden clasificar en los siguientes grupos.

1.1. HEREDITARIAS

- Epidermolisis ampollosa hereditaria.
- Pénfigo benigno familiar crónico (enfermedad de Hayley-Hayley).

1.2. INMUNOLÓGICAS

- **Ampolla intraepidérmica**
  - Pénfigos
- **Ampolla subepidérmica**
  - Penfigoides
  - Epidermolisis ampollosa adquirida
  - Enfermedades ampollares IgA: dermatitis herpetiforme y dermatosis IgA lineal

Ampolla intraepidérmica

1.3. OTRAS

- Infecciosas: Sdr de la escaldadura estafilocócica (SSS), impétigo ampolloso, herpes,...
- Otras: necrolisis epidérmica tóxica (NET), eccema agudo, incontinencia pigmenti (primeras fases), ictiosis congénita ampollosa, porfiria cutánea tarda, bullosis diabética,...

Ampolla subepidérmica

2. DERMATOSIS AMPOLLOSAS HEREDITARIAS

2.1. EPIDERMOLISIS AMPOLLOSA (EA)

- Formación de ampollas en piel y mucosas ante mínimos traumatismos. Suelen manifestarse al nacimiento.
- Clasificación compleja según clínica, alteraciones ultraestructurales y patrones de herencia: hay formas graves, incluso letales, y formas leves. De manera amplia se las suele dividir en simple, juntural y distrófica según el nivel al que se encuentre el defecto.
- Todas las formas pueden afectar a las uñas y dejar cicatrices, incluyendo alopecia cicatricial, aunque son poco frecuentes y leves en las formas simples y muy frecuentes y graves en las formas distróficas
- Se pueden afectar otros tejidos con revestimiento epitelial (ojo, cavidad oral, esófago, genitourinario,...).
- No existe un tratamiento específico. Se tratan las complicaciones que van surgiendo, etc.

	Ampollas	Defecto
EA SIMPLE (la más frecuente y leve)	Intraepidérmicas	Rotura de queratinocitos basales ("epidermolíticas")
EA JUNTURAL o de la unión	Subepidérmicas	Hemidesmosomas anormales
EA DISTRÓFICA		Alteración de las fibrillas de anclaje (alterado el gen del colágeno tipo VII) ("dermolíticas")

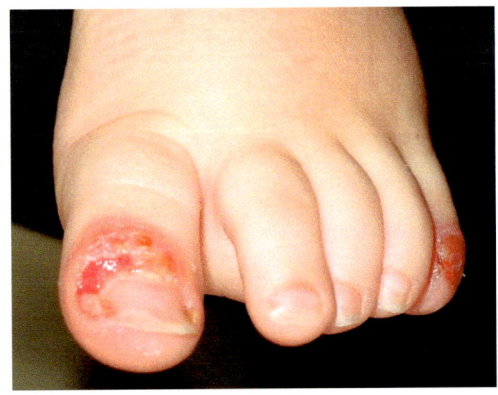 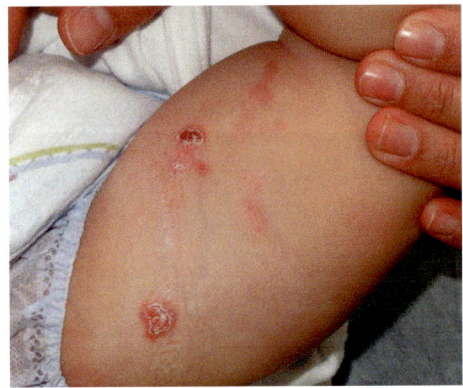

EA simple

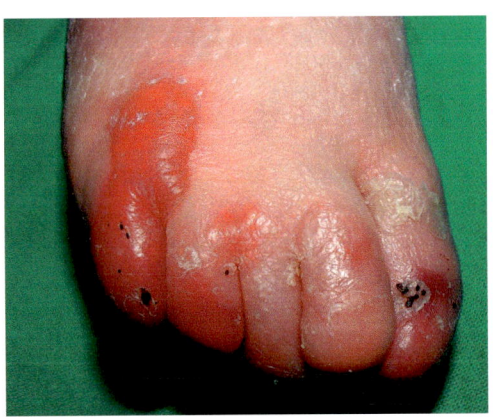 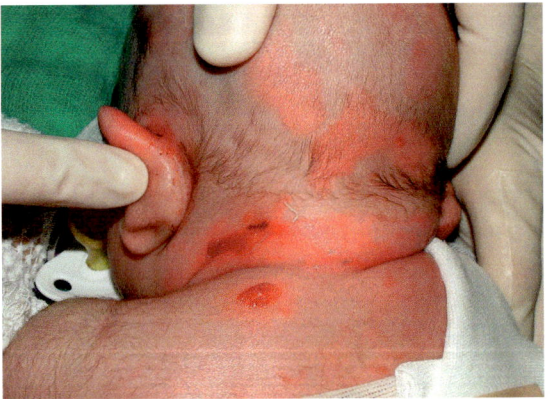

EA distrófica

2.2. PÉNFIGO CRÓNICO BENIGNO FAMILIAR (enfermedad de HAILEY-HAILEY)

- Enfermedad ampollosa **AD** caracterizada por un defecto en el cemento intercelular de la epidermis.
- Suele comenzar en la **adolescencia**, con lesiones pruriginosas vesículo-ampollosas, erosiones y costras preferentemente en zonas sometidas a fricción (**flexuras**, axilas y caras laterales del cuello). **Nikolski** con frecuencia positivo en las zonas afectas.
- Mejora con la edad y cursa en brotes que pueden ser desencadenados por el roce, infecciones y el calor del verano.
- Histología: **acantolisis** intensa (imagen en "muro de ladrillos destruido") con vesículas intraepidérmicas y células disqueratósicas.
- No existe un tratamiento específico. Se tratan las complicaciones que van surgiendo, etc.

3. DERMATOSIS AMPOLLOSAS INMUNOLÓGICAS

3.1. PÉNFIGO

A. PATOGENIA

- Ampollas intraepidérmicas por acantolisis, que es inducida por autoanticuerpos IgG contra la sustancia intercelular epitelial (superficie de los queratinocitos). Por eso tienen signo de Nikolsky positivo.
- En concreto van contra la **desmogleina**, glucoproteina presente en los desmosomas que actúa como molécula de adhesión. Cuando hay afectación mucosa predominan los anti desmogleina 3 y cuando la clínica es cutánea predominan los anti desmogleina 1.
- La IgG se demuestra por **IFD** en piel perilesional e **IFI** en suero, y tiene alta sensibilidad y especificidad, tiene valor pronóstico y sirve para seguimiento en la terapia.
- Hay un **pénfigo yatrógeno**, desencadenado por fármacos (penicilamina, captopril,...) y un pénfigo paraneoplásico.

B. CLASIFICACIÓN

- Formas profundas (hendidura suprabasal)
  - Pénfigo vulgar
  - Pénfigo vegetante
- Formas superficiales (hendidura en la granulosa o inmediatamente debajo de ella)
  - Pénfigo foliáceo
  - Pénfigo eritematoso
- Pénfigo paraneoplásico

C. TRATAMIENTO

- **Glucocorticoides**: tratamiento fundamental. La mortalidad de los pacientes con pénfigo ha disminuido drásticamente. Actualmente es menor del 10%, y casi siempre está relacionada con complicaciones del tratamiento.
- Caso de efectos secundarios, falta de respuesta a corticoides a dosis altas o imposibilidad de bajar las dosis asociar inmunosupresores (**azatioprina**, **rituximab**), plasmaféresis,...

D. PÉNFIGO VULGAR

- Forma más frecuente y más grave (enfermedad crónica y grave que puede acompañarse de afectación del estado general y que requiere tratamiento enérgico).
- Suele comenzar a los 50-60 años y afecta por igual a ambos sexos.
- Las lesiones iniciales más frecuentes aparecen en la mucosa oral (erosiones dolorosas).
- En la piel cursa con ampollas flácidas y de contenido claro sobre piel normal, que se rompen rápidamente originando erosiones y costras. Por lo general no existe prurito.

E. PÉNFIGO VEGETANTE

- Variedad de pénfigo vulgar en el que las erosiones tienden a desarrollar lesiones hipertróficas y vegetantes.
- Más frecuente en grandes pliegues.

F. PÉNFIGO FOLIACEO

- Ampollas muy superficiales, que se rompen inmediatamente, por lo que sólo se observan erosiones y costras.
- Suele iniciarse en las áreas seborreicas y pueden confluir y originar una eritrodermia exfoliativa.
- Rara la afectación mucosa.

G. PÉNFIGO ERITEMATOSO o SEBORREICO

- Considerado como una forma localizada de pénfigo foliáceo (sobre todo afecta a áreas seborreicas).
- Frecuente presencia de ANA en suero (tiene alguna similitud con el lupus eritematoso).

H. PÉNFIGO PARANEOPLÁSICO

- Asociado sobre todo a neoplasias hematológicas.
- **Clínica**: erupción cutánea polimorfa asociada a una afectación importante de las mucosas (principalmente orolabial). Se trata de erosiones persistentes y muy dolorosas.
- **Tratamiento**: tratar tumor de base. En general, se trata de una afectación grave refractaria a la mayoría de los tratamientos.

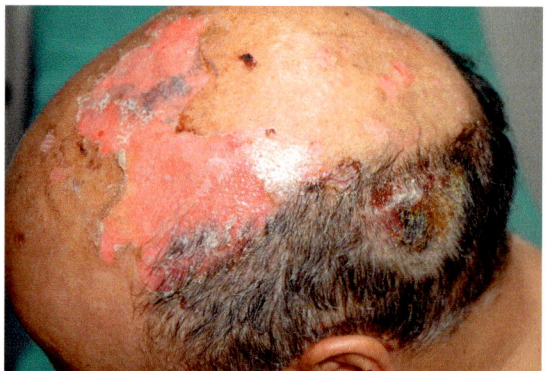 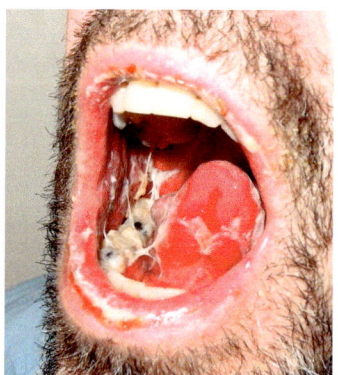

Pénfigo vulgar

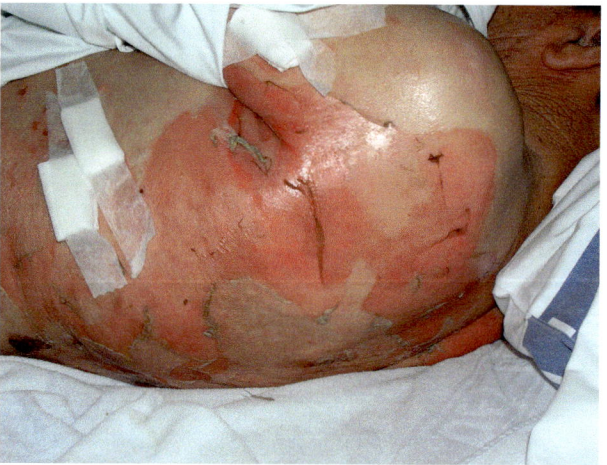

Pénfigo foliáceo

3.2. PENFIGOIDE

Caracterizado por presentar una ampolla subepidérmica y depósitos de IgG y C3 en la membrana basal.

IFI: IgG circulantes contra la membrana basal en distintos porcentajes, pero sin valor pronóstico.

El antígeno que genera la respuesta autoinmune está producido por los queratinocitos basales y se localiza en los hemidesmosomas.

A. PENFIGOIDE AMPOLLOSO

- Más frecuente en **edades avanzadas.**
- Ampollas **tensas** en la piel aparentemente normal o, con mayor frecuencia, sobre placas eritematosas sobreelevadas, de aspecto urticarial. Suele haber prurito. Nikolsky negativo.
- Afectación de mucosas más escasa y leve (la mucosa oral se afecta en el 30% y es infrecuente la afectación del resto de las mucosas).
- **Eosinofilia** tisular y en ocasiones periférica.
- Tratamiento de elección: corticoides, siempre que sea posible tópicos (sino orales, pero aumenta mucho la morbilidad al ser persona muchas veces ancianas y/o debilitadas...). Otros: inmunosupresores, tetraciclinas (por su efecto antiinflamatorio),...
- **Buen pronóstico** y conservación del estado general.

B. PENFIGOIDE CICATRICIAL (PENFIGOIDE BENIGNO DE LAS MUCOSAS)

- Personas de edad avanzada.
- Definido clinicamente por la presencia de **lesiones mucosas** con **tendencia a la cicatrización** y a la formación de sinequias. La afectación más frecuente es la cavidad oral, seguido de la conjuntiva (riesgo de ceguera).
- 30% presentan lesiones en la piel: ampollas tensas que curan dejando cicatriz.
- Tratamiento: suelen asociarse corticoides e inmunosupresores.

C. PENFIGOIDE GESTACIONAL (HERPES GESTATIONIS)

- Enfermedad ampollosa, pruriginosa y autolimitada, que aparece en mujeres en relación con el embarazo (suele aparecer en el segundo o tercer trimestre, aunque a veces debuta en el puerperio) y con los tumores del trofoblasto (mola y coriocarcinoma). Tiende a recurrir en embarazos posteriores, con lesiones más precoces.
- **Lesiones polimorfas**: pápulas, placas y lesiones urticariformes, que se siguen de la aparición de vesículas y ampollas, a menudo con agrupación herpetiforme. Se inician en la zona periumbilical y se van extendiendo. Intenso prurito. Afectación mucosa en el 20%.
- **Eosinofilia** tisular y periférica.
- En el 5% de los casos el niño presenta una erupción similar transitoria por el paso de anticuerpos maternos, pero no aumentan la morbimortalidad fetal (quizá aumente algo la prematuridad).
- Tratamiento: corticoides orales (formas leves: corticoides tópicos y antihistamínicos).

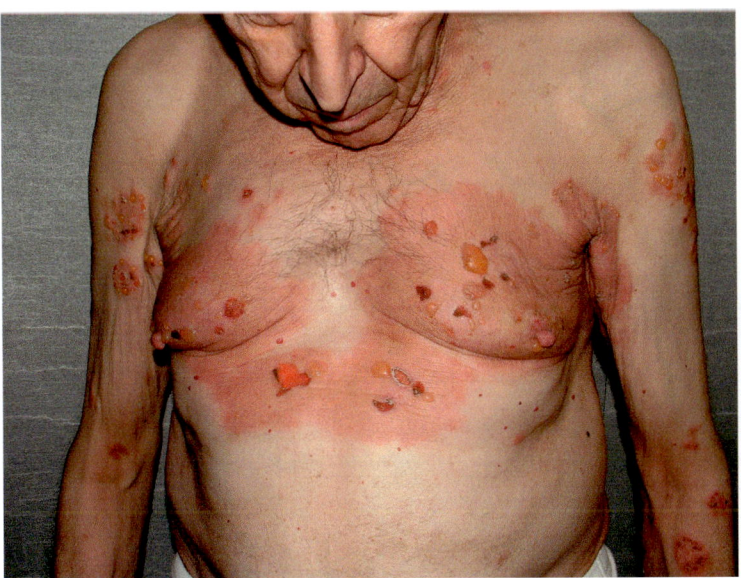

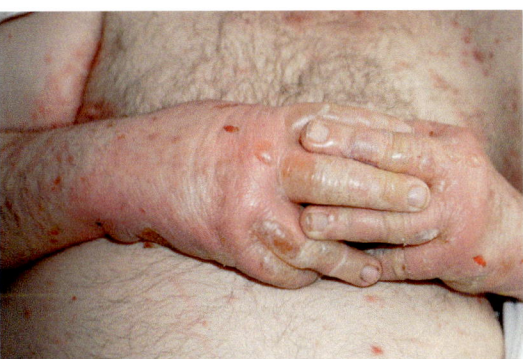

Penfigoide ampolloso

3.3. EPIDERMOLISIS AMPOLLOSA ADQUIRIDA

- Ampolla subepidérmica, por IgG contra el colágeno tipo VII de las fibrillas de anclaje de la membrana basal.
- Aparece en personas de edad adulta como ampollas inducidas por traumatismos, con cicatrices, quistes de milio e hiperpigmentación. Frecuente lesión de mucosas y anejos.
- Tratamiento: corticoides (pobres resultados), inmunosupresores, dapsona,…

3.4. DERMATITIS HERPETIFORME (DH)

A. CONCEPTO

- Enfermedad vesículo-ampollosa de curso benigno y recidivante, más frecuente en jóvenes, aunque puede aparecer a cualquier edad.
- Relacionada con hipersensibilidad al gluten (proteína presente en algunos cereales como el trigo, cebada y centeno).
- La gran mayoría de casos se asocian a enteropatía por intolerancia al gluten o enfermedad celiaca, comprobable por biopsia intestinal o marcadores inmunológicos, pero suele ser asintomática. Por este motivo hay que realizar una interconsulta a digestivo, donde además completarán el estudio genético.

B. DERMOPATOLOGÍA

- **IFI**: anticuerpos circulantes antireticulina, antigliadina y antiendomisio (generalmente tipo IgA; marcadores de enfermedad intestinal); sin embargo, actualmente los anticuerpos más empleados son los anti transglutaminasa, prácticamente diagnósticos de dermatitis herpetiforme.
- **IFD**: depósitos granulares de IgA y C3 en dermis papilar de toda la piel.
- **Histología**: acúmulos de neutrófilos en las papilas dérmicas, formando microabscesos que acaban originando ampollas subepidérmicas.

C. CLÍNICA

- Lesiones pleomórficas (pápulas, placas, vesículas, excoriaciones,…) simétricas, agrupadas (herpetiforme), recurrentes y muy pruriginosas. Más frecuente en superficies de extensión (codos, rodillas, nalgas, espalda y parte posterior del cuello).
- Afección de mucosas rara.

D. RELACIÓN CON ENFERMEDAD CELIACA

- La dermatitis herpetiforme es una manifestación cutánea diagnóstica de la enfermedad celiaca.
- Todos los pacientes pacientes con DH presentan sensibilidad al gluten, aunque la mayoría se encuentran asintomáticos desde el punto de vista digestivo. Sin embargo, el 60-75% sí tienen alteraciones en la biopsia intestinal.
- En ambas enfermedades podemos encontrar los mismos autoanticuerpos circulantes: antireticulina, antigliadina, antiendomisio y antitransglutaminasa.
- Tanto las lesiones cutáneas como las intestinales mejoran con la dieta exenta de gluten.

E. TRATAMIENTO

- Dieta sin gluten (permite bajar las dosis de sulfona o incluso suprimirla).
- La **sulfona** (dapsona) es el tratamiento de elección. Requieren controles hematológicos, por el riesgo de hemólisis y metahemoglobinemia.

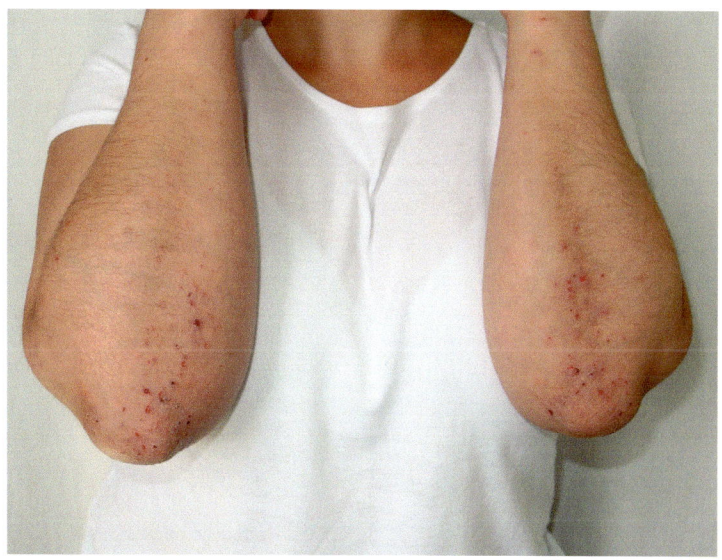

3.5. DERMATOSIS IGA LINEAL

- Diagnóstico definitivo mediante inmunofluorescencia directa, demostrando la presencia de depósitos de IgA lineal en la membrana basal (ampollas subepidérmicas, con neutrófilos y algunos eosinófilos).
- Cuadro clínico heterogéneo, puede confundirse con la dermatitis herpetiforme o el penfigoide ampolloso.
- Hay dos formas clínicas: **del adulto** e **infantil** (también llamada dermatosis crónica ampollosa infantil; es de predominio perioral y genital y tiene mejor pronóstico -resolución espontánea-).
- Tratamiento de elección: sulfonas.

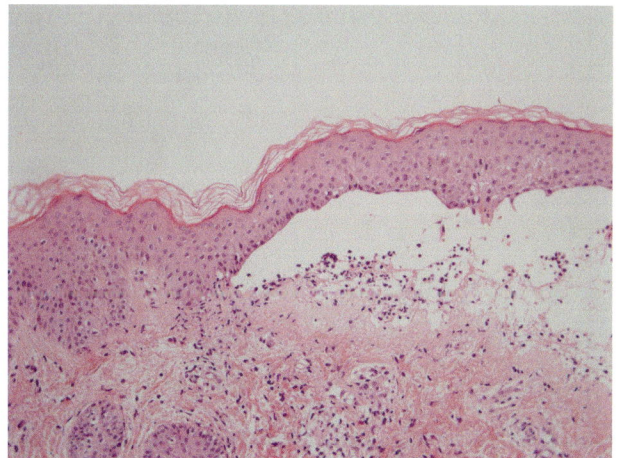

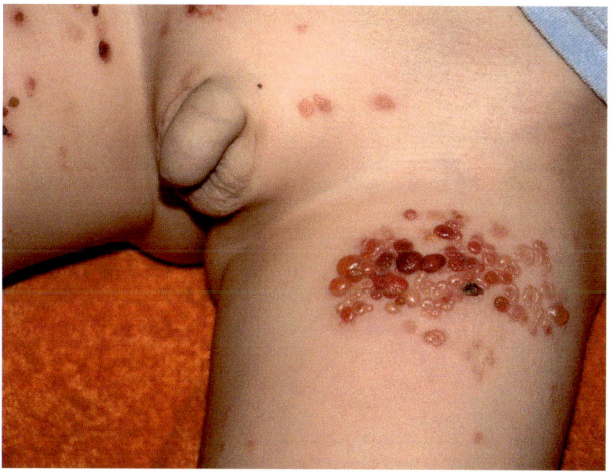

4. CUADRO RESUMEN

4.1 LOCALIZACIÓN DEL DAÑO

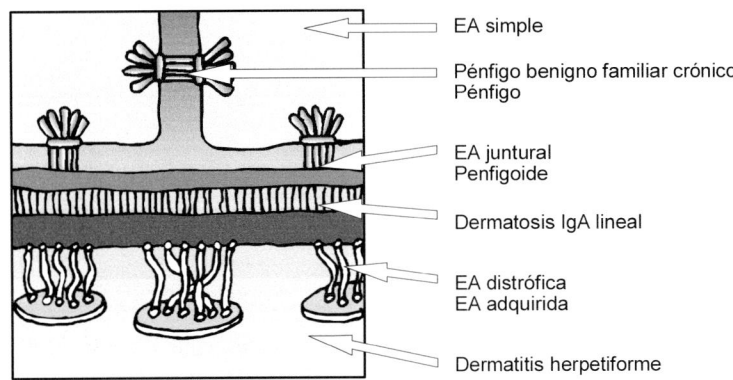

EA simple

Pénfigo benigno familiar crónico
Pénfigo

EA juntural
Penfigoide

Dermatosis IgA lineal

EA distrófica
EA adquirida

Dermatitis herpetiforme

4.2. DIAGNÓSTICO DIFERENCIAL DE ENFERMEDADES AMPOLLOSAS INMUNOLÓGICAS

	HISTOLOGÍA	IFD	IFI	NIKOLSKY	MUCOSAS	CICATRIZ
P. vulgar y vegetante	AE Acantolisis	IgG +/- C3 en espacios intercelulares epidérmicos	IgG	+++	Muy Frecuente	No
P. foliáceo y eritematoso					Rara	
Penfigoide ampolloso	AS	IgG y C3 en membrana basal	A menudo negativa	-	+/- frecuente (30% oral)	
Penfigoide cicatricial					Muy frecuente	Sí
Herpes gestationis			IgG		20%	No
EAA					Frecuente	Sí
DH		IgA granular en las papilas de piel sana	IgA		Rara	No
Dermatosis IgA lineal		IgA lineal en membrana basal			+/- frecuente	

EAA: epidermolisis ampollosa adquirida, DH: dermatitis herpetiforme, AE: ampolla epidérmica, AS: ampolla subepidérmica

TEMA 13
ALTERACIONES DE LA PIGMENTACIÓN CUTANEA

1. INTRODUCCIÓN

1.1. SÍNTESIS DE MELANINA

- Se sintetiza en los melanosomas (estructuras de los melanocitos) a partir del aminoácido tirosina, que es convertido en DOPA por la enzima tirosinasa. Tras una serie de trasformaciones, la DOPA pasará melanina.
- Los melanocitos contactan con los queratinocitos basales a través de sus dendritas y les "traspasan" la melanina.
- Las diferencias de pigmentación entre las distintas razas se deben al grado de actividad de los melanocitos, no a su número.

1.2. FACTORES QUE REGULAN LA MELANOGÉNESIS

- **Locales**: alteración o falta de tirosina o de tirosinasa, destrucción de los melanocitos, etc.
- **Generales**
  - No hormonales: luz UV,…
  - Hormonales: sobre todo por acción de MSH y ACTH (por su similitud estructural con la MSH o melanoestimulante).

2. CLASIFICACIÓN

Las discromías son modificaciones circunscritas o diseminadas del color de la piel por exceso, defecto o ausencia de diversos pigmentos. Las más importantes son las discromías de origen melánico, que pueden ser por aumento (hipermelanosis) o por descenso (hipomelanosis, también llamadas hipocromías o acromías).

2.1. POR ALTERACIONES MELÁNICAS

HIPERMELANOSIS	HEREDITARIAS y/o CONGENITAS	<ul><li>**Lentiginosis**</li><li>**Efélides**</li><li>**Manchas "café con leche"**</li><li>**Incontinencia pigmenti**</li><li>**Melanocitosis dérmicas**</li></ul>
	ADQUIRIDAS	<ul><li>**Endocrino-metabólicas**: Adisson (insuficiencia suprarrenal crónica) y Cushing ("por aumento de ACTH": paraneoplásico), feocromocitoma, porfiria cutánea tarda, hemocromatosis,…</li><li>**Otras enfermedades sistémicas**: insuficiencia renal crónica, infecciones crónicas (leishmaniasis visceral o kala-Azar), neoplasias, cirrosis,…</li><li>**Melasma**</li><li>**Léntigo solar y lentigo maligno**</li></ul>

HIPOMELANOSIS	HEREDITARIAS y/o CONGÉNITAS	• **Albinismo** • **Piebaldismo** • **Fenilcetonuria** (oligofrenia fenilpirúvica) • **Acromías "sintomáticas"**: destaca la mácula en hoja de fresno de la esclerosis tuberosa
	ADQUIRIDAS	• **Vitiligo** • **Químicas**: hidroquinona, ácido kójico,... • **Secundarias a tumores** y **dermatosis** (acromías postinflamatorias)

2.2. DISCROMÍAS NO MELÁNICAS

A. PIGMENTOS ENDÓGENOS

- **Hemosiderosis**: depósito de hierro en la piel (también estimula la melanogénesis)
- **Ictericia**: bilirrubina
- **Ocronosis** o **alcaptonuria**: ácido homogentísico

A. PIGMENTOS EXÓGENOS

- **Carotinemia**: aumento de carotenos, que producen pigmentación amarillenta (más evidente en palmas y plantas). Puede aparecer en dietas ricas en zanahorias, naranjas,... hiperlipemia, diabetes, cirrosis hepática, nefritis, hipotiroidismo...
- **Argiria**: plata (hiperpigmentación grisácea o azulada en piel y mucosas, más intensa en zonas fotoexpuestas)
- **Otros**: tatuajes, fármacos,...

3. HIPERMELANOSIS

3.1. LÉNTIGO

A. CONCEPTO

- Léntigo viene de "lenteja", por su semejanza clínica.
- Tipos (sólo tienen en común el nombre)
  - **Simple**: pequeña mancha parda o pardo-negruzca por aumento e hiperfunción de los melanocitos. Su interés radica en las formas múltiples o lentiginosis.
  - **Solar o senil**: más frecuente en zonas fotoexpuestas y a partir de la cuarta década. Suele ser de mayor tamaño y su origen está en una proliferación queratinocítica.
  - **Maligno**: mancha irregular, de coloración no homogénea, en zonas fotoexpuestas y en personas mayores. Es una forma de melanoma in situ (melanocitos atípicos que no invaden dermis).

B. LENTIGINOSIS

- Localizadas (segmentarias) o generalizadas.
- Ante una lentiginosis congénita o muy precoz periorificial, en mucosas y en porciones distales de las extremidades, hay que descartar la presencia de un **síndrome de Peutz-Jeghers**, que asocia una poliposis gastrointestinal de predominio en yeyuno, con riesgo de malignización (cirugía precoz).

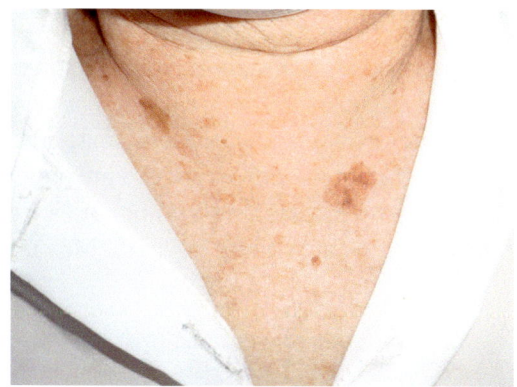
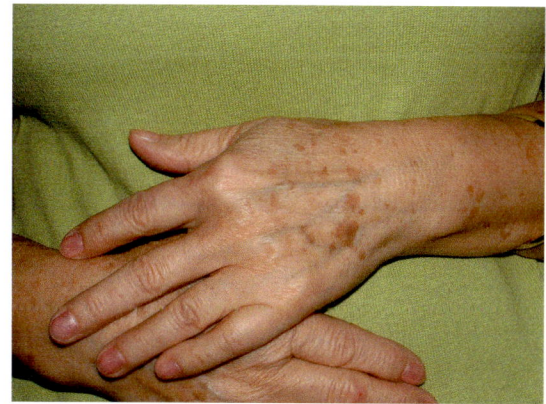

Léntigos solares

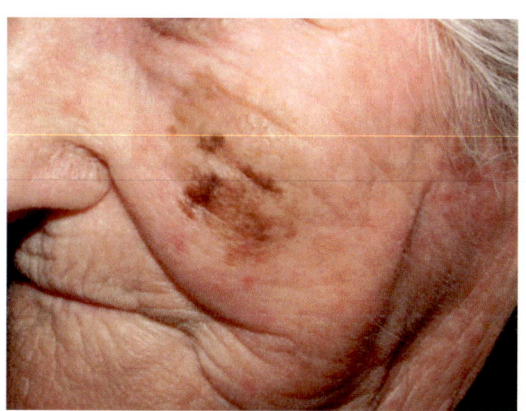

Léntigo maligno

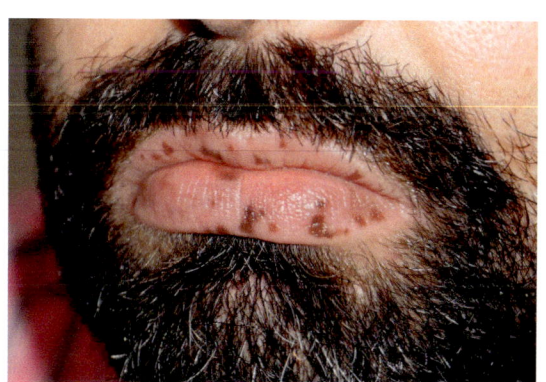

Lentiginosis perioral

3.2. EFÉLIDES O PECAS

- Aparecen en personas genéticamente predispuestas. Más frecuente en personas de piel clara, ojos azules y rubios o pelirrojos.

- Pequeñas manchas lenticulares de color pardo claro y límites precisos, múltiples, que surgen desde los primeros años de edad en áreas fotoexpuestas (aumentan de número y tamaño y se oscurecen en verano).

- Hiperfunción de los melanocitos.

- Se asocian a neurofibromatosis (sobre todo las efelides axilares), xeroderma pigmentosum, progeria,...

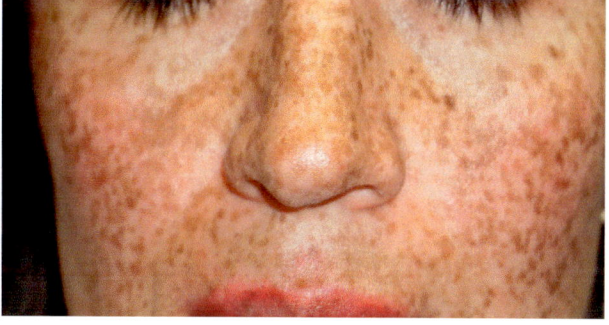

3.3. MANCHAS "CAFE CON LECHE" O MANCHAS "HEPÁTICAS"

- Máculas parduzcas de pigmentación uniforme y bordes bien definidos que aparecen al nacimiento o en los primeros años fundamentalmente en el tronco.
- 10-15% de personas normales. Importancia si aparecen en gran número o si son muy extensas por su asociación a distintos síndromes: Recklinhausen, Albright (displasia fibrosa poliostótica), Fanconi,…
- **Nevus de Becker**: suele iniciarse en la adolescencia y evoluciona en 3 fases: mancha hepática (suele ser de topografía zoniforme), hipertricosis e hiperplasia de los músculos arrectores del pelo. Más frecuente en el tronco.

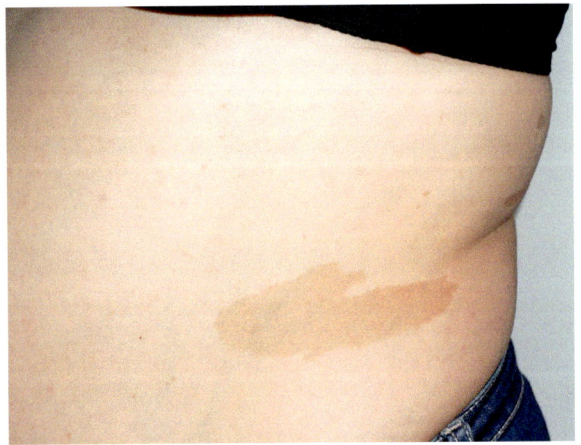 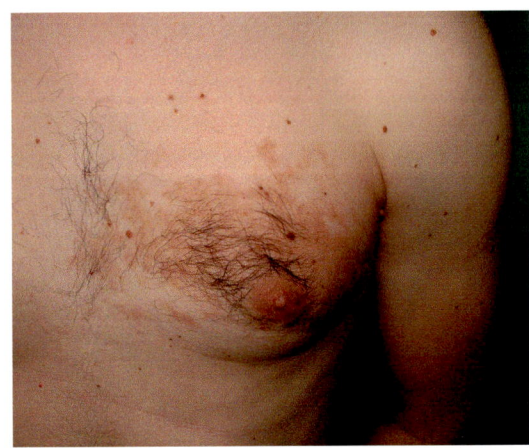

3.4. INCONTINENTIA PIGMENTI

- Herencia dominante ligada a X: la mayoría son mujeres (en varones suele ser incompatible con la vida).
- Aparición al nacimiento de lesiones que evolucionan en 3 fases: vesiculo-ampolla (intraepidérmicas, con gran contenido en eosinófilos), verrucosa y pigmentaria (melanosis en tronco formando bandas o remolinos).
- Aumento de melanófagos en dermis: **Incontinentia pigmenti.**
- Anomalías asociadas: neurológicas, oculares, dentales, esqueléticas,…

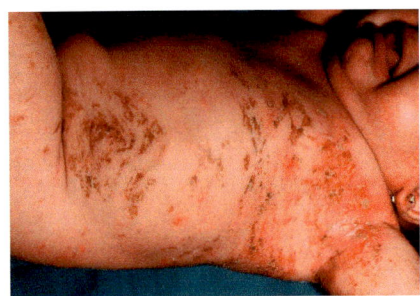 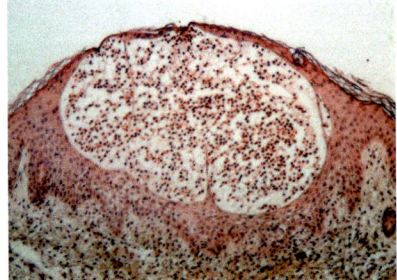 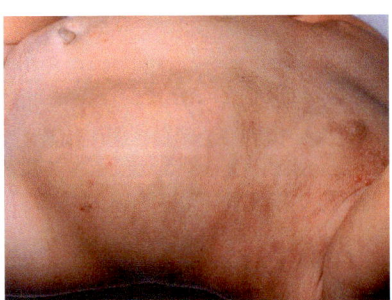

Fase vesiculosa con exudados y costras   Ampolla intraepidérmica con eosinófilos   Fase pigmentaria

3.5. MELASMA O CLOASMA

- Hipermelanosis simétrica principalmente en la cara (frente, mejillas o labio superior).
- Más frecuente en personas con fototipos altos (piel más oscura). El 90 por ciento de los pacientes que sufren melasma son mujeres entre 20-40 años (raro en hombres).
- La predisposición personal y hereditaria a padecer esta enfermedad es una de las causas principales. Existen factores desencadenantes como la exposición solar y otros relacionados con los cambios hormonales, como el uso de anticonceptivos orales o el embarazo.
- **TRATAMIENTOS** (fotoprotección exhaustiva)
  - Cremas despigmentantes: hidroquinona, tretinoina, ácido kójico, ácido tranexánico
  - Acido tranexánico oral
  - Otros: **peelings** químicos, láser…

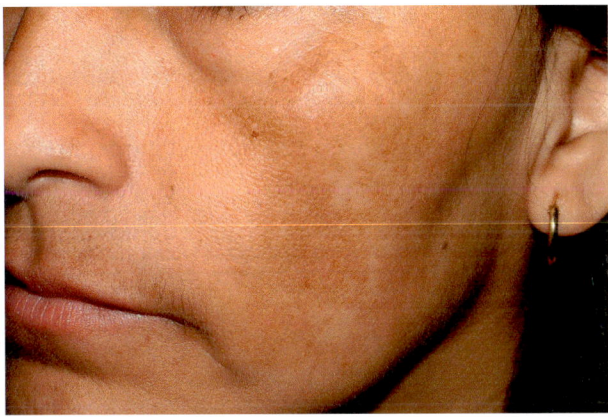

3.6. MELANOCITOSIS DÉRMICAS

Melanocitos que no han alcanzado su posición normal en su migración desde la cresta neural y se han quedado en la dermis; darán una coloración azulada.

- **Mancha mongólica**: mancha gris-azulada en la región lumbosacra, presente al nacimiento, con tendencia a desaparecer
- **Nevus de Ota**: mancha gris-azulada en territorio de la 1ª y 2ª rama del trigémino
- **Nevus de Ito**: mancha gris-azulada en zona supraclavicular
- **Nevus azul**

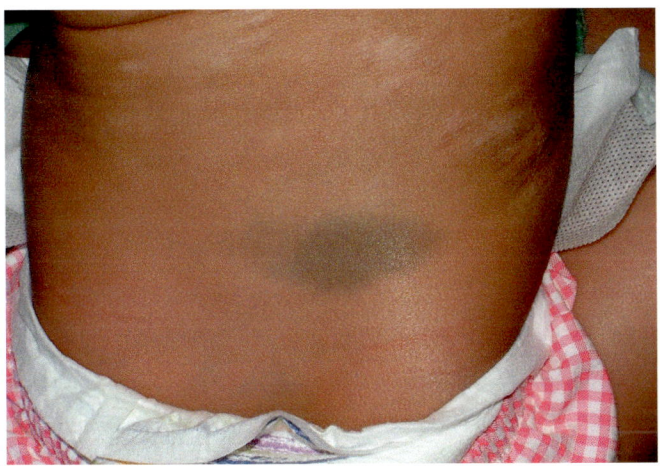
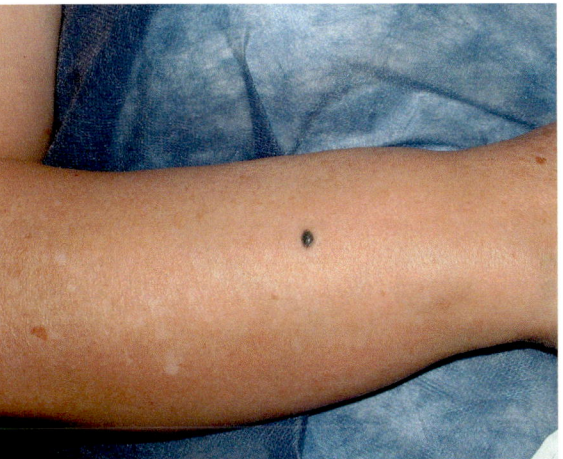

4. HIPOMELANOSIS

4.1. ALBINISMO

- Error congénito del metabolismo de la tirosinasa que impide la síntesis de melanina (número normal de melanocitos).
- Puede afectar a piel, pelo y ojos (albinismo oculocutáneo –AOC-) o sólo a los ojos (albinismo ocular).
- Distintos tipos, la mayoría AR, que tienen en común el color blanco rosado de la piel, el pelo blanco o pajizo y los ojos grises o azulados con reflejo rojo a la luz. Con frecuencia se acompañan de fotofobia, nistagmus y disminución de la agudeza visual y son posibles las alteraciones neurológicas asociadas.

4.2. PIEBALDISMO

- Anomalía de la cresta neural que afecta la migración y/o diferenciación de los melanoblastos (melanocitos disminuidos o ausentes en las lesiones). AD.
- Manchas blancas presentes desde el nacimiento, con zonas hiperpigmentadas en su interior y posible mechón blanco frontal. Raro en dorso de manos y pies.

4.3. FENILCETONURIA

- Falta la enzima fenilalanina hidroxilasa, que convierte la fenilalanina en tirosina. La consecuencia es que aumenta la fenilalanina y sus metabolitos (fenilpirúvico, fenilacético,...), que se eliminan por orina, y disminuye la síntesis de melanina. AR.
- Niños rubios de piel clara y ojos azules.
- Examen de orina a los recién nacidos para identificar y tratar el defecto con la eliminación de la fenilalanina de la dieta. De no ser así aparecerá retraso mental, alteraciones neurológicas, alteraciones óseas, hipogonadismo,...

4.4. VITILIGO

A. CONCEPTO

- Hipomelanosis caracterizada por acromías de predominio distal y periorificial (aunque puede afectar a cualquier zona del cuerpo), a menudo simétricas o zoniformes, progresivas aunque pueden repigmentarse espontáneamente.
- Suele iniciarse en niños o jóvenes. Koebner positivo.

B. ETIOPATOGENIA

- Ausencia de melanocitos en epidermis.
- Teoría genética (herencia poligénica, AD,..), inmunológica (asociación a procesos autoinmunes: tiroideos– hasta 30%, st hipotiroidismo-, DM, alopecia areata,...) y neural (por distribución metamérica en ocasiones y posible asociación a alteraciones neurológicas).

C. TRATAMIENTO

Mala respuesta en zonas distales. Corticoides o inhibidores de la calcineurina tópicos en áreas limitadas de vitiligo, fototerapia, fotoprotectores, despigmentación de piel sana, L-fenilalanina oral,...

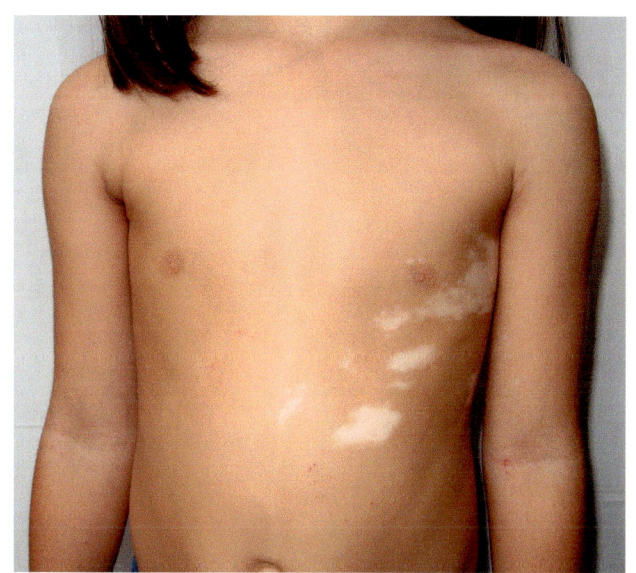
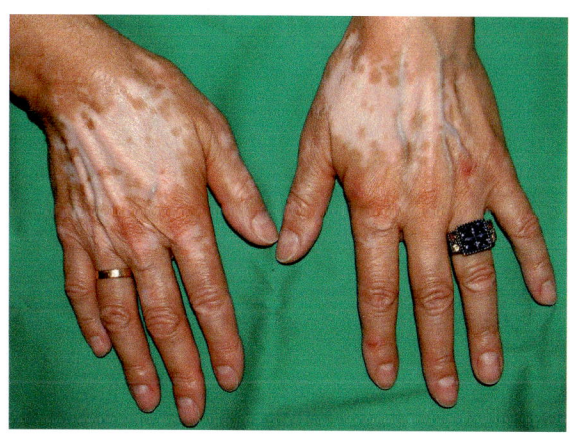

4.5. DIAGNÓSTICO DIFERENCIAL DE MÁCULAS HIPOPIGMENTADAS

	Edad de inicio característica	Localización	Otras
Vitiligo	Niños o jóvenes	Predominio distal y periorificial, a menudo simétricas o zoniformes	Progresivas, aunque pueden repigmentarse espontáneamente o con tratamiento
Piebaldismo	Desde el nacimiento	Raro en dorso de manos y pies	Zonas hiperpigmentadas en su interior y posible mechón blanco frontal Estables
Pitiriasis versicolor	Jóvenes	Tronco	Descamación Estudio micológico
Nevus acrómico (ver tema 16)	Desde el nacimiento (con frecuencia son más evidentes con el paso del tiempo)	Cualquiera. Con frecuencia segmentarios, en cuadrante o siguiendo las líneas de Blaschko	Descartar anomalías asociadas en formas extensas (mosaicismo pigmentario)
Halo nevus (ver tema 16)	Niños o jóvenes	Cualquiera	Anillo acrómico alrededor de un nevus, con frecuencia lo destruye totalmente persistiendo más o menos tiempo un mácula hipopigmentada
Leucoderma	Mancha residual hipopigmentada tras una dermatosis previa (sus características dependerán de la enfermedad de base): dermatitis atópica (además puede asociar una pitiriasis alba), psoriasis, liquen plano, lepra (la mácula será anestésica), síndrome postflebítico (tras la inflamación pueden dejar hiper o hipopigmentación), etc		
Otras	Mácula en hoja de fresno de la esclerosis tuberosa		

1. ACNÉ

Enfermedad inflamatoria crónica de la unidad pilosebácea de clínica polimorfa: comedones (abiertos y cerrados), pápulas, pústulas, nódulos, quistes, cicatrices. Localizado en cara y tercio superior de tórax (mayor desarrollo de las glándulas sebáceas).

El 85% de los adolescentes, aunque hasta un 10-20% de adultos presentan alguna forma del mismo.

1.1. FACTORES ETIOLÓGICOS

- **Alteración en la secreción sebácea**: los andrógenos (sobre todo la 5-alfa-dihidrotestosterona, metabolito activo de la testosterona) aumentan la secreción sebácea y modifican su composición. Es el factor más importante.
- **Obstrucción del folículo**: por alteración del sebo y/o por hiperqueratosis y descamación anormal del folículo pilosebáceo.
- **Sobrecrecimiento de microoganismos**: propionibacterium acnes y pityrosporum ovale sobre todo.
- **Otros**: hormonas hipofisarias (gonadotropinas, ACTH y TSH), factores hereditarios, corticoides, productos cosméticos,...

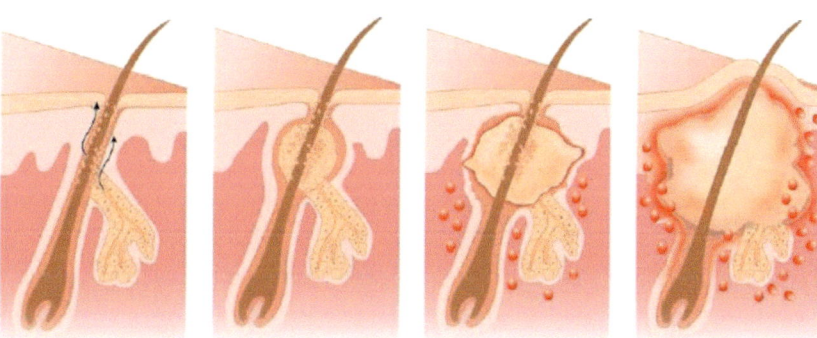

1.2. FORMAS CLÍNICAS

- Acné **vulgar** (acné polimorfo juvenil).
- Acné **conglobata**: forma severa de acné nódulo-quístico. Deja cicatrices, con frecuencia queloideas. Más frecuente en varones.
  - Acné fulminans o "acné conglobata agudo febril ulcerativo con poliartralgias".
  - Tétrada acneica maligna: engloba patologías autoinflamatorias del folículo pilosebáceo (acné conglobata + hidradenitis supurativa + sinus pilonidal + foliculitis grave de cuero cabelludo).
- Acné **neonatal** (paso de hormonas androgénicas a través de la placenta) y acné **infantil.**
- Acné **gram-negativo**: por tratamiento del acné con antibióticos durante tiempo prolongado.
- Acné **excoriado**, por manipulación excesiva y compulsiva de las lesiones.
- **Pioderma facial**: acné facial purulento de comienzo explosivo más frecuente en mujeres jóvenes relacionado con el estrés.

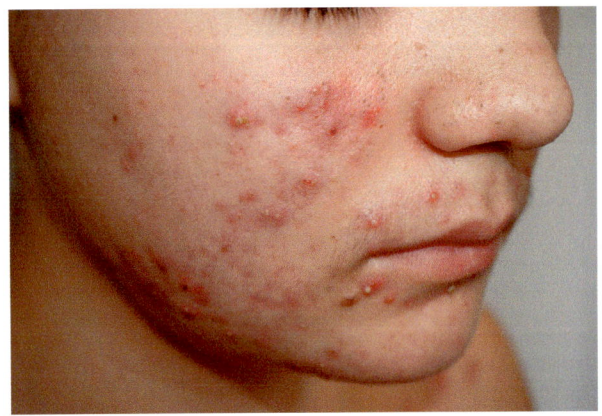

Acné polimorfo juvenil

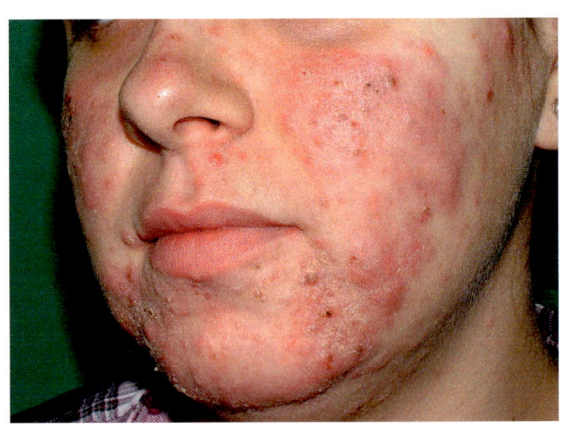

Pioderma facial

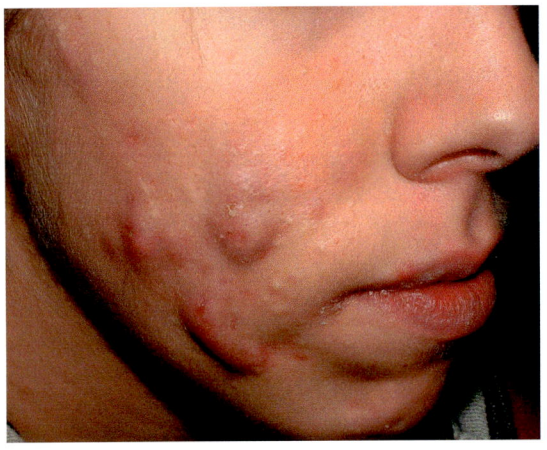

Acné conglobata

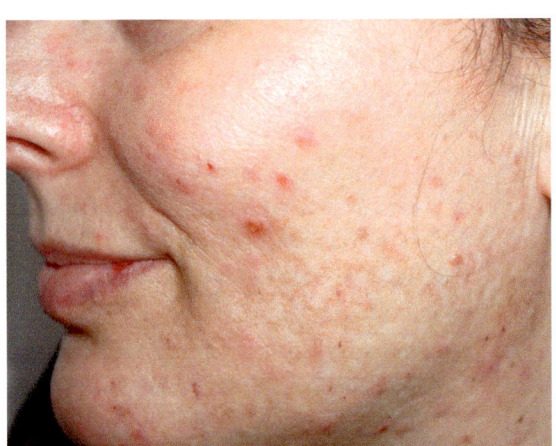

Acné excoriado

1.3. TRATAMIENTO

A. TÓPICO

- **Bacteriostáticos**
  - Peróxido de benzoilo
  - Antibióticos: clindamicina, eritromicina (los más usados) y tetraciclina
- **Queratolíticos**
  - Peróxido de benzoilo
  - Retinoides: tetrinoina (ácido all-trans-retinoico), isotetrinoina (ácido 13-cis retinoico) y adapaleno
  - Ácido azelaico
- **Jabones con productos seborreguladores, mascarillas, etc.**

B. SISTÉMICO

Antibióticos (mejor tratamiento prolongado de 2-3 meses)	Tetraciclinas (minociclina, doxiciclina)	• Los mejores antibióticos • No en niños y embarazadas
	Otros: clindamicina y eritromicina	

Hormonas (en acnés femeninos hormonodependientes)	**Anticonceptivos** que contienen como progestágeno…
	    • **acetato de ciproterona**: muy eficaz pero precaución por riesgo tromboembólico en fumadoras, mayores de 35 años y otros factores de riesgo
	    • **acetato de clormadinona**
	    • **drospirenona**
	    • **dienogest**
	ACO que no deben usarse en el acné por su actividad androgénica (riesgo de empeoramiento del acné), por tener como progestágeno levonorgestrel, gestodeno, norgestimato, desogestrel y su metabolito activo (etonogestrel)	

Retinoides	Isotretinoina (queratolítico, antiinflamatorio y antiseborreico. Indirectamente actúa frente a P. acnes y estafilococo)	• De elección en acné papuloquístico y noduloquístico y formas que no respondan al tratamiento antibiótico convencional o que dejen cicatrices,… • Efectos secundarios: ver tema I. Evitar embarazo hasta pasados 1-2 meses

---

TETRACICLINAS

- **Administración**: 1 h antes o 2 h después de la comida, a ser posible en ortostatismo y con agua para evitar la irritación esofágica; evitar tomar simultáneamente antiácidos, calcio, hierro y productos lácteos porque retrasan su absorción
- **Contraindicaciones**
  - Hipersensibilidad a las tetraciclinas o cualquier componente de la fórmula
  - Niños < 8 años: el uso de tetraciclinas durante el desarrollo dental puede causar decoloración permanente de los dientes (de gris parduzco a amarillento), hipoplasia del esmalte, así como retardo del desarrollo esquelético y el crecimiento
  - Embarazadas
- **Efectos secundarios**
  - Reacciones de fotosensibilidad: la más frecuente es por fototoxicidad (acumulación del fármaco en algunos orgánulos celulares y su activación por la exposición al sol). En algunas ocasiones puede afectar a las uñas(fotoonicolísis). Posible, pero más raro es que origine una reacción fotoalérgica
  - Seudotumor cerebral (evitar asociar con isotretinoina hasta pasados 1-2 meses, porque se potencia este efecto secundario)
  - Otros

2. ROSÁCEA

2.1. CONCEPTO Y CLÍNICA

- Erupción facial crónica caracterizada por un trasfondo de telangiectasias y eritema (cuperosis), con episodios agudos de inflamación con pápulas y pústulas. No comedones.
- El rinofima es una variante con engrosamiento de la piel de la nariz.
- Se puede complicar con inflamación ocular: conjuntivitis, blefaritis, queratitis,….
- Más frecuente en adultos, sobre todo mujeres.

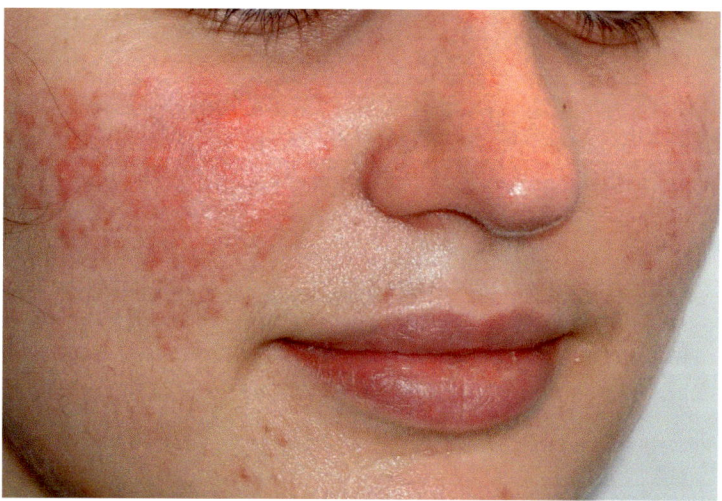

2.2. FACTORES ETIOLÓGICOS

- Predisposición genética.
- Labilidad vasomotora (empeorada por el sol, cambios de temperatura, alcohol, comidas picantes o especiadas, factores emocionales…).
- Infección por Demodex folliculorum.
- Tratamientos prolongados con corticoides tópicos (también es la causa más frecuente de la **DERMATITIS PERIORAL**: erupción rosaceiforme frecuente, sobre todo en mujeres).

2.3. TRATAMIENTO

- Requieren tratamiento prolongado (1-3 meses) y, con frecuencia, tratamientos de mantenimiento a largo plazo.
- Tópico: metronidazol, ivermectina, ácido azelaico.
- Oral: tetraciclinas, isotretinoina.
- Según la forma clínica predominante (suelen solaparse).
  - **Eritemato telangiectásica**: láser de colorante pulsado o luz pulsada intensa
  - **Pápulo pustulosa**: antibióticos tópicos o sistémicos / isotretinoina oral
  - **Fimatosa**: suele precisar destrucción de tejido exuberante (cirugía, láser…)
  - **Ocular**: tetraciclinas orales
  - **Dermatitis perioral**: tetraciclinas orales

3. HIDROSADENITIS

3.1. CONCEPTO

- Enfermedad inflamatoria crónica del folículo pilosebáceo que cursa en brotes, caracterizada por la presencia de forúnculos, nódulos dolorosos o abscesos que afectan predominantemente a grandes áreas intertriginosas (axilas, ingles y región anogenital).

- Puede progresar a un estado inflamatorio crónico con formación de trayectos fistulosos, supuración maloliente, fibrosis dérmica y cicatrices hipertróficas.

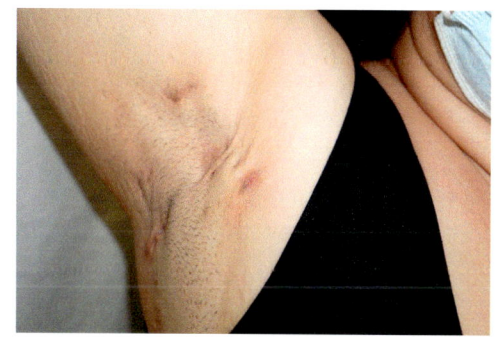

- Un diagnóstico precoz facilita el inicio de un plan de tratamiento dirigido a minimizar el riesgo de progresión hacia estadios más graves de la enfermedad.

3.2. ETIOPATOGENIA

- La oclusión folicular es considerada el punto de partida de la enfermedad; la implicación de las glándulas sudoríparas ecrinas y apocrinas se considera secundaria.

- Teoría actual: predisposición genética (alteraciones en la formación de los folículos) y desequilibrio inmunológico (se incluye en las enfermedades inflamatorias inmunomediadas).

- **Factores exógenos desencadenantes o agravantes**: tabaquismo, obesidad (por estímulo en sobreproducción de citocinas proinflamatorias, irritación mecánica, oclusión y maceración), factores endocrinos (predominio femenino), el microbioma, ropa ajustada…

3.3. TRATAMIENTO

- Tiene un alto impacto en la calidad de vida: social, laboral y psicológico. El dolor, la supuración y las cicatrices aíslan al paciente y limitan las relaciones sociales, afectivas y las actividades diarias básicas.

- De curso crónico y manejo complejo, requiere una atención individualizada y multidisciplinar.

- Escala de Hurley: para estratificar la severidad y planificar el tratamiento (valora número y severidad de los abscesos y de los tractos fistulosos/cicatrización).

- **Tratamiento local**
    - Resorcinol: actividad queratolítica, antipruriginosa y antiséptica.
    - Clindamicina.
    - Corticoides intralesionales en lesiones localizadas inflamadas.

- **Tratamiento sistémico**
    - Corticoides orales: rápida reducción de la carga inflamatoria (pueden ser útiles en los brotes en pautas cortas).
    - Antibióticos orales: disminución de la carga bacteriana (además algunos antibióticos tienen efecto antiinflamatorio). Se usan clindamicina y rifampicina combinados o tetraciclinas.
    - Fármacos biológicos: han mejorado mucho el pronóstico (adalimumab, secukinumab,…).

- **Tratamiento quirúrgico**
    - La cirugía está indicada en nódulos aislados, fístulas localizadas y en casos severos extensos que no responden a tratamientos médicos.
    - La técnica más empleada es la incisión simple y drenaje, aunque la recidiva es la norma y suelen requerir cirugías más complejas.

4. ALOPECIAS

4.1. CLASIFICACIÓN

A. NO CICATRICIALES

- **Alopecia androgénica**
- **Alopecia en anagen por agentes exógenos** que actúan en las células en actividad de folículos anagénicos (sobre todo fármacos –citostáticos-; otros: ferropenia, metabolopatías, neoplasias,…)
- **Efluvio telógeno**: factores que aceleran el proceso anagen-catagen-telogen (empieza a caerse el pelo a los 3 meses de la agresión); parto, fiebre, cirugía, dietas, estrés,…
- **Alopecia areata**
- **Tricotilomanía**
- **Alopecias en relación con dermatosis**: psoriasis, eccema, LES, tiñas tonsurantes,…

B. CICATRICIALES (cursan con fibrosis, inflamación y pérdida de los folículos pilosos)

- Alopecia de causa física (radiodermitis, cicatriz,…), infecciones (tiña inflamatoria), tumores, enfermedades dermatológicas idiopáticas (lupus cutáneo crónico, morfea, liquen plano,…), otras.
- Clasificación de las **ALOPECIAS CICATRICIALES IDIOPÁTICAS** según predominio del infiltrado en la biopsia.

	ENTIDAD	TRATAMIENTO
Linfocítica	o Liquen plano pilar o Alopecia frontal fibrosante o Lupus eritematoso cutáneo crónico o Morfea o Otras	– Tratamiento tópico: corticoides de alta potencia, pimecrolimus, tacrolimus, corticoides intralesionales – Hidroxicloroquina – Otros
Neutrofílica	Distintos tipos de foliculitis más o menos agresivas de cuero cabelludo que dejan alopecia cicatricial o Foliculitis decalvante (foliculitis en penachos) o Foliculitis/Celulitis disecante	– Tratamiento tópico: antibióticos y/o corticoides – Antibióticos orales según cultivo y sensibilidad (doxiciclina, rifampicina + clindamicina) – Isotretinoina – Fármacos anti TNF – Otros
Inespecífica	Estadio final de todas	Cirugía, implante, métodos cosméticos

4.2. ALOPECIA ANDROGENÉTICA

- **Etiopatogenia**: influyen la edad, la herencia y los andrógenos (importante la 5-alfa reductasa, que convierte la testosterona en 5-alfa-dihidrotestosterona).
- Se va produciendo pérdida progresiva del cabello por miniaturización del folículo en las zonas características.
- Mucho más frecuente en varones (alopecia androgenética de patrón masculino o MAGA), pero también aparece en mujeres (alopecia androgenética de patrón femenino o FAGA).
- **Tratamiento**: minoxidil tópico u oral, antiandrógenos inhibidores de la 5 α-reductasa (finasteride, dutasteride), implante capilar…

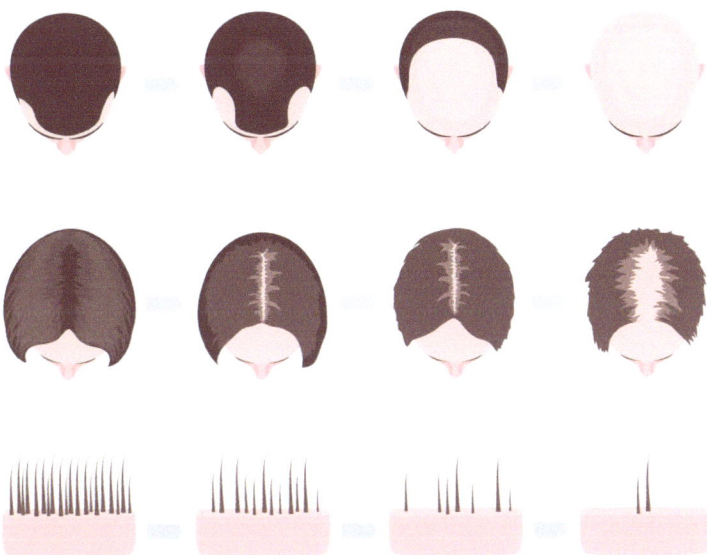

4.3. ALOPECIA AREATA

- Base autoinmune (se incluye en las enfermedades inflamatorias inmunomediadas). Asociación con otras enfermedades autoinmunes (sobre todo hiper e hipotiroidismo), con atopia y con vitiligo. El estrés puede ser un desencadenante. Más frecuente en Sd de Down.
- Aunque es más frecuente en niños y jóvenes, puede afectar a cualquier edad y puede afectar a cualquier zona pilosa. Posible asociación con afectación ungueal, sobre todo en formas severas: piqueteado, uñas deslustradas,...
- Zona de alopecia no inflamatoria y sin descamación, con pelos peládicos o en signo de exclamación en el borde de las placas (signo de actividad). Formas
    - **En placas:** zonas más o menos grandes y más o menos numerosas de alopecia areata.
    - **Ofiásica**: en zona occipital, con mal pronóstico (también tienen mal pronóstico las asociadas con atopia).
    - **Total**: todo el cuero cabelludo.
    - **Universal**: todo el pelo corporal.
- Tratamiento: corticoides (tópicos, intralesionales o sistémicos), minoxidil tópico, fármacos anti JAK, sensibilización con dinitroclorobenceno (se produce un eccema de contacto alérgico controlado que estimula la salida de pelo),...

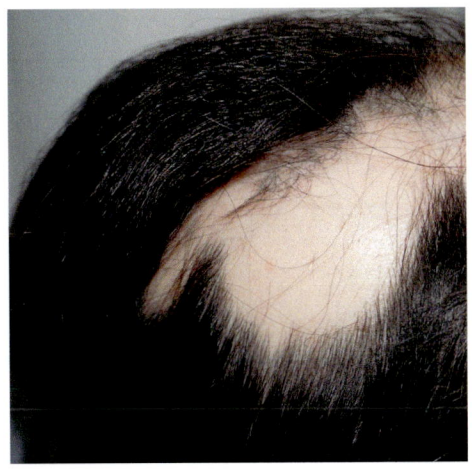
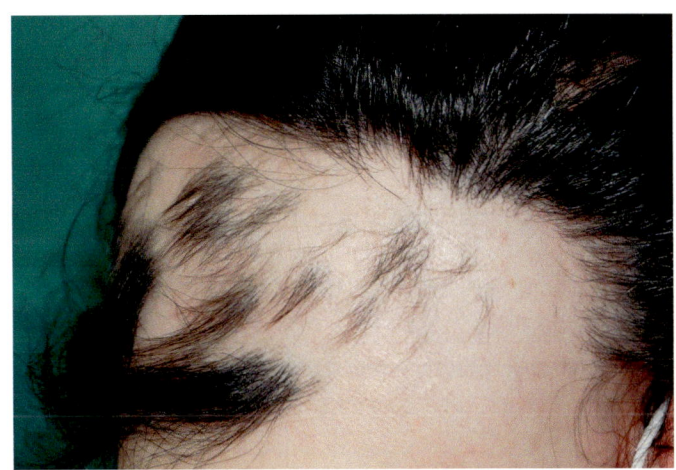

4.4. ALOPECIA FIBROSANTE FRONTAL

- Suele afectar a mujeres a partir de la menopausia.
- **Etiopatogenia**: causa desconocida, interviene un mecanismo autoinmune (el propio organismo ataca al pelo produciendo una inflamación que si no se detiene termina por destruir el folículo piloso) y un mecanismo hormonal. Ambos parecen desencadenados por un agente ambiental por identificar.
- **Clínica y evolución**: suele afectar al pelo de la zona de la diadema (zona fronto-temporal) y al pelo de las cejas, aunque también puede afectarse el pelo de la zona de la nuca e incluso todo el vello corporal. Progresa lentamente durante unos años y luego, tiende a estabilizarse.
- **Tratamiento** (frenar la actividad de la alopecia hasta que ceda espontáneamente): dutasterida y finasterida, inyecciones de triamcinolona, minoxidil, cremas de corticoides o inhibidores de la calcineurina...

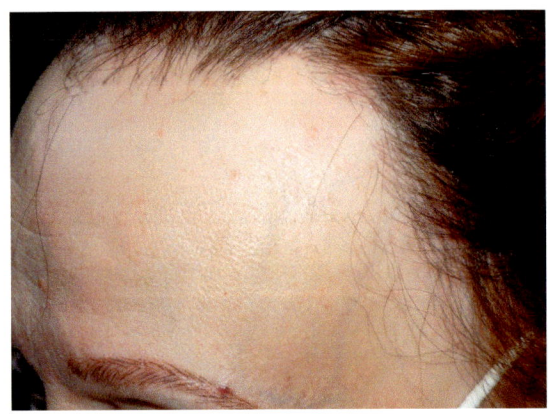

5. HIRSUTISMO

5.1. CONCEPTO

Presencia en la mujer de pelo y vello con características masculinas y en localizaciones también propias del varón (distinto de la hipertricosis, que es sólo el aumento del pelo).

5.2. CAUSAS

- Ováricas: Sdr de los ovarios poliquísticos (SAHA: seborrea, acné, hirsutismo, alopecia) o tumores ováricos
- Adrenales: hiperplasia adrenal congénita, Cushing,...
- Hipofisarias: acromegalia, prolactinoma
- Yatrogenia: tratamiento con andrógenos
- Idiopático

5.3. TRATAMIENTO: corregir la causa si es posible y tratamiento cosmético.

6. PATOLOGÍA DE LAS GLÁNDULAS SUDORÍPARAS

Los trastornos de la sudoración son manifestaciones clínicas frecuentes en procesos disautonómicos. Puede ser por exceso (hiperhidrosis) o por defecto (hipohidrosis/anhidrosis), generalizadas o localizadas y primarias o secundarias.

6.1. HIPOHIDROSIS Y ANHIDROSIS

- **Congénita**: enfermedad de Fabry, displasia ectodérmica anhidrótica...
- **Adquirida**
  - Enfermedad que afecta nervios periféricos: lepra, diabetes, alcoholismo, síndrome de Guillain-Barré...
  - Enfermedad que afecta la piel: quemaduras, psoriasis, síndrome de Sjögren...
  - Medicamentos: toxina botulínica, antipsicóticos...

6.2. HIPERHIDROSIS

- **Generalizada**: lesión nerviosa, lesiones intratorácicas (adenocarcinoma pulmonar, mesoteliomas,…), endocrinopatías (tirotoxicosis, diabetes, acromegalia), tumor carcinoide, feocromocitomas, Parkinson, ansiedad, embarazo, obesidad, alcohol, antidepresivos, menopausia…
- **Localizada**: palmas, plantas, axilas.

La **hiperhidrosis gustativa o síndrome de Frey** se produce tras la lesión de fibras parasimpáticas del nervio aurículotemporal (parotidectomía, traumatismo…), produciéndose una regeneración aberrante que termina por inervar a las glándulas sudoríparas, en lugar de a las glándulas salivales. Por ello ante estímulos gustativos se produce una hiperhidrosis facial y se acompaña de eritema en la zona. El tratamiento actual de elección es la toxina botulínica.

TRATAMIENTO

- **Generalizada**: etiológico si es posible. En general los tratamientos son poco efectivos y con efectos secundarios dosis dependientes: anticolinérgicos (oxibutinina), bloqueantes de calcio…
- **Localizada**
  - Tópicos: preparados de cloruro de aluminio, …
  - Iontoforesis: tratamiento no invasivo indicado para hiperhidrosis palmo-plantar (ocasionalmente se usa a nivel axilar) que consiste en introducir las manos y/o los pies en unas bandejas llenas de líquido (existen dos modalidades: agua corriente o agua a la que se le añade además una solución anticolinérgica –que ayuda a frenar la sudoración excesiva–). Con la ayuda de unos electrodos se genera una corriente eléctrica en las zonas sumergidas.
  - Toxina botulínica.
  - Cirugía: simpatectomía abierta o por toracoscopia: ganglios simpáticos T1 (facial), T2 y T3 (palmar) T4 (axilar). En zona axilar posible resección quirúrgica o liposucción subcutánea.

7. PATOLOGÍA DEL APARATO UNGUEAL

7.1. INTRODUCCIÓN

- El término distrofia ungueal engloba una serie de patologías de la uña, que se caracterizan por su alteración morfológica y estructural. Son un motivo de consulta muy frecuente, (componente antiestético, molestias, dolor…).
- El aparato ungueal puede alterarse en muchas situaciones
  - Mecánicas (distrofias por microtraumatismos repetidos, onicotilomanía).
  - Infecciones (bacterianas, micóticas, virales).
  - Patología tumoral benigna (quiste mucoide digital, fibroqueratoma, exóstosis) y maligna (carcinomas, melanomas).
  - Diversas dermatosis (psoriasis, eccema, alopecia areata, liquen, etc.).
  - Alteraciones genéticas.
  - Enfermedades sistémicas.
- La causa más frecuente es la distrofia ungueal traumática, seguida de la onicomicosis y la psoriasis.
- Es importante diferenciar entre estas etiologías, ya que cada entidad tiene un tratamiento diferente.

7.2. ONICOPATÍA TRAUMÁTICA

- Las alteraciones pueden ser agudas (hematoma subungueal) o crónicas (distrofia traumática), y se afectan tanto las uñas de las manos como las de los pies.
- En las manos suelen estar relacionadas con la profesión del paciente o traumatismos accidentales y en los pies por calzado mal ajustado, problemas mecánicos de pisada, patología del antepié, deporte...

7.3. ONICOMICOSIS

- Dermatofitos, mohos o levaduras.
- Es una infección muy común que aumenta con la edad. Más frecuente en pies, y suele ir asociada a tiña pedís.
- **Factores predisponentes**: humedad, alteraciones de la morfología ungueal, traumatismos (predisponen a la entrada de hongos), insuficiencia arterial, inmunosupresión, diabetes...
- **Diagnóstico** principalmente clínico, pero antes de iniciar el tratamiento confirmar la presencia micológica (técnica de hidróxido de potasio) e identificar el microorganismo (cultivo).
- **Tratamiento**: antifúngicos tópicos o sistémicos según el patógeno, severidad del proceso, etc.

7.4. UÑA ENCARNADA (onicocriptosis)

- Se produce cuando una espícula de la lámina lateral de la uña se clava en el pliegue lateral (la uña del dedo gordo del pie es la más afectada).
- **Clínica**: dolor, edema, exudado y tejido de granulación.
- Diagnóstico clínico (en ocasiones es necesaria una radiografía).
- **Factores predisponentes**: zapatos ajustados, corte inadecuado de la uña, deformidad en pinza y traumatismo.
- **Tratamiento** (dependerá de varios factores: severidad del proceso, recurrencias, características del paciente como edad, comorbilidades, rechazo a la cirugía, etc.).
  - Siempre recomendación de calzado y de corte de uñas adecuado.
  - En casos severos matricectomía quirúrgica o química (aplicando fenol sobre la matriz ungueal tras exéresis de la zona lateral de la lámina enclavada. La más empleada por ser una técnica menos agresiva y con muy buenos resultados).

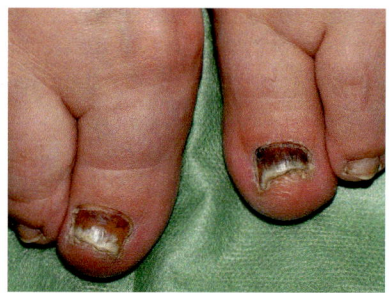
Onicopatía traumática

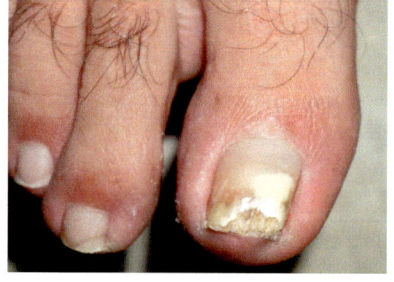
Onicomicosis

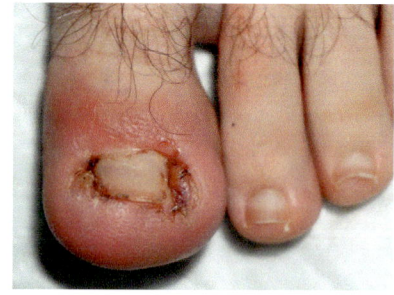
Onicocriptosis

TEMA 15
GENODERMATOSIS

Hay muchísimas enfermedades hereditarias o determinadas genéticamente en las que la afectación cutánea es primordial o forma parte del cuadro clínico. Algunas de ellas han ido apareciendo en los temas anteriores. Aquí tan sólo haremos una somera clasificación y hablaremos de las más importantes.

1. CLASIFICACIÓN

Trastornos de la queratinización	- Ictiosis - Enfermedad de Darier - Queratodermias palmoplantares hereditarias - Poroqueratosis - Pitiriasis rubra pilaris - Displasias ectodérmicas: DE hipohidrótica, incontinencia pigmenti...
Poiquilodermias y síndromes de envejecimiento prematuro	- Xeroderma pigmentoso - Progeria
Enfermedades hereditarias (EH) del pelo	- Alopecia triangular congénita - Hipo e hipertricosis - Anomalías del tallo piloso: monilethrix, pili annulati, pili torti, sdr del pelo impeinable, sdr en anágeno suelto...
EH de las uñas	- Paquioniquia congénita - Distrofia de las veinte uñas
EH de la mucosa oral	- Nevus blanco espongoso
EH del tejido adiposo	- Lipodistrofias
Sds neurocutaneos (facomatosis)	- Neurofibromatosis - Esclerosis tuberosa
EH del tejido conectivo	- Marfán - Homicistinuria - Ehler-Danlos - Osteogénesis imperfecta - Pseudoxantoma elástico: pápulas amarillentas en zonas de flexión (en piel de naranja). Asocia estrías angiodes en retina, hipertensión y enfermedad vascular oclusiva
EH ampollosas	- Epidermólisis ampollosas - Pénfigo benigno familiar de Hailey
EH de la pigmentación	- Albinismo, piebaldismo y fenilcetonuria - Mosaicismos pigmentarios
EH vasculares	- Sd de Klippel Trenaunay - Sdr de Sturge Weber y ataxia telangiectasia (son sdrs neurocutáneos) - Telangiectasia hemorrágica hereditaria de Rendu-Osler - Cutis marmorata telangiectásica congénita - Telangiectasia nevoide - Nevus anémico

EH metabólicas	- Porfirias
	- Acrodermatitis enteropática
	- Enfermedad de Fabry
Inmunodeficiencias	- Angioedema hereditario por déficit de C1 inhibidor
	- Sd de Wiskott-Aldrich
	- Sdr hiperIgE
	- Sdr de Chediak-Higashi

Genodermatosis y cáncer	- Sdr de Gorlin
	- Epidermodisplasia verruciforme
	- Poroqueratosis
	- Xeroderma pigmentoso
	- Sdr de Muir-Torre: múltiples tumores viscerales (normalmente carcinomas colorrectales, no asociado a poliposis) y tumores sebáceos de la piel
	- Poliposis hereditarias: Sdr de Cowden, Peuzt-Jeghers, Gardner
	- Sdr de la neoplasia endocrina múltiple (MEN)
	- Complejo Carney

2. TRASTORNOS DE LA QUERATINIZACIÓN

2.1. ICTIOSIS

A) CONCEPTO

- Procesos que cursan con descamación persistente, crónica debido a una acumulación excesiva de escamas.
- Pueden deberse a una cinética celular acelerada (ictiosis por sobreproducción) o a un fallo en la eliminación del estrato córneo (ictiosis por retención).
- Se caracterizan histológicamente por hiperqueratosis ortoqueratósica e hipergranulosis (excepto la ictiosis vulgar, que típicamente presenta disminución o ausencia de la granulosa -disminución en la epidermis de los gránulos de queratohialina y profilagrina, que son proteínas con un importante papel en la cornificación normal-).
- Tratamiento: emolientes, queratolíticos, retinoides,...

B) CLASIFICACIÓN SEGÚN SU ORIGEN

- **Ictiosis hereditarias**: enfermedades poco frecuentes; en general son formas leves que aparecen durante la infancia y se mantienen de por vida, mejorando durante los meses de verano (ictiosis por retención), aunque también pueden existir algunas formas clínicas presentes ya al nacimiento y muy severas (ictiosis por sobreproducción).
- **Ictiosis adquiridas**, asociadas a otras enfermedades: renales, paraneoplásica, hipotiroidismo malnutrición, fármacos,...

C) CLASIFICACIÓN DE LAS ICTIOSIS HEREDITARIAS (en función de criterios genéticos y clínicos)

	ICTIOSIS POR RETENCIÓN ("leves")		ICTIOSIS POR SOBREPRODUCCIÓN ("graves")	
	I. Vulgar (1ª más frecuente)	**I. X o I. nigricans**(2ª más frecuente)	**I. Epidermolítica** (Congénita ampollosa)	**I. Laminar** (Congénita no ampollosa)
Trasmisión	AD 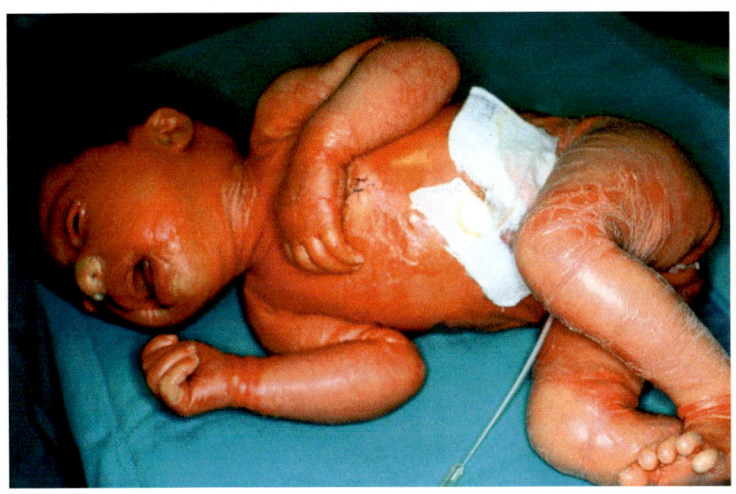 (mutaciones inactivantes del gen que codifica la filagrina)	Recesiva ligada al X (se origina un déficit del enzima sulfatasa esteroidea)	AD	AR
Edad de aparición	Infancia		Al nacimiento	
Clínica	Piel seca y descamativa **Respeta las flexuras** Típica la queratodermia palmoplantar y la hiperqueratosis folicular	Sólo afecta a hombres Escamas grandes, adheridas, de color negro-marrón (aspecto de suciedad) Sobre todo en extremidades (puede afectar flexuras)	Eritema y ampollas A lo largo del primer año irá apareciendo hiperqueratosis	Piel eritrodérmica apergaminada ("bebé colodión")
Asociaciones / Complicaciones	Las formas leves (sólo piel seca) son similares a la atopia	Opacidades corneales puntiformes que no afectan a la visión (50%) y criptorquidia	Deformidades Infecciones	Ectropion y retracciones articulares Fallo de la función barrera de la piel
Tratamiento	Suele bastar tratamiento tópico Mejoran en verano		Suelen precisar retinoides orales	

Bebé colodion

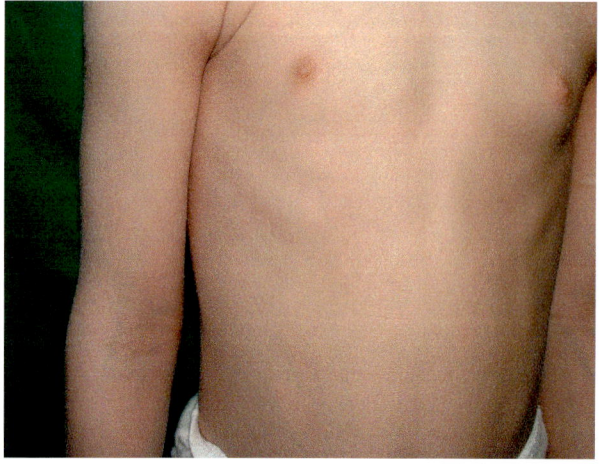

Ictiosis vulgar

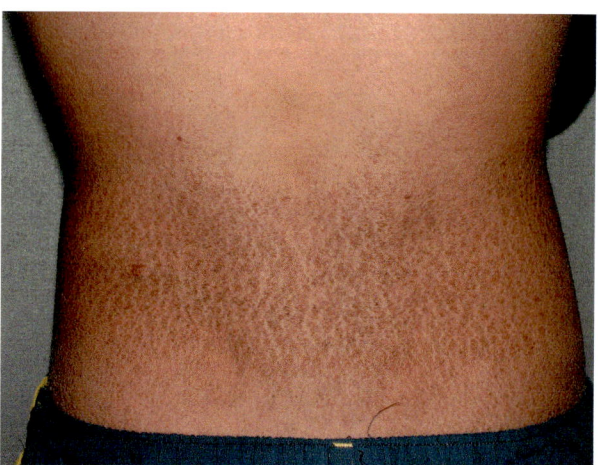

Ictiosis por déficit de sulfatasa esteroidea

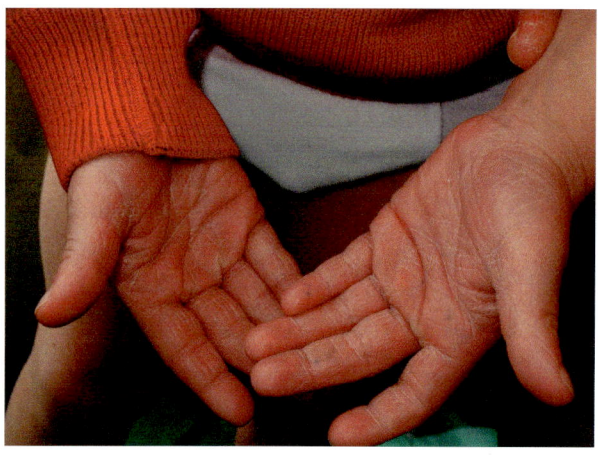

Queratodermia palmoplantar

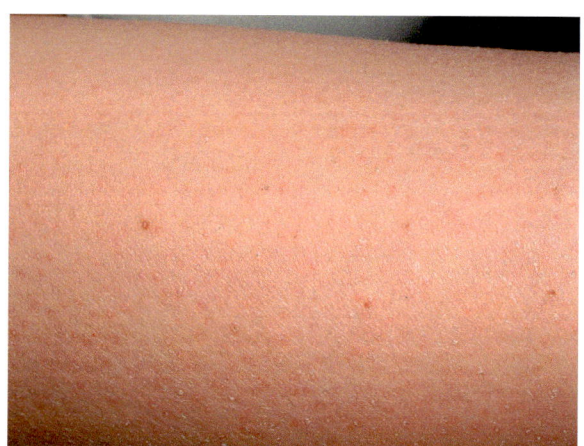

Hiperqueratosis folicular

2.2. ENFERMEDAD DE DARIER O DISQUERATOSIS FOLICULAR (AD)

- Trastorno infrecuente autosómico dominante en el que se produce una queratinización alterada de la piel, uñas y mucosas, con una pérdida de adhesión entre las células de la epidermis.
- DERMOPATOLOGÍA: acantolisis suprabasal con células disqueratósicas (llamadas cuerpos redondos y granos) e hiperqueratosis con paraqueratosis focal.

CLÍNICA

- Pápulas hiperqueratósicas foliculares en zonas seborreicas. Posible afectación de las flexuras (riesgo de sobreinfección).
- Otras: alteraciones palmoplantares (depresiones puntiformes y queratodermia), aspecto de empedrado en mucosa oral, lesiones ungueales.
- Suele iniciarse al final de la infancia o en la adolescencia. Empeoramiento con el sol y el ejercicio.

TRATAMIENTO

- Fotoprotectores, queratolíticos, retinoides.

3. SÍNDROMES NEUROCUTÁNEOS (FACOMATOSIS)

3.1. NEUROFIBROMATOSIS (AD)

Las neurofibromatosis son un grupo de enfermedades genéticas multisistémicas con un amplio espectro de hamartomas, tumores malignos y alteraciones congénitas.

Existen varias clasificaciones. La más actual considera dos tipos: neurofibromatosis tipo 1 o enfermedad de Von Recklinghausen, que es la que asocia alteraciones cutáneas y la tipo 2 caracterizada por neurinomas bilaterales del acústico.

NEUROFIBROMATOSIS tipo I

- **Herencia** autosómica dominante, pero uno de cada dos casos se produce por mutaciones *de novo*. La penetrancia es del 100% pero las manifestaciones de la enfermedad varían mucho, dificultando el asesoramiento genético.
- **Diagnóstico**: se realiza mediante criterios clínicos; se realizan neuroimágenes si los pacientes tienen anomalías neurológicas o para determinar la magnitud de los neurofibromas plexiformes. Se puede solicitar una prueba genética molecular pero, por lo habitual, no es necesario.

CRITERIOS DIAGNÓSTICOS (≥ 2)

- **Manchas cafés con leche**: >5; >5mm en niños o > 15mm tras la pubertad
- **Neurofibromas** (cutáneos o no) ≥2 o 1 neurofibroma plexiforme
- **Efélides** (pecas) axilares o inguinales. Virtualmente patognomónicas
- Glioma óptico
- Nódulos de Lisch (hamartomas del iris)
- Displasias óseas específicas
- Familiares de primer grado afectados

- **Clínica**: la mayoría asintomáticos. Algunos presentan síntomas neurológicos o deformidades óseas. Las lesiones cutáneas características suelen ser aparecer al nacimiento o durante la lactancia, si bien se van haciendo más evidentes con el paso del tiempo (especialmente los neurofibromas, a partir de la adolescencia). Puede haber otras manifestaciones y enfermedades asociadas.

NEUROFIBROMAS (en cualquier lugar del recorrido de nervios periféricos)

- **Cutáneos**: son blandos y carnosos
- **Subcutáneos**: duros y nodulares
- **Plexiformes**: tienden a crecer hasta alcanzar grandes tamaños (a veces deformidades llamativas y compresión de nervios y otras estructuras). Pueden malignizar (precursores más comunes de los tumores malignos de la vaina del nervio periférico en personas con NF1)

- **Tratamiento**: no existe tratamiento específico. Las manifestaciones concretas deben ser tratadas por los correspondientes especialistas. Los neurofibromas cutáneos y subcutáneos pueden ser extirpados quirúrgicamente (los neurofibromas plexiformes son mucho más difíciles de tratar).

- **El pronóstico** global es bueno, pero va frecuentemente acompañado de una morbilidad significativa. Las neoplasias y la enfermedad vascular son las principales causas de muerte.

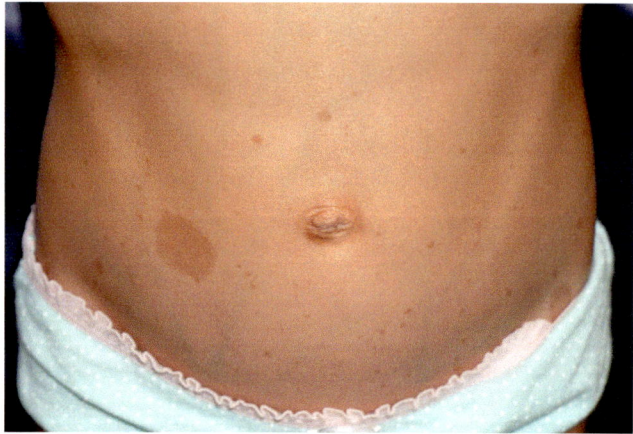

Manchas café con leche

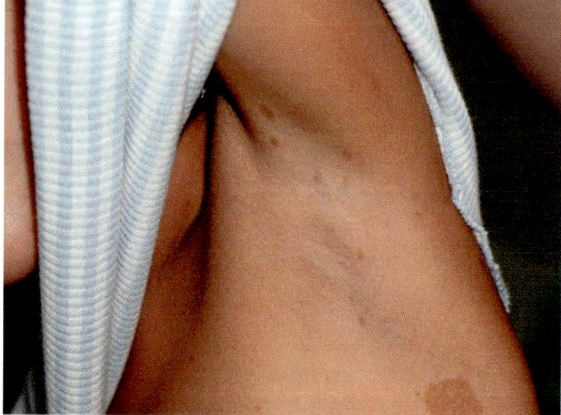

Efélides axilares

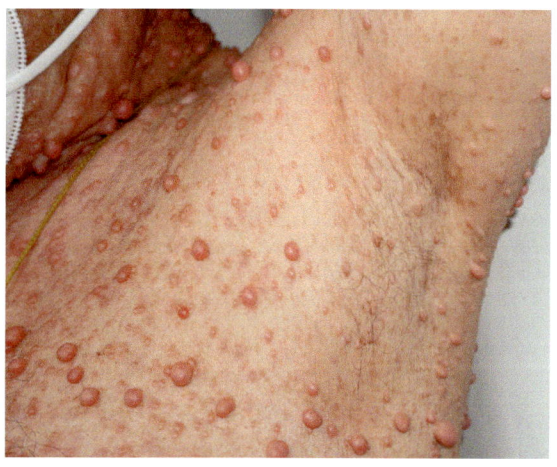

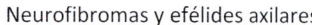

Neurofibromas y efélides axilares

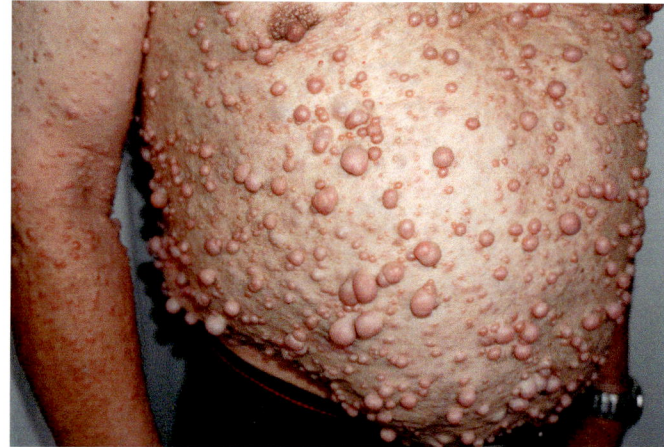

Neurofibromas

3.2. ESCLEROSIS TUBEROSA (AD)

Trastorno genético de herencia dominante en el que aparecen tumores (en general, hamartomas) en múltiples órganos, sobre todo piel, cerebro, riñones, corazón, ojos y pulmones.

En ocasiones se debe a mutación de *novo* o espontánea.

MANIFESTACIONES CUTÁNEAS

- **Angiofibromas faciales** (mal llamados adenomas sebáceos). En el 80-90% de los casos. Aparecen en la infancia y se hacen más abundantes en la pubertad.
- **Maculas hipopigmentadas en hoja de fresno** de aparición precoz (al nacer o a los pocos meses). En tronco y miembros. Se ven mejor con luz de Wood.
- **Fibromas periungueales** (tumores de Koenen): después de la pubertad. Patognomónicos.
- **Colagenomas** (en placas de *chagrin* o piel de naranja).

ANOMALÍAS ASOCIADAS

Anomalías neurológicas (epilepsia, retraso mental), facomas retinianos patognomónicos, angiomiolipomas renales, rabdomiomas cardiacos, alteraciones óseas, ...

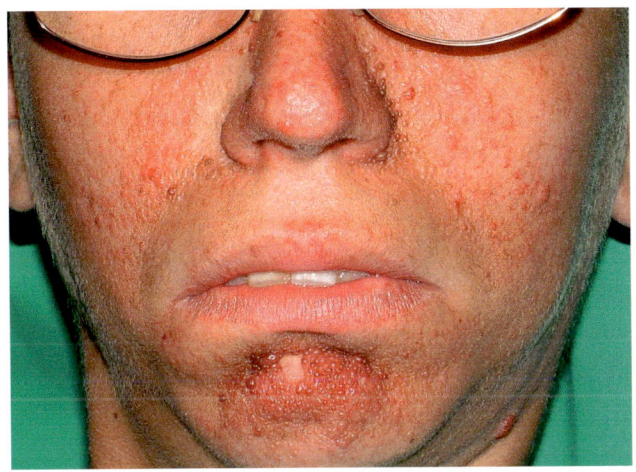

Angiofibromas faciales

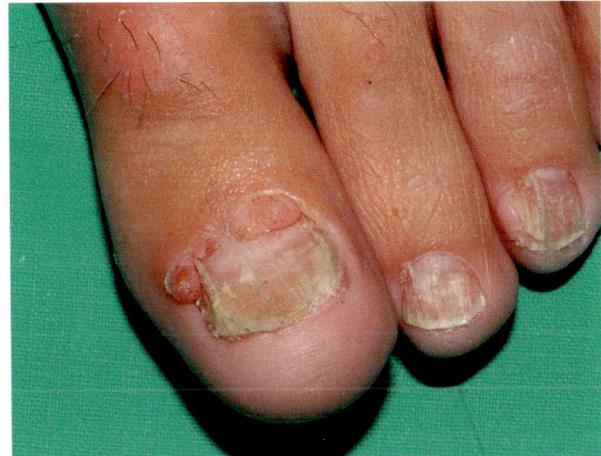

Fibromas periungueales

4. EH METABÓLICAS

4.1. ENFERMEDAD DE FABRY (ANGIOQUERATOMA DIFUSO)

Enfermedad ligada al cromosoma X causada por un déficit de alfa-galactosidasa, que ocasiona una acumulación de glicoesfingolípidos en todas las células y tejidos (se incluye entre las enfermedades por depósito de lisosomas). Existe un tratamiento enzimático sustitutivo.

CLÍNICA

- **SN periférico**: dolor y malestar en manos y pies. Con calor y al caminar se enrojecen y duelen (acroparestesias).
- **Angioqueratomas**: pápulas queratósicas eritemato violáceas.
- **Hipohidrosis**: produce intolerancia al calor y al ejercicio.
- Otras: gastrointestinales, cardiacas, renales, accidentes cerebrovasculares (descartar si una persona relativamente joven tiene un ictus sin causa concreta).

4.2. ACRODERMATITIS ENTEROPÁTICA

Deficiencia grave de cinc (mutación en el gen que codifica una proteína necesaria para su absorción intestinal).

CLÍNICA

- Dermatitis, alopecia, diarrea y problemas de crecimiento.
- Clínica cutánea: erupción eczematosas que pueden llegar a ser pustulosas o vesiculoampollosas en áreas acrales y periorificial (sobre todo anogenital). Frecuentes infecciones secundarias por estafilococo y cándida.

DIAGNÓSTICO

- Clínico y de laboratorio: bajas concentraciones de cinc en plasma.
- Diagnóstico diferencial: dermatitis del pañal, impétigo, candidiasis, psoriasis... También causas adquiridas de la deficiencia de cinc.

MANEJO Y TRATAMIENTO

- Suplementos de cinc oral: suelen controlar los síntomas, pero es de por vida y pueden producirse recaídas.

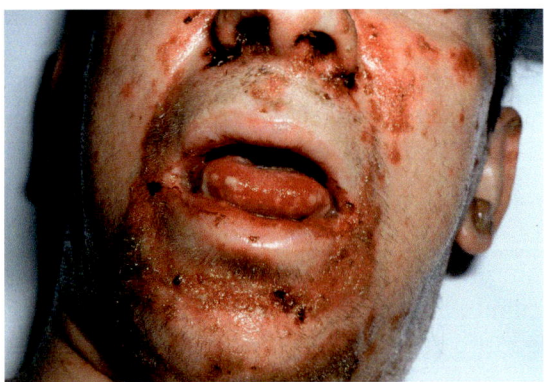

Acrodermatitis enteropática por déficit adquirido de cinc

5. POLIPOSIS INTESTINALES

- La presencia de múltiples pólipos en colon y recto en la infancia, hacen sospechar un síndrome de poliposis intestinal. La mayoría de estos síndromes tienen carácter hereditario y asocian a un aumento del riesgo de cáncer de colon. La clínica cutánea en ocasiones es característica y puede ayudar en su diagnóstico.
- **Sdr de Cowden**: triquilemomas faciales, queratosis acra, hamartomas benignos y tumores malignos (mama, tiroides...).
- **Sdr de Peuzt-Jeghers**: manchas hiperpigmentadas melánicas en labios y mucosa bucal.
- **Sdr de Gardner**: quistes epidermoides, osteomas mandibulares, tumores desmoides en cicatrices... Aparecen antes de la poliposis y se diagnostica en la primera década de la vida.

TEMA 16
TUMORES CUTÁNEOS BENIGNOS

1. CLASIFICACIÓN

Pigmentarios	Nevus melanocíticos

Epidérmicos	• Queratosis seborreicas • Nevus epidérmico o verrucoso • Nevus de Becker

Dérmicos e hipodérmicos	**Fibrohistiocitarios**	• Fibromas blandos o acrocordones • Fibromas duros, dermatofibromas o histiocitoma fibroso • Xantogranuloma juvenil • Queloides
	Musculares	• Leiomioma: músculo liso • Piloleiomioma: erector del pelo • Angioleiomiomas: músculo de la pared vascular
	Neurales	• Neuromas • Neurofibromas • Neurilemoma o schwannoma
	Adipocitarios	Lipoma / angiolipoma

Derivados de los anejos	**Glándulas sebáceas**	• Hiperplasia sebácea • Nevus sebáceo de Jadassohn • Adenoma sebáceo
	Ecrino	Siringoma
	Apocrino	Cilindromas
	Folicular	• Tricofoliculoma • Tricoepitelioma • Pilomatricoma

Vasculares	• Hemangiomas • Linfangiomas • Tumor glómico • Granuloma piogénico

Otros	Quistes

2. NEVUS MELANOCÍTICOS

2.1. INTRODUCCIÓN

- Nevus viene del latín: "mancha de la piel". Habitualmente al hablar de nevus nos referimos a los que tienen su origen en los melanocitos y que llamamos vulgarmente lunares (proliferación de células névicas o nevocitos: melanocitos modificados que pierden su forma dendrítica y tienden a retener pigmento).

- Pueden ser congénitos (presentes al nacimiento) o adquiridos y están presentes en el 100% de las personas de raza blanca.

- Aunque la degeneración a melanoma es excepcional, hasta un 30% de los melanomas se generan sobre un nevus preexistente. Por este motivo, hay que tener presentes unos "signos de alarma" ante todo "lunar" que obligan a descartar esta posibilidad, como son el picor o dolor, la ulceración o hemorragia, presencia de un halo inflamatorio y alteraciones en su morfología, resumidas en el **ABCDE.**
  - A. Asimetría
  - B. Bordes mal definidos
  - C. Color heterogéneo
  - D. Diámetro mayor de 6 mm
  - E. Evolución

- Veremos los factores de riesgo de melanoma en el tema correspondiente. Respecto al tipo de nevus, son factores de riesgo los siguientes
  - Nevus con modificación persistente.
  - Nevus atípicos, especialmente si son numerosos y hay asociación familiar (síndrome del nevus atípico y melanoma familiar).
  - Nevus típicos muy numerosos (>50). El riesgo de desarrollar un melanoma es directamente proporcional al número de nevus.
  - Nevus congénito: mayor probabilidad de degenerar que los adquiridos, especialmente los de gran tamaño o "gigantes" (>20cm).

- La dermatoscopia ayuda mucho en el diagnóstico y control de los nevus melanocíticos.

- **Histopatología**: células névicas agrupadas en nidos o "tecas", localizadas en
  - Unión dermo-epidérmica: nevus de unión o juntural
  - Unión dermoepidérmica y dermis: nevus compuesto
  - Dermis: nevus intradérmico (clínicamente se manifiestan como tumores más sobreelevados)

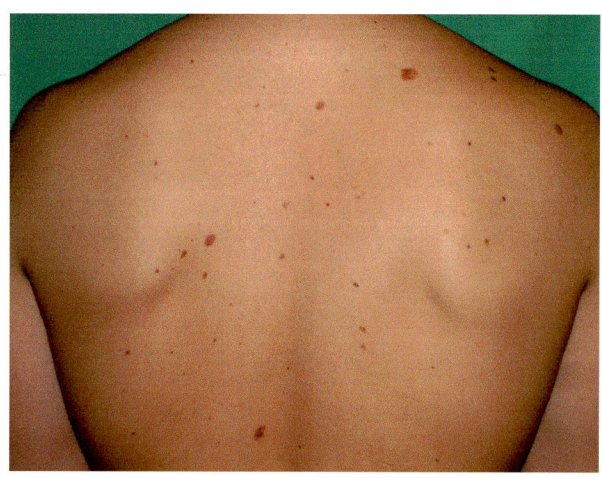 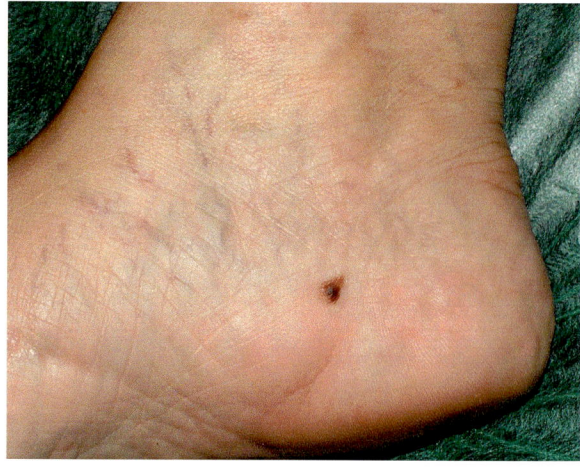

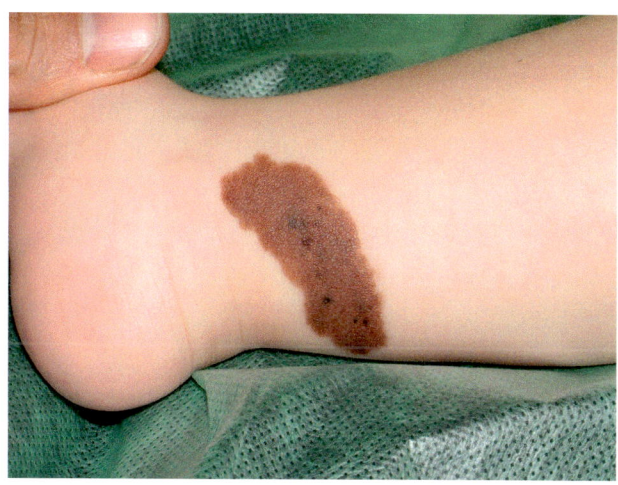

Nevus congénito

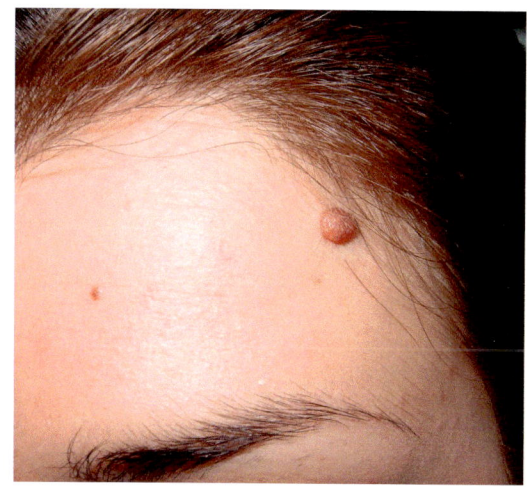

Nevus intradérmico

2.2. NEVUS MELANOCÍTICOS ESPECIALES

A) NEVUS DE SPITZ

- Melanoma benigno juvenil o nevus de células fusiformes y epitelioides. Existe una variante pigmentada (**nevus de Reed**).
- Pápula eritematosa o pigmentada, más frecuente en niños y adultos jóvenes, en cara y extremidades.
- Histopatología similar al melanoma nodular pero "es benigno".

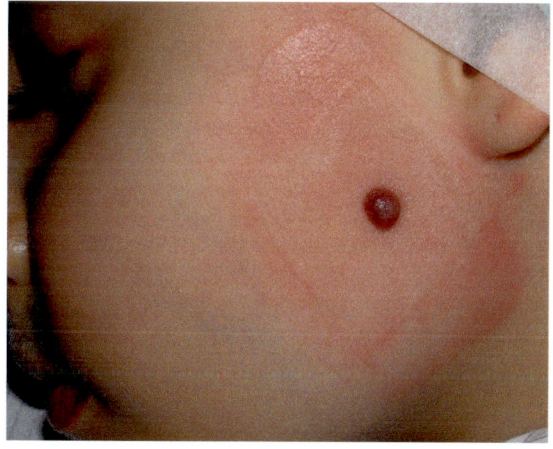

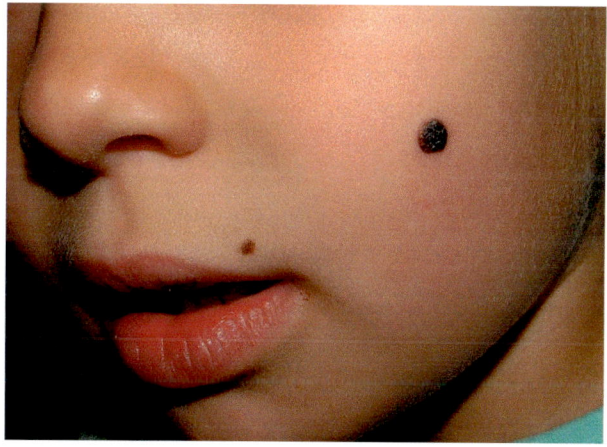

B) NEVUS DE SUTTON (HALO-NEVUS)

- Anillo acrómico alrededor de un nevus preexistente por una reacción inmunológica frente a los melanocitos (con frecuencia acaba "destruyendo" totalmente al nevus).

C) NEVUS ATÍPICOS O DISPLÁSICOS

- Suelen aparecer en la juventud y son más frecuentes en el tronco. En 5% de la población de raza blanca.
- Atípicos clínicamente (bordes y coloración irregular, mayor tamaño) y displasia en la histopatología.
- Se le llama **nevus precursor** por su potencial evolución a melanoma, sobre todo en las formas familiares (existe un síndrome del nevus displásico).
- Además de su potencial degenerativo se consideran marcador de riesgo para melanoma maligno sobre piel sana o melanoma "de novo".

D) NEVUS AZUL

- Hamartoma benigno de melanocitos dérmicos, congénito o adquirido, que se manifiesta como una mancha o tumoración azul grisáceo, firme y profunda.
- Excepcional degeneración a melanoma, con el que hay que hacer diagnóstico diferencial.

E) NEVUS SPILUS o NEVUS MOTEADO

- Asociación de un acúmulo de nevus agrupados sobre una mancha café con leche.

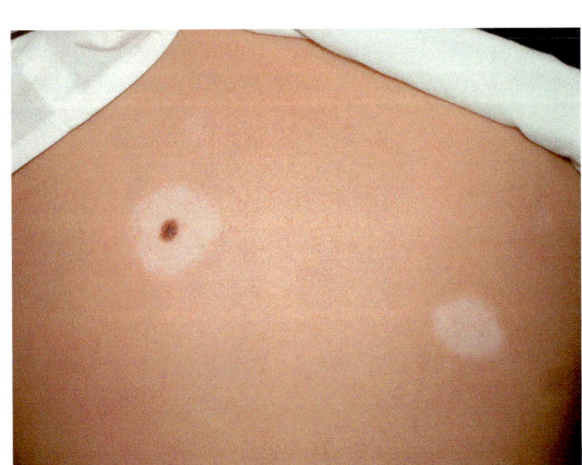

Halo nevus

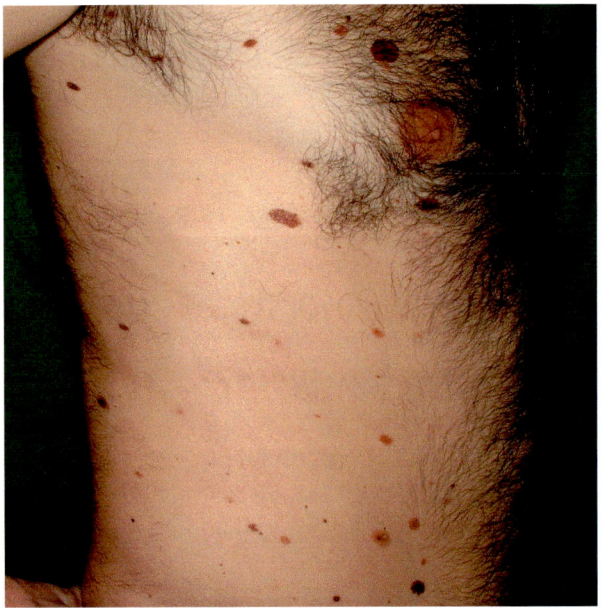

Nevus atípicos

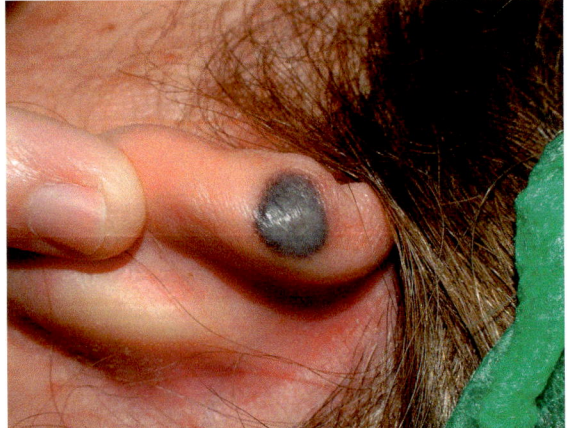

Nevus azul

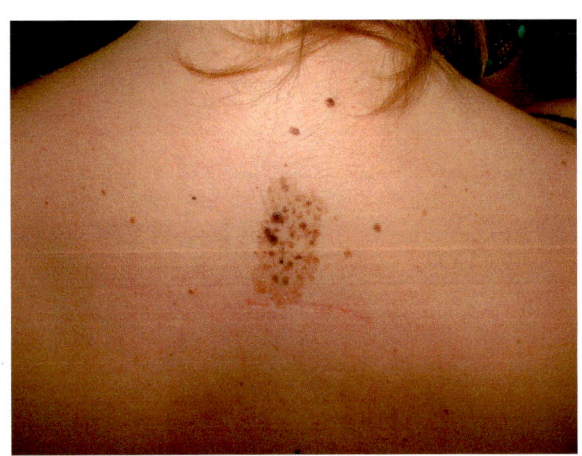

Nevus moteado

F) NEVOS DE PIGMENTO (ACRÓMICO E HIPERCRÓMICO). MOSAICISMO PIGMENTARIO

- **Nevus acrómico o despigmentado**

  - Área circunscrita de hipopigmentación por melanocitos hipofuncionantes.
  - Presentes al nacimiento, aunque con frecuencia se detectan meses después, especialmente en niños de piel muy clara (de hecho, son más evidentes en verano y en los pacientes de piel oscura).
  - Existen formas extensas que siguen una distribución unilateral segmentaria en cuadrantes o por las líneas de Blaschko, sin cruzar de forma característica la línea media.
  - Pueden presentarse de diversas maneras: bordes regulares o irregulares, geográficos, zoniformes, lineales... El pelo dentro del nevus acrómico puede estar también despigmentado.
  - En formas múltiples o si están distribuidos en cuadrantes o siguiendo las líneas de Blaschko (mosaicismo hipopigmentado), tienen mayor probabilidad de asociar anomalías, sobre todo neurológicas (convulsiones y retraso mental).

- **Nevus hipercrómico o hiperpigmentado**

  - Área circunscrita de hiperpigmentación por melanocitos hiperfuncionantes (similar a los acrómicos pero en este caso por exceso de pigmento).
  - También existen formas múltiples y de mosaicismo hiperpigmentado.

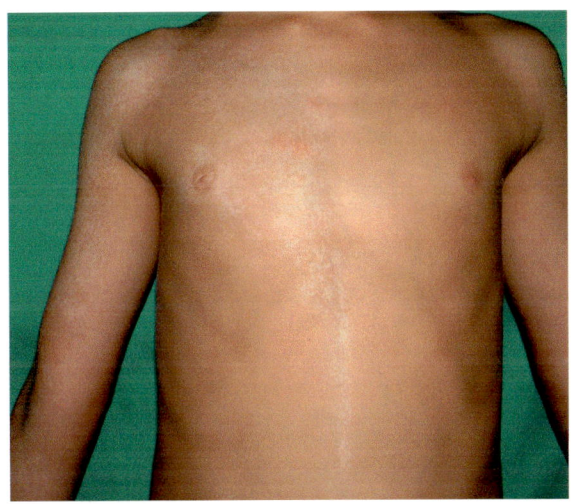
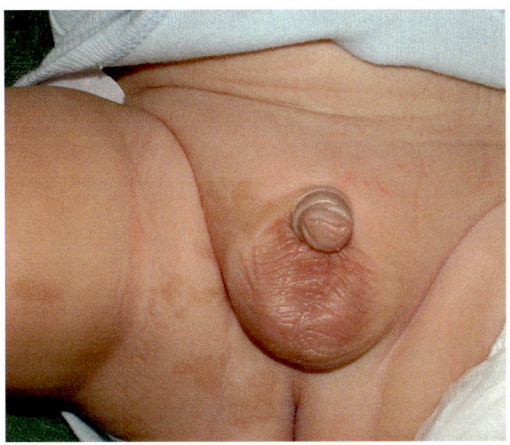

3. TUMORES BENIGNOS DE ORIGEN EPIDÉRMICO

3.1. QUERATOSIS SEBORREICA

- Tumoraciones benignas que representan una proliferación de células basales epidérmicas. Clínicamente aparecen como pápulas y placas, de superficie verrucosa y coloración variable, existiendo lesiones claras y lesiones muy negruzcas.
- Estudio histológico: acantosis epidérmica con papilomatosis y formación de pseudoquistes córneos y pigmentación melánica.
- Muy frecuentes, sobre todo en cabeza y tronco. Van apareciendo en la edad media, y están presentes casi en el 100% de las personas mayores.
- La dermatosis papulosa nigrans se caracteriza por múltiples lesiones en la cara de personas de raza negra que son indistinguibles de las queratosis seborreicas.
- El tratamiento solo se realiza por razones cosméticas (destrucción local con crioterapia, láser, curetaje....)

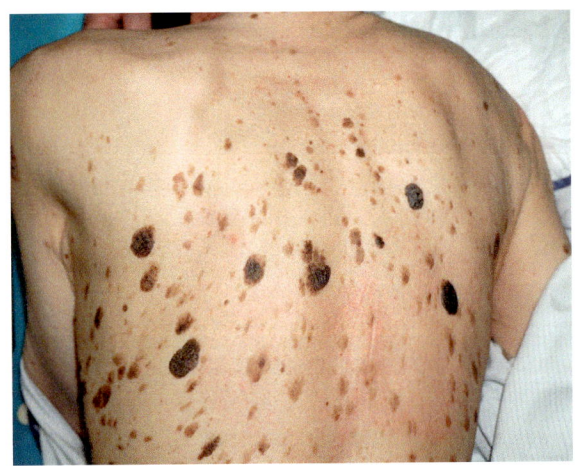 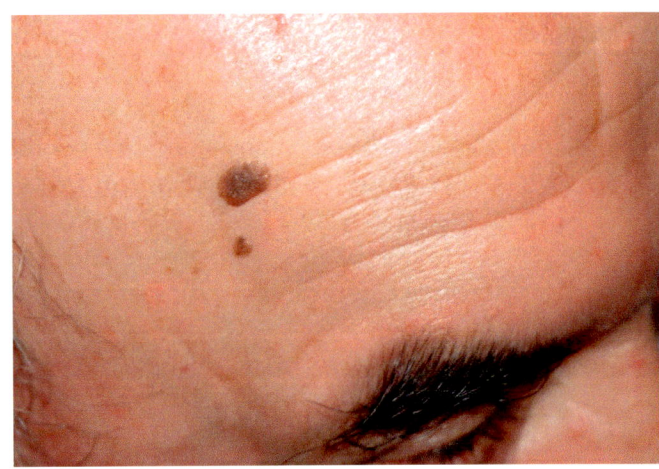

3.2. NEVUS EPIDÉRMICO O VERRUCOSO

- Placa elevada, verrucosa, excrecente, de color variable, amarillento o parduzco. La mayoría de las lesiones están presentes al nacimiento, pero pueden aparecer nuevas lesiones hasta la adolescencia. Inicialmente apenas son palpables y pueden pasar desapercibidos. Se van haciendo verrucosos y aumentando linealmente siguiendo las líneas de Blaschko (líneas de desarrollo embrionario de la epidermis).
- La mayoría son lesiones aisladas. Sólo en lesiones extensas evaluación neurológica, ósea (Rx) y según clínica.
- **Síndrome del nevo epidérmico**: asocian uno o más nevos epidérmicos, (casi siempre de gran extensión, lineales o zoniformes), otros nevos cutáneos y/o manifestaciones extracutáneas variables, en general derivadas del ectodermo.
- Se pueden inflamar sobre todo los lineales: **NEVIL** (nevus epidérmico verrucoso inflamatorio lineal).

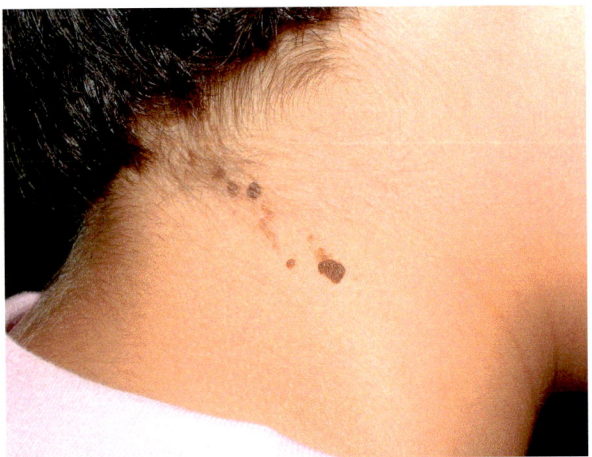 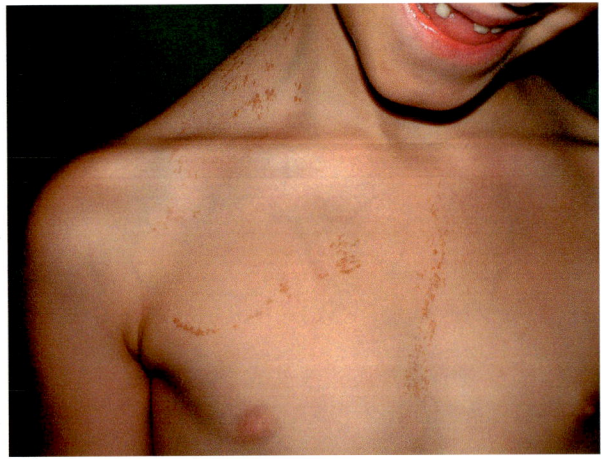

4. TUMORES FIBROHISTIOCITARIOS

4.1. FIBROMAS BLANDOS O ACROCORDONES
- Pequeños crecimientos pediculados fibroepiteliales de color normal o marrón que se localizan con frecuencia en laterales del cuello, párpados y grandes pliegues.

4.2. FIBROMAS DUROS, DERMATOFIBROMAS O HISTIOCITOMA FIBROSO
- Representa uno de los tumores benignos más frecuentes. Afectan a personas de edad media, algo más a las mujeres, generalmente localizados en piernas (también en tronco y brazos)
- Lesiones nodulares de menos de 1 cm de diámetro, duras al tacto e hiperpigmentada. Signo del hoyuelo: se deprime al pellizcarlo.
- La mayoría son espontáneos, pero también pueden aparecer después de pequeños traumatismos o picaduras de insectos.

4.3. QUELOIDE
- Lesión reactiva frecuente que representa una cicatriz exuberante, que se extiende más allá de la cicatriz original (diferencia de cicatriz hipertrófica).
- La mayoría se desarrollan tras traumatismo o cirugía, pero en ocasiones aparecen espontáneamente, tras lesiones inflamatorias banales (foliculitis, lesiones de acné...).
- Más frecuentes en adolescentes y jóvenes en fototipos de piel oscura y en el tronco ("V" de escote y hombros).
- Tratamiento poco satisfactorio: los mejores resultados se obtienen mediante la inyección intralesional de corticoides y la aplicación de crioterapia. No deben ser extirpados, salvo casos concretos y asociando otros tratamientos, ya que se producen recidivas de mayor tamaño.

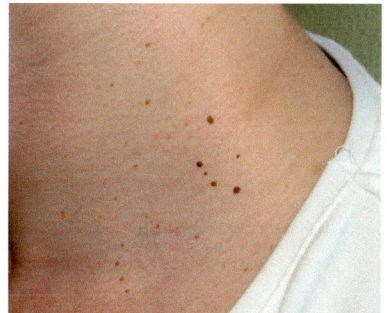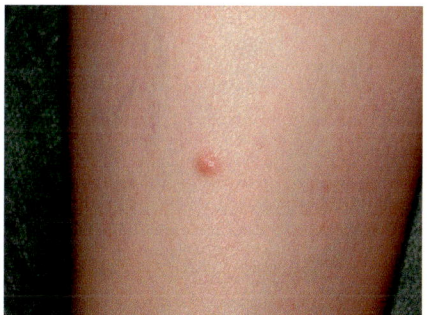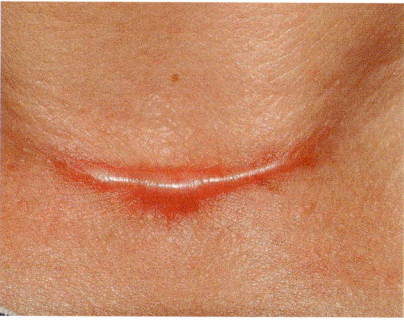

5. OTROS TUMORES BENIGNOS

5.1. NEUROFIBROMA
- Tumor neural más frecuente. En la mayoría de los casos es solitario y no asociado con otras manifestaciones sistémicas. Sin embargo, la presencia de múltiples lesiones nos ha de orientar hacia la neurofibromatosis.
- Clínicamente se presentan como tumores sesiles, endo-exofíticos de coloración sonrosada y de consistencia blanda.

5.2. LIPOMA
- Formado por adipocitos maduros. Encapsulado.
- Nódulos subcutáneos blandos y móviles de crecimiento lento; la piel suprayacente es de apariencia normal.
- Afectan especialmente al tronco y extremidades superiores y puede ser único o múltiple (lipomatosis).

5.3. HIPERPLASIA SEBÁCEA

- Tumor benigno frecuente que afecta a personas de adultas con la presencia de múltiples pápulas amarillentas sobreelevadas de 1 a 3 mm de diámetro distribuida en cara y frente.
- Las lesiones presentan una característica depresión central.

5.4. NEVUS SEBÁCEO DE JADASSOHN

- Hamartoma benigno, derivado del aparato pilosebáceo, que aparece al nacimiento o se manifiesta a lo largo de la infancia.
- Se localiza sobre todo en cuero cabelludo (también en cara): placa alopécica, amarillenta, de superficie rugosa o vegetante.
- Evolución: después de la pubertad aumenta de tamaño con la estimulación hormonal y con el tiempo puede desarrollar distintos tumores benignos (lo más frecuente) o malignos (epitelioma basocelular). Por este motivo tienden a quitarse quirúrgicamente cuando el balance riesgo beneficio lo aconseje.

5.5. PILOMATRICOMA O EPITELIOMA CALCIFICADO

- Tumor benigno que predomina en niños y adolescentes.
- Algunos autores lo consideran un tipo de quiste originado en la porción más profunda del folículo.
- Se caracteriza por ser un tumor aislado, no doloroso, firme y móvil, situado en la dermis profunda o en el tejido subcutáneo. Más frecuente en cara y extremidades.

6. TUMORES BENIGNOS Y MALFORMACIONES DE ORIGEN VASCULAR

Bajo el término de anomalías vasculares se encuadran dos grupos completamente distintos: los tumores vasculares (existe una proliferación vascular -hiperplasia-; su principal exponente son los hemangiomas) y las malformaciones vasculares (no hay proliferación vascular, sólo hipertrofia).

6.1. TUMORES VASCULARES BENIGNOS

HEMANGIOMAS INFANTILES

- Tumores vasculares benignos que generalmente aparecen a partir de la segunda semana del nacimiento, crecen durante el primer año de vida y regresan de forma espontánea a lo largo de la infancia.
- Son muy frecuentes (5-10% de menores de 1 año, sobre todo en prematuros). Más frecuente en niñas.
- Tienen un color rojo vivo y suelen ser abultados. La localización más frecuente es la cabeza y luego el tronco. Pueden ser únicos, múltiples, difusos, segmentarios...
- Diagnóstico clínico. Rara vez precisan biopsia (en el estudio histoquímico presentan la proteína trasportadora de glucosa GLUT1 -negativa en las malformaciones vasculares-).
- ASOCIACIONES
  - Formas múltiples (≥5) se asocian con hemangiomas internos (sobre todo hepáticos).
  - Zona lumbosacra: disrafismo espinal y anomalías urogenitales.
  - Sdr PHACES: malformación en la fosa posterior cerebral, hemangioma facial de gran tamaño, anomalías arteriales, cardiacas, oculares y en el esternón.
- TRATAMIENTO
  - Dependerá de cada caso concreto. Como hasta el 60% involucionan completamente antes de los 6 años, suele adoptarse una actitud expectante, salvo hemangiomas graves por su extensión, localización, afectación psicológica de los padres...

- Actualmente el tratamiento de elección son los fármacos betabloqueantes tópicos (timolol) o sistémicos (propanolol).
- Otros: corticoides, cirugía, láser de colorante pulsado (y de neodimio YAG en las lesiones profundas).

OTROS

- **Hemangiomas congénitos.**
- **Angioma en penacho** y **hemangioendotelioma kaposiforme**: pueden asociarse al Sd de Kassabach-Merrit (aumento de la lesión junto a la presencia de petequias generalizadas por plaquetopenia y disminución de los factores de coagulación).

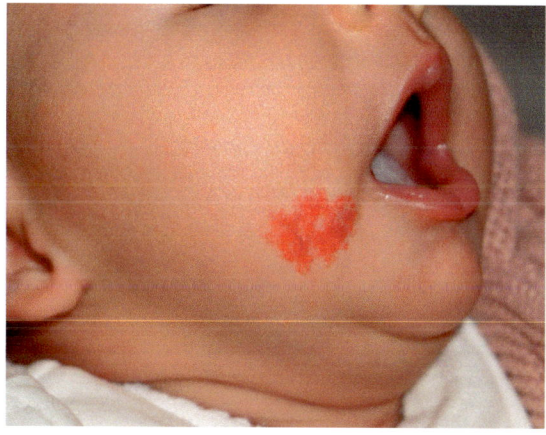 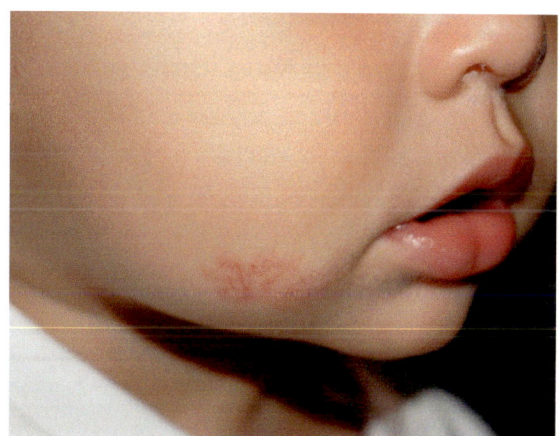

Hemangioma infantil tras 8 meses en tratamiento con propanolol

6.2. MALFORMACIONES VASCULARES

Aunque están presentes desde el nacimiento no suelen manifestarse clínicamente hasta años posteriores (excepto la mancha en vino de Oporto). Con el paso de los años tienden a aumentar no por proliferación, sino por ectasia vascular y por el crecimiento corporal. Se clasifican según su origen

- **Capilares**: mancha en vino de Oporto y malformación capilar de la línea media
- **Venosas**
- **Arteriales**
- **Linfáticas**
- **Mixtas** (Sdr de Klippel-Trenaunay...)

MANCHA EN VINO DE OPORTO

- Mácula rosada o eritematosa presente desde el nacimiento, de límites bien definidos. Desde pocos milímetros hasta lesiones que ocupan grandes zonas corporales.
- Aumenta con el crecimiento del niño y tiende a hacerse más oscura y papilomatosa.
- Localización más frecuente en la cara.
- ASOCIACIONES
  - Sd de Sturge-Weber (Sdr encefalotrigeminal): mancha en vino de Oporto y alteraciones vasculares en estructuras neuroectodérmicas (coroides y meninges). Pueden desarrollar glaucoma, convulsiones, atrofia y degeneración cerebral y hemorragia.
  - Zona lumbosacra: disrafismo espinal y anomalías urogenitales.
- TRATAMIENTO: cuando sea preciso se emplea el láser de colorante pulsado (y de neodimio YAG en las lesiones profundas).

MALFORMACIÓN CAPILAR DE LA LINEA MEDIA

- Nevus flammeus o mancha salmón.
- Aparecen hasta en el 50% de los recién nacidos
    - Picadura de la cigüeña (occipital). Pueden persistir toda la vida
    - Beso del ángel (párpados y frente). Suelen desaparecer en 1-2 años

MALFORMACIONES VENOSAS

- Lesiones blandas y depresibles azuladas en las más superficiales y color piel en las profundas.
- Tienden a formar coágulos y con el paso del tiempo calcificaciones (flebolitos).
- Tratamiento con láser de neodimio YAG, escleroterapia o cirugía.

MALFORMACIONES ARTERIO-VENOSAS

- Masa pulsátil con aumento de la temperatura.
- En ocasiones se afecta la piel subyacente simulando una mancha en vino de Oporto.
- Comportamiento más agresivo. Pueden sangrar y ulcerarse.
- TRATAMIENTO: cirugía previa embolización selectiva si es posible.

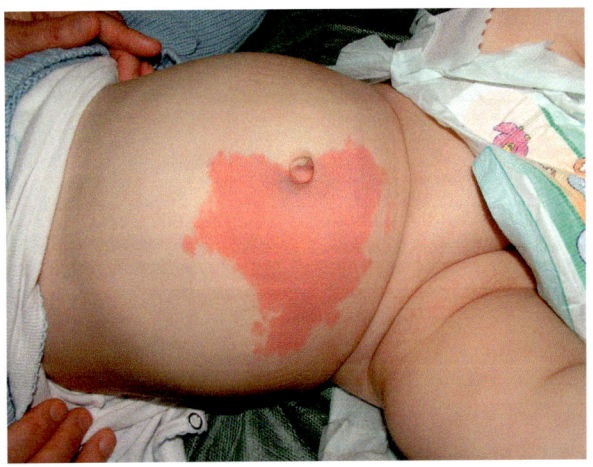
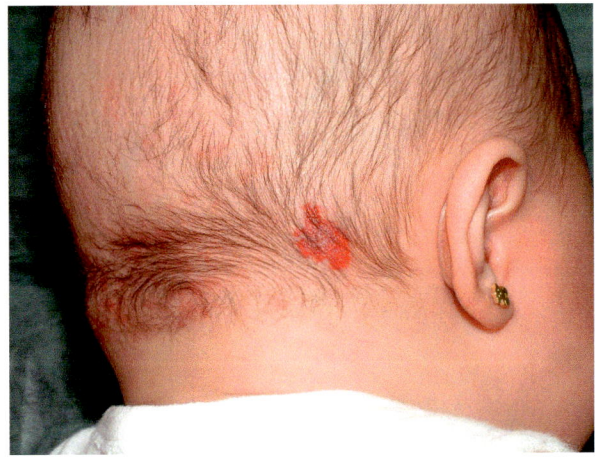

Mancha en vino de Oporto   Hemangioma infantil y malformación capilar de la línea media

6.3. OTROS

TELANGIECTASIAS ("arañas vasculares")

- Muy frecuente y banal, aparece casi siempre en la pubertad. También en embarazo, rosácea y cirrosis hepática. Las telangiectasias periungueales se pueden ver en lupus eritematoso, esclerodermia y dermatomiositis.
- Descartar asociaciones en las formas múltiples, sobre todo la **telangiectasia hemorrágica hereditaria** (enfermedad de Rendu-Osler) y la **ataxia telangiectasia.**

GRANULOMA PIOGÉNICO

- Tumor benigno vascular. Más frecuente en niños y en dedos o mucosas.
- Con frecuencia tras un traumatismo local; crece rápidamente y sangra con facilidad (producido por la proliferación de vasos capilares inflamados).

PUNTO RUBÍ O SENIL

- Tumores vasculares benignos (angiomas lobulillares) extremadamente frecuentes, en ocasiones familiares.
- Pequeñas pápulas angiomatosas, con frecuencia múltiples, que aparecen a partir de la edad media. Localizados especialmente en el tronco.

LAGO VENOSO

- Dilataciones vasculares que aparecen en zonas dañadas por el sol (especialmente en los labios de personas adultas).

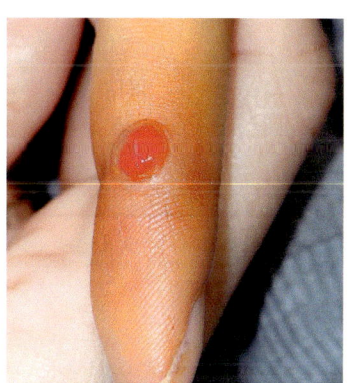

Granuloma piogénico

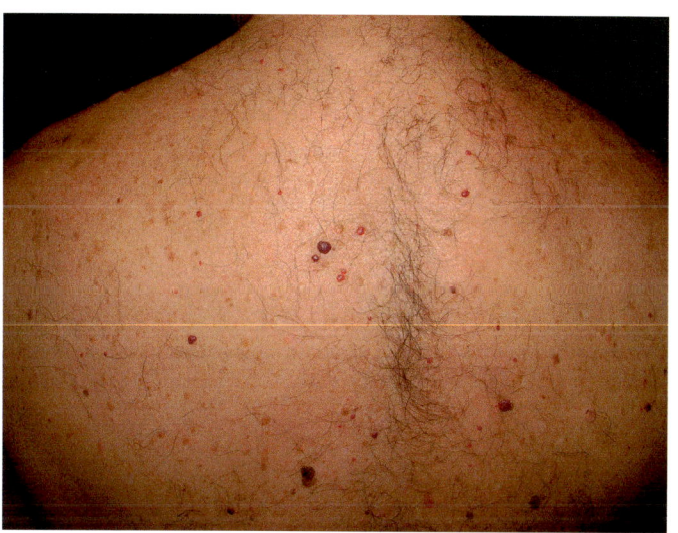

Puntos rubís

7. QUISTES CUTÁNEOS

7.1. QUISTES SEBÁCEOS

Término incorrecto para describir los quistes de origen epidérmico y/o folicular. Tipos según su origen:

QUISTES EPIDÉRMICOS

- Los más frecuentes, se originan en la porción superficial del folículo.
- Lesiones elevadas, en forma de cúpula, cubiertas de una piel normal. El contenido es blanquecino, maloliente, y consiste de una mezcla de sebo, bacterias y restos de queratina.
- Pueden permanecer estables durante tiempo, pero en algún momento pueden inflamarse y causar dolor e inflamación, drenando un material purulento.

QUISTES PILARES o TRIQUILEMALES

- Se originan en la porción media del folículo y se caracterizan por formar una queratina abrupta y compacta.
- Aparecen en el cuero cabelludo como quistes profundos, de crecimiento lento que pueden ser asintomáticos durante varios años adquiriendo gran tamaño.

PILOMATRICOMA

Originados en la porción más profunda del folículo.

7.2. QUISTES DE MILIUM

Quistes de pocos milímetros, generalmente localizados en la cara.

7.3. QUISTES MIXOIDES (de contenido mucinoso)

- **Quiste mixoide digital**: en la región de articulaciones interfalángicas distales (suelen ser consecuencia de la artrosis). Contienen un material gelatinoso traslúcido (líquido articular).
- **Mucocele**: sobre todo en mucosa interna del labio inferior.
- **Ganglión**: asociado a vainas tendinosas.

TEMA 17
LESIONES PRECANCEROSAS Y TUMORES MALIGNOS NO MELANOMA

1. LESIONES PRECANCEROSAS

Dermatosis con potencial degenerativo o que representan ya una neoplasia incipiente. Suelen evolucionar hacia un carcinoma epidermoide invasor (excepto el nevus sebáceo que evoluciona a tumores anexiales benignos y a epitelioma basocelular y el xeroderma pigmentoso que está asociado a todo tipo de epiteliomas y a melanomas).

1.1. PRECÁNCER CUTÁNEO

Por agentes físicos	Queratosis actínicas	
	Queratomas sobre radiodermitis crónica	
	Cicatrices de quemaduras o de larga evolución y úlceras tórpidas	La úlcera de Marjolin es un carcinoma espinocelular sobre cicatriz de años de evolución

Por agentes químicos	Queratomas por arsénico (en palmas y plantas), breas y minerales

Genodermatosis	Sdr de Gorlin	
	Epidermodisplasia verruciforme	Susceptibilidad para infección crónica por el virus del papiloma (VPH): lesiones cutáneas verrucosas muy llamativas con riesgo elevado de cáncer de piel
	Poroqueratosis	
	Xeroderma pigmentoso	

Otros	Condiloma acuminado	
	Nevus sebáceo	Tumores anexiales (lo más frecuente), carcinoma basocelular...

QUERATOSIS ACTÍNICAS

- Lesión precancerosa más frecuente.
- Displasias epidérmicas incipientes que pueden evolucionar a un carcinoma espinocelular invasor.
- Influyen factores raciales y personales (piel blanca, edad avanzada,...) y el sol (zonas fotoexpuestas).
- **Tratamiento**: destrucción local mediante crioterapia, curetaje, 5-fluorouracilo, imiquimod o diclofenaco tópicos, terapia fotodinámica,...

SDR DE GORLIN O SDR DEL CARCINOMA BASOCELULAR NEVOIDE

- Trastorno autosómico dominante por una mutación en el gen patch
- Caracterizado por basocelulares múltiples desde edades tempranas, piqueteado palmoplantar, anomalías esqueléticas y dentales (quistes odontogénicos).

POROQUERATOSIS

- Trastorno genético de la queratinización con una expresión morfológica muy variada (al menos seis variantes clínicas). La más frecuente es la poroqueratosis actínica, en extremidades y relacionada con la exposición solar.
- Pápulas o placas queratósicas (queratosis "en oblea", con extensión centrífuga y borde elevado); únicas o múltiples, de evolución crónica.
- El estudio histológico demuestra una columna de células paraqueratósicas o laminilla cornoide.
- Tratamiento: fotoprotección y destrucción local similar a las queratosis actínicas (crioterapia, fluouracilo tópico...).

XERODERMA PIGMENTOSO

- Alteración en la reparación enzimática del DNA dañado por la luz UV.
- Fotosensibilidad, daño actínico, carcinomas baso y espinocelulares, melanomas.
- Alteraciones oculares y neurológicas.

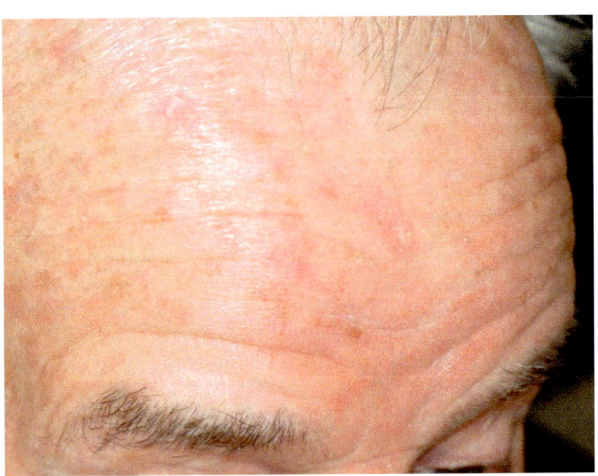

Queratosis actínicas

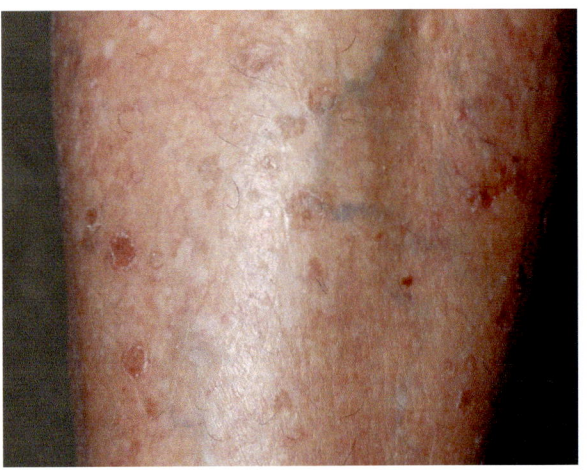

Poroqueratosis actínica

1.2. PRECÁNCER MUCOSO

A) LEUCOPLASIA

- En sentido estricto es una placa o mancha blanquecina en mucosas que no puede atribuirse a una enfermedad definida. A diferencia de la candidiasis no se desprende con el raspado.
- Pueden intervenir factores como el tabaco, y el empleo de prótesis dentales.
- El 2% de las leucoplasias evolucionan a carcinoma epidermoide (ante la mínima duda biopsiar para descartarlo o confirmarlo, especialmente en las formas erosionadas o ulceradas).

B) QUEILITIS ACTÍNICA: labio inferior queratósico, leucoplasiforme,...; relación con el tabaco y el sol.

C) OTROS: liquen erosivo, condilomas acuminados...

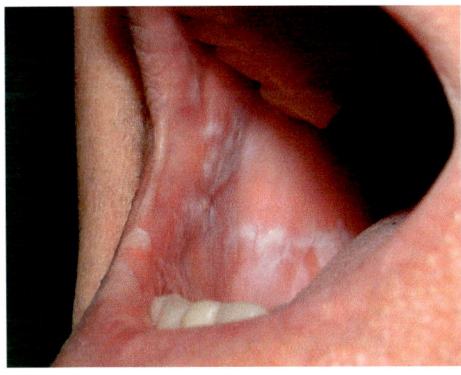
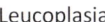

Leucoplasia

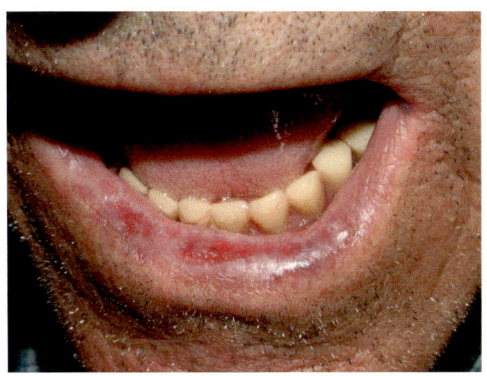

Leucoplasia y queilitis actínica

LESIONES PRECANCEROSAS

BASOCELULAR	ESPINOCELULAR	MELANOMA
Nevus sebáceo	Queratosis y queilitis actínicas Cicatrices de larga evolución, úlceras tórpidas, radiodermitis... Condiloma acuminado Leucoplasia Liquen erosivo	Nevus atípico (sobre todo formas familiares) Nevus congénito gigante Nevus adquiridos (excepcional, salvo modificación de su aspecto clínico,...)

2. TUMORES MALIGNOS NO MELANOMA

2.1 CLASIFICACIÓN

Carcinomas	Epiteliomas basocelulares Epiteliomas espinocelulares Adenocarcimomas	
Merkeloma	• Tumor maligno neuroendocrino muy poco frecuente originado en las células de Merkel • Más frecuente en adultos y ancianos en zonas fotoexpuestas • Relacionado con el poliomavirus en su patogenia	
Sarcomas	Sarcoma de Kaposi Dermatofibrosarcoma protuberante Liposarcoma Angiosarcoma Leiomiosarcoma	
Hematológicas	Los linfomas son proliferaciones malignas del sistema linfoide inicialmente extramedulares, a diferencia de las leucemias, que se generan en la médula ósea Ambos pueden producir manifestaciones cutáneas específicas (invasión de la piel por células tumorales) o inespecíficas (prurito, púrpura, eritrodermia...)	
	Leucemias	— Leucemia cutis: infiltración leucémica de la piel en el seno de una leucemia (mal pronóstico) — Cloroma: lesión cutánea que puede aparecer en las leucemias granulocíticas agudas
	Linfomas	
Metástasis	Mama, melanoma, espinocelulares cutáneo-mucosos...	

2.2. CARCINOMAS CUTÁNEOS

- Cáncer más frecuente, sobre todo a costa del basocelular (70-80%), aunque el que ocasiona mayor mortalidad es el espinocelular (crecimiento más rápido e invasor).
- **Tratamiento**: destrucción local (cirugía de elección, crioterapia, electrodesecación,...). Para los epiteliomas basocelulares se ha aprobado el empleo del imiquimod en crema y la terapia fotodinámica.
- **Factores predisponentes**
  - Exposición acumulativa a la luz solar (sobre todo UVB; el más importante).
  - Edad avanzada, piel clara y varón.
  - Tabaco (en el cáncer de labio o cavidad bucal).
  - Otros: inmunosupresión, radiaciones y las lesiones precancerosas descritas.

A) CARCINOMA BASOCELULAR

- Origen en las células basales de la epidermis.
- No afecta mucosas. Más frecuente en cara.
- Crecimiento lento, localmente invasores (si no se tratan a tiempo pueden producir graves destrucciones locales). Metástasis excepcionales.

FORMAS CLÍNICAS

- **Nodular o nódulo-ulcerativo** (el más frecuente): tumor perlado con telangiectasias en superficie y posible ulceración central ("ulcus rodens").
- **Pigmentado.**
- **Superficial** o pagetoide: placa eritematodescamativa; más frecuente en tronco y extremidades.
- **Tipo morfea** o fibroso: placa plana o ligeramente deprimida, indurada, blanquecina y de bordes borrosos.

TRATAMIENTO Y EVOLUCIÓN

- **Pronóstico excelente**. Tras la exéresis quirúrgica (de elección), se recomienda seguimiento más o menos estrecho según cada caso para diagnosticar posibles recurrencias.
- **Factores de riesgo de recurrencia** (indicada la cirugía de Mohs): mayor tamaño, inmunosupresión, RT previa, invasión perineural o patrones histológicos agresivos como por ejemplo el morfeiforme.
- En basocelular localmente avanzado o metastásico: terapia dirigida con vismodegib.

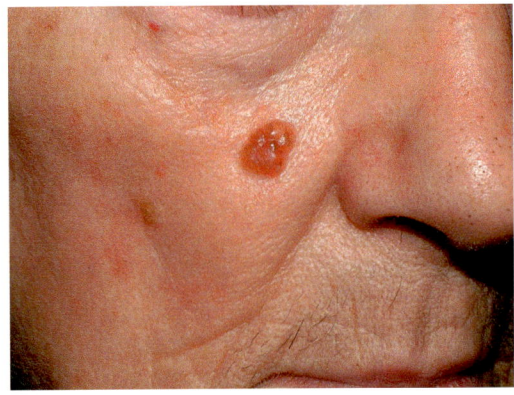

Basocelular nodular

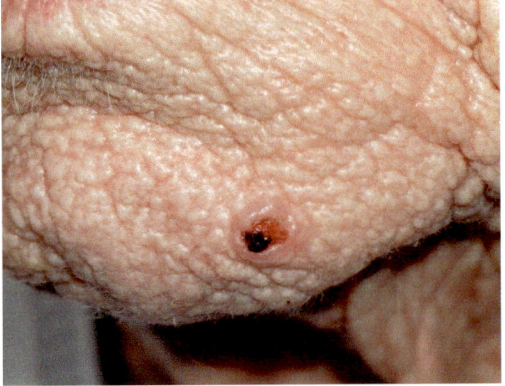

"Ulcus rodens"

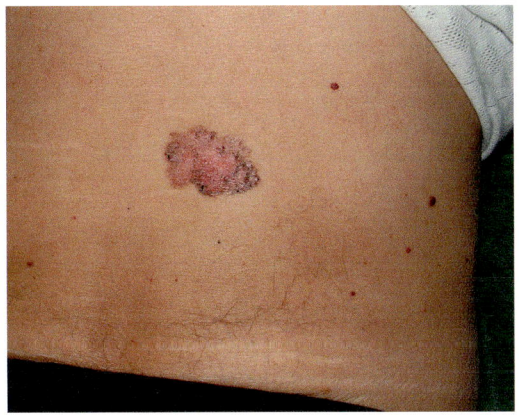

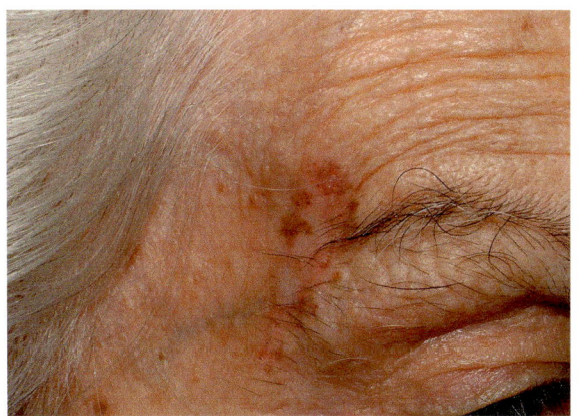

Basocelular pagetoide y pigmentado

Basocelular morfeiforme y pigmentado

B) CARCINOMA ESPINOCELULAR

- Origen en los queratinocitos basales y en el estrato espinoso (histología: globos o perlas córneos).
- Afecta piel, mucosas y semimucosas. Más frecuente en zonas fotoexpuestas. Clínica muy variable: su forma de presentación más frecuente son lesiones ulceradas, induradas y sangrantes con formación de costras y escamas y con bordes mal definidos. Conforme crecen, se vuelven exofíticos, vegetantes y cada vez más duros e infiltrados.
- Metástasis posibles pero poco frecuentes (1-10%). Las más frecuentes son las ganglionares.
- Carcinoma espinocelular avanzado sin otra opción terapéutica: inmunoterapia con cemiplimab.

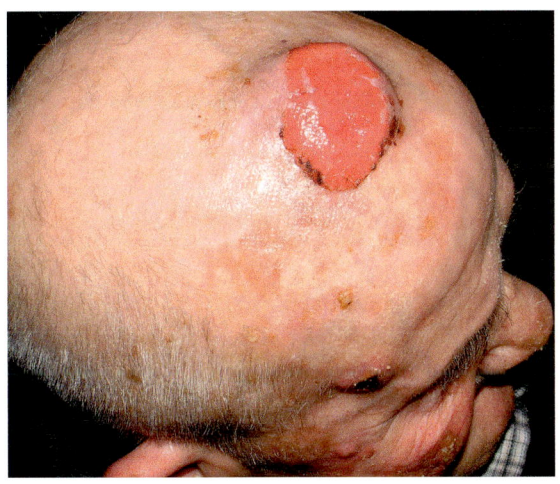

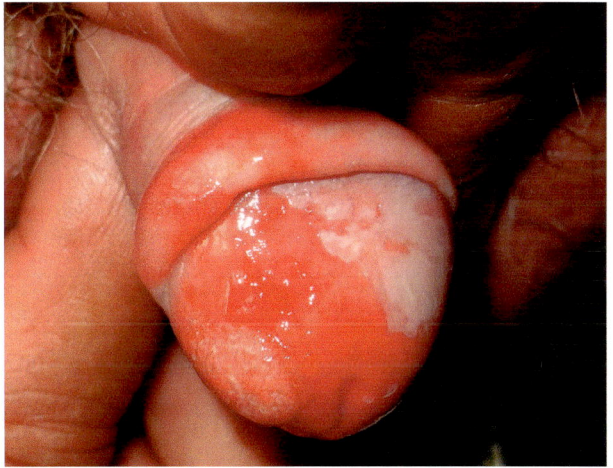

VARIANTES DE BAJO GRADO DE MALIGNIDAD

- **Queratoacantoma**: deriva del folículo piloso y epidermis. Es muy frecuente, afectando sobre todo a zonas fotoexpuestas. Se caracteriza por ser una tumoración cupuliforme con un cráter relleno de material queratósico, con un crecimiento rápido y alarmante pero que con frecuencia sufre una involución espontánea en pocos meses (aún así tienden a quitarse quirúrgicamente).
- **Carcinoma verrucoso**
- **Enfermedad de Bowen**: es el término clínico para designar un carcinoma espinocelular in situ (localizado en epidermis). Las lesiones se presentan como parches eritematoso escamosos de bordes bien definidos, fijos o de crecimiento lento y asintomáticos.

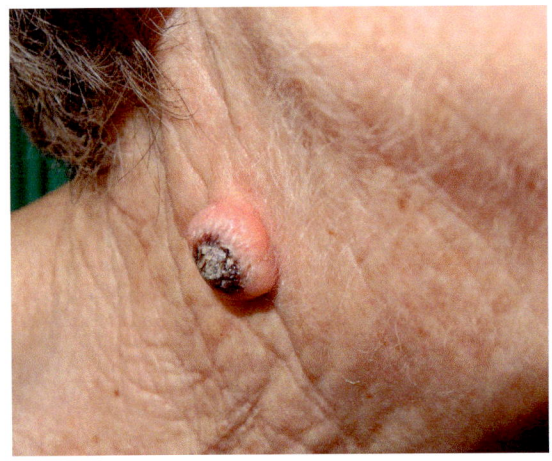

Queratoacantoma

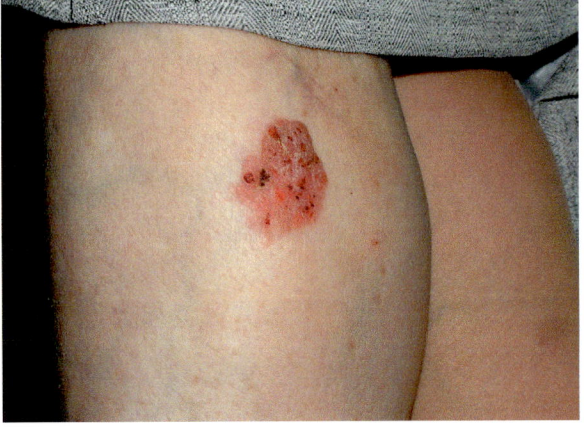

Enfermedad de Bowen

C) CARCINOMA SEBÁCEO (puede formar parte del Sdr de Müir Torre)

2.3. ADENOCARCINOMAS

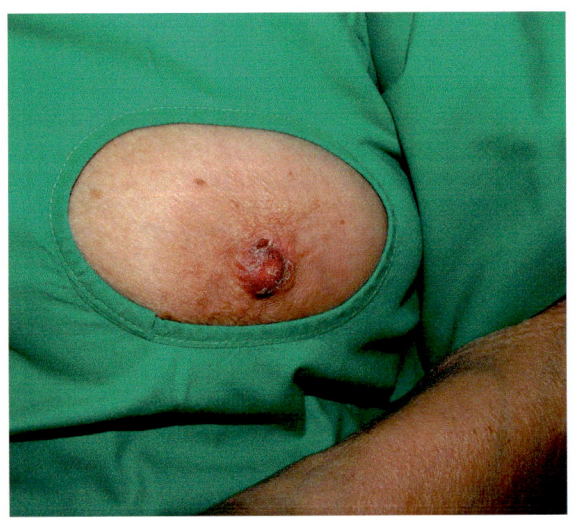

- Poco frecuentes pero alta malignidad: infiltrantes y metastásicos. Proceden de las glándulas sudoríparas ecrinas, apocrinas (enfermedad de Paget) o sebáceas.
- **Enfermedad de Paget de la mama**: lesiones de aspecto eccematoso, lentamente progresivas y generalmente unilaterales; localizadas inicialmente en areola y pezón. Representan un adenocarcinoma intraepidérmico y traducen la existencia de un adenocarcinoma de mama ductal subyacente.
- **Enfermedad de Paget extramamaria** (anogenital, axilar,...): igual que la anterior clínica e histológicamente pero el carcinoma primario se demuestra en menor porcentaje.

2.4. SARCOMA DE KAPOSI

A) CONCEPTO

- Neoplasia formada por nódulos vasculares que aparecen en la piel, las mucosas y las vísceras. Es un tumor vascular multifocal con proliferación de células en forma de huso que expresan marcadores de células endoteliales y de músculo liso.
- Origina manchas, placas, nódulos y/o tumores. Por la naturaleza vascular del tumor y la presencia de eritrocitos extravasados, el color varía desde rojo a púrpura y finalmente pardo. Las lesiones varían de tamaño desde escasos milímetros hasta varios centímetros y pueden ser aisladas o confluentes.

B) ETIOPATOGENIA

- El SK está relacionado con el herpes virus 8 (HHV-8; necesario pero no suficiente), que se transmite principalmente a través de la saliva. También se puede diseminar por medio de contacto sexual, transfusión sanguínea o trasplantes.
- Puede infectar diferentes tipos de células, especialmente células que recubren vasos sanguíneos y linfáticos.
- Al igual que todos los virus del herpes, permanece en el cuerpo por el resto de su vida. Si el sistema inmunitario se debilita, el virus puede tener la oportunidad de reactivarse, causando la patología.

C) TIPOS

- **SK clásico o del anciano**: afecta principalmente a hombres mayores de ascendencia de Europa del Este, Oriente Medio y el Mediterráneo. Esta enfermedad por lo general se desarrolla lentamente.
- **SK epidémico** (asociado con el **SIDA**, ver tema 7)
- **SK endémico africano**
- **SK asociado con trasplantes o inmunosupresión**

D) DIAGNÓSTICO

- **Clínico**
- **Histológico**: proliferación de células fusiformes y endoteliales, extravasación de eritrocitos, macrófagos cargados de hemosiderina y, en las fases precoces, un infiltrado de células inflamatorias. Detección de VHH8 mediante inmunohistoquímica o PCR.

E) TRATAMIENTO

- **Local**: lesiones aisladas, dolorosas o con repercusión estética o de gran tamaño o sangrantes. Cirugía local, crioterapia, electrocirugía, radioterapia...
- **Sistémico**: enfermedad cutánea extensa, afectación visceral sintomática...
  - Si VIH terapia antiviral contra el VIH (no hay una terapia específica para el HHV-8).
  - Doxorrubicina liposomal.
  - Ensayos clínicos con distintos fármacos (inmunoterapia y terapia dirigida).

F) PRONÓSTICO

- SK clásico tiene un curso indolente que no suele precisar tratamientos sistémicos (además con frecuencia son personas mayores).
- SK asociado a VIH sin tratamiento tiene un curso agresivo.

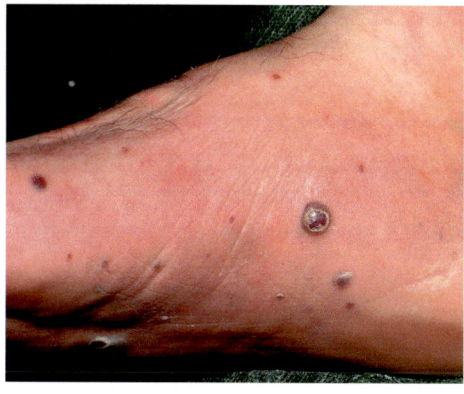

Sarcoma de Kaposi del anciano

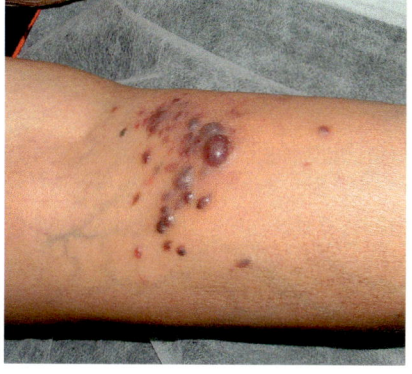

Sarcoma de Kaposi en VIH

2.5. DERMATOFIBROSARCOMA PROTUBERANTE

- Tumor mesenquimatoso cutáneo de crecimiento lento, localmente agresivo que, sin embargo, rara vez da metástasis.
- Mayor incidencia en la cuarta década de la vida. El sitio anatómico más afectado es el tronco.
- El aspecto clínico del DFSP está determinado en gran medida por el tiempo de evolución

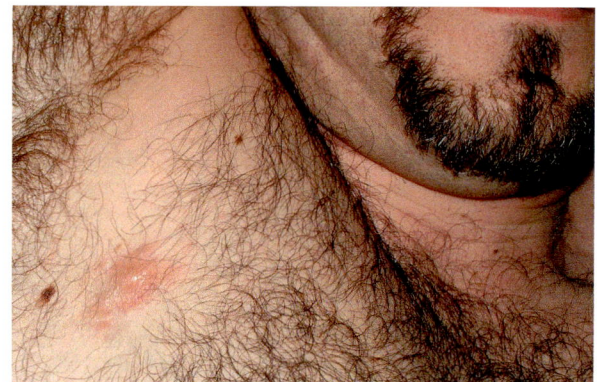

  - **Patrones clínicos iniciales**: placa indurada, blanca o marrón, con aspecto de cicatriz, placa de aspecto atrófico, blanda y deprimida, placas rojas o violáceas que recuerdan lesiones vasculares.
  - **Fases tardías**: típicos tumores protuberantes.
- El aspecto microscópico característico del DFSP consiste en haces cortos de células fusiformes, que se disponen en un patrón de crecimiento denominado en "rueda de carreta".
- El empleo de marcadores de inmunohistoquímica son de gran ayuda en casos de difícil diagnóstico.

- **TRATAMIENTO**
  - Cirugía agresiva, con amplios márgenes de seguridad (de hasta varios centímetros), debido al alto índice de recurrencia después de la escisión quirúrgica (disminuye mucho con la cirugía de Mohs).
  - Terapia dirigida con imatinib.

2.6. LINFOMAS CUTÁNEOS

A) INTRODUCCIÓN

- Proliferación de linfocitos malignos a nivel cutáneo. Después de los linfomas intestinales, son los linfomas extranodales más frecuentes.
- Forman parte de los linfomas no-Hodgkin y se pueden clasificar en primarios (se originan a partir de los linfocitos de la piel) o secundarios (se originan en los ganglios linfáticos y posteriormente invaden la piel). A su vez se dividen según su origen: linfocitos T o linfocitos B.
- En el estudio inicial de los pacientes con linfomas cutáneos es fundamental realizar una completa historia clínica, que incluya la anamnesis de síntomas B (sudores nocturnos, fiebre, pérdida de apetito y de peso), así como la búsqueda de posibles desencadenantes antigénicos como picaduras de insectos, nuevos fármacos o nuevas enfermedades.
- La exploración física incluye la descripción clínica de las lesiones (mancha, pápula, placa, tumor) y la palpación de ganglios linfáticos y abdominal para detectar visceromegalias.
- En cuanto a las exploraciones complementarias a realizar suelen requerirse varias pruebas como el estudio histológico, inmunohistoquímico y molecular de la piel a través de la realización de biopsias cutáneas. Sin embargo, no es infrecuente que a pesar de dichas pruebas no se pueda llegar al diagnóstico definitivo de un linfoma cutáneo, y que se requiera repetir dichas biopsias cutáneas incluso en varias ocasiones a lo largo de los años.

B) LINFOMAS CUTÁNEOS T

Los más frecuentes siendo la gran mayoría de ellos linfomas primarios cutáneos

Micosis Fungoide

- Es el linfoma cutáneo más frecuente y se caracteriza por la evolución progresiva de manchas a placas y finalmente a tumores.
- Linfoma cutáneo no Hodgkin de linfocitos T-helper, atípicos, con epidermotropismo y núcleos cerebriformes (células de Sezary) que pueden formar acúmulos intraepidérmicos (microabscesos de Pautrier).
- **3 fases**: premicósica (prurito, placas eritematoescamosas, psoriasiformes,…), infiltrativa y tumoral (lesiones tuberonodulares, exofíticas,…). Pese al mal estado general de las fases avanzadas la repercusión visceral es escasa.
- Su **diagnóstico** es a menudo complejo sobre todo en las fases iniciales pues se suele confundir con otros problemas cutáneos tales como los eccemas crónicos y la histología puede ser inespecífica.
- **Tratamiento**
    - Formas leves: corticoides tópicos y/o fototerapia.
    - Formas moderadas y severas: radioterapia (tumores), quimioterapia (interferón, metotrexato…), retinoides (bexaroteno), irradiación corporal total con electrones…

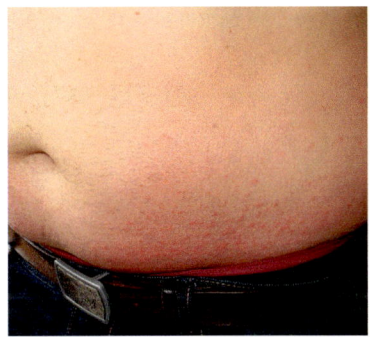 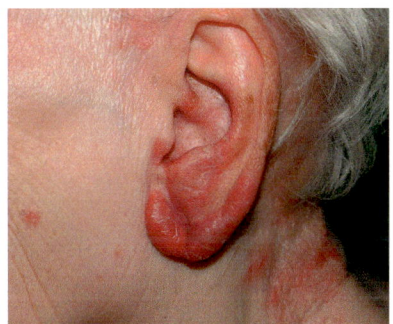 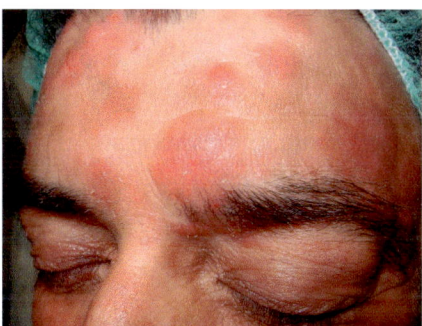

Síndrome de Sézary

Forma agresiva del linfoma cutáneo de células T, caracterizada por la triada de eritrodermia, linfadenopatía y linfocitos atípicos circulantes (células de Sézary).

Papulosis linfomatoide

Síndrome linfoproliferativo de células T CD30+ de carácter benigno que cursa en forma de brotes de múltiples pápulas, nódulos que pueden ulcerarse pero que característicamente curan sin dejar cicatriz o bien dejando hiperpigmentación o hipopigmentación residual.

Linfoma de célula grande anaplásico CD30+

Se trata de otra forma de síndrome linfoproliferativo CD30+ caracterizado por pápulas o nódulos localizados que suelen ulcerarse. Igual que la papulosis linfomatoide pueden presentar regresión parcial o completa.

C) LINFOMAS CUTÁNEOS B

- Mucho menos frecuentes en la piel que los linfomas T, al revés de lo que ocurre con los linfomas B que se originan en los ganglios. Este hecho determina que ante un linfoma B en la piel se tenga que descartar la presencia de un linfoma a nivel extracutáneo.
- Generalmente los linfomas B primarios cutáneos tienen buen pronóstico, mientras que el hallazgo de un linfoma B secundario generalmente indica estadios avanzados de la enfermedad.
- Tratamiento: en formas localizadas se emplean corticoides tópicos o intralesionales, cirugía, radioterapia o inmunomoduladores intralesionales (metotrexato o rituximab). El fármaco sistémico de elección cuando es preciso es el rituximab.

Linfoma de la zona marginal

Se trata del tipo de linfoma cutáneo B más frecuente y generalmente es una forma indolente. Se presentan en forma de pápulas, placas o nódulos rojizos o violáceos que raramente se ulceran. Generalmente se trata de lesiones únicas localizadas a nivel del tronco, de las extremidades superiores y en la cabeza.

Linfoma centrofolicular

Se presentan en forma de pápulas, nódulos o pequeños tumores que generalmente afectan sobre todo la cabeza y la parte alta de la espalda en forma de una o pocas lesiones agrupadas. Generalmente tiene un pronóstico muy bueno.

Linfoma de células grandes tipo pierna

Sobre todo en pacientes mayores en forma de tumores rojizos o azulados de rápido crecimiento en una o ambas piernas. Son más agresivos que el resto de linfomas primarios cutáneos de células B.

TEMA 18
MELANOMA

1. EPIDEMIOLOGÍA

- Neoplasia maligna de origen en los melanocitos y con alta agresividad y capacidad metastásica.
- Más frecuente en edades medias de la vida y en mujeres (2/1).
- **INCIDENCIA**: 5-15 casos nuevos por cada 100.000 habitantes y año, aunque varía según el área geográfica (tasas más altas en Australia y Nueva Zelanda).
- **MORTALIDAD**: 2-3/100.000 personas/año (tumor cutáneo que ocasiona mayor mortalidad).
- La incidencia en los últimos años está aumentando, pero la tasa de mortalidad relativa está disminuyendo por el diagnóstico más temprano y los nuevos tratamientos.

2. FACTORES DE RIESGO

- **Según la lesión:** aunque la mayoría de melanomas aparecen de novo, hasta un 30% se origina sobre un nevus preexistente. Por este motivo, hay que estar alerta especialmente en las siguientes situaciones
  - Nevus con modificación persistente.
  - Nevus atípicos, especialmente si son numerosos y hay asociación familiar (síndrome del nevus atípico y melanoma familiar).
  - Nevus típicos muy numerosos (>50). El riesgo de desarrollar un melanoma es directamente proporcional al número de nevus.
  - Nevus congénito, especialmente de gran tamaño o gigante (>20cm).

- **Según el paciente**
  - Edad adulta (frente a infancia).
  - Fenotipo: raza blanca (muy raro en razas de piel oscura y en orientales). Personas con piel clara, rubios, pelirrojos, que difícilmente se ponen morenas y se queman con facilidad (Fototipos bajos: I-II).
  - Antecedentes personales de melanoma: aumenta el riesgo de un segundo melanoma x10.
  - Antecedentes familiares de melanoma en primer grado.

> Puede haber predisposición genética a desarrollar melanoma (5-12% de melanomas aparecen en pacientes con historia familiar de melanoma, y 45% de esos pacientes presentan una mutación hereditaria de alta penetrancia en genes que predisponen al melanoma)
>
> De estos genes, el mejor caracterizado es el gen supresor tumoral CDKN2A (*cyclin dependent kinase 2A*), que controla la proliferación celular. Su alteración está asociada con melanoma, cáncer de páncreas y astrocitoma (dispara el riesgo de melanoma hasta casi 30 veces). Mutaciones en CDKN2A también se creen que son las responsables del síndrome del nevus atípico y melanoma familiar

- **Otros**
  - Inmunosupresión.
  - Exposición al sol (especialmente en fases precoces de la vida y con historia de quemaduras solares) y empleo de cabinas de bronceado. Es incuestionable la influencia de la radiación ultravioleta, sobre todo en el léntigo maligno, aunque siempre sobre la base de una susceptibilidad individual.
  - Genodermatosis: xeroderma pigmentoso,...

3. DIAGNÓSTICO Y ESTADIFICACIÓN

Importancia de la historia clínica y exploración minuciosa, para contextualizar el riesgo del paciente y el de las lesiones

- **Edad, sexo y fenotipo/fototipo. Antecedentes** personales y familiares.
- **Tiempo de evolución y descripción clínica**: localización, tamaño, ulceración, presencia de satelitosis... Recordar el ABCDE ("hay melanomas amelanóticos", no pigmentados, que dificultan mucho el diagnóstico).
- **Valorar extensión regional y a distancia** (la piel y los ganglios linfáticos son el asiento más frecuente de metástasis)
  - Adenopatías en los territorios de drenaje ganglionar (por diseminación linfática: más precoz y frecuente).
  - Metástasis por diseminación hemática (hígado, sistema nervioso central –principal causa de muerte- etc,...).

3.1. FORMAS CLÍNICAS

	Localización más característica	Otras
M. LÉNTIGO MALIGNO	Zonas fotoexpuesta, sobre todo mejilla y sien	• Lesión plana irregular, de tonos marrones, con nódulos grisáceos u oscuros en su superficie • Ancianos • Evolución lenta (desarrollo sobre un lentigo maligno o "melanoma in situ" –melanocitos atípicos que no invaden dermis-; aparece como una mancha irregular, de coloración no homogénea) • **Mejor pronóstico**
M. DE EXTENSIÓN SUPERFICIAL	Hombres espalda y mujeres piernas	• Los melanomas sobre nevus displásicos suelen ser de este tipo • **El más frecuente**
M. NODULAR	Cualquier localización	• Nódulos marrón oscuro-negro a azul oscuro-negro • A diferencia de los otros 3 no tiene fase de crecimiento superficial o radial (directamente crecimiento vertical): metástasis precoces • **Peor pronóstico**
M. LENTIGINOSO ACRAL	Palmas, plantas, lechos ungueales	**El menos frecuente** (el más frecuente en negros y orientales)

M. DE MUCOSAS	Cabeza y cuello, anorectal, vulvovaginal	La mayoría diagnosticados en estadíos avanzados y tienen mal pronóstico
M. OCULAR	Coroideo el > frecuente	

M. LÉNTIGO MALIGNO	M. DE EXTENSIÓN SUPERFICIAL	M. NODULAR	M. LENTIGINOSO ACRAL

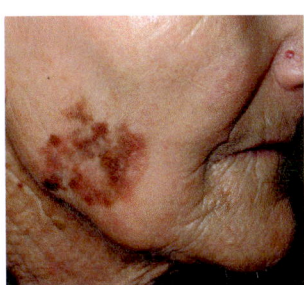 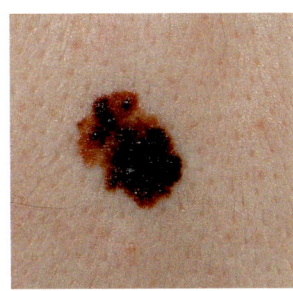 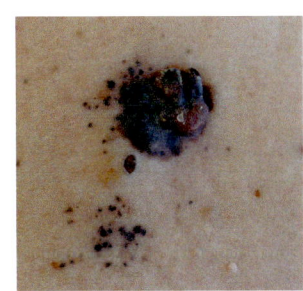 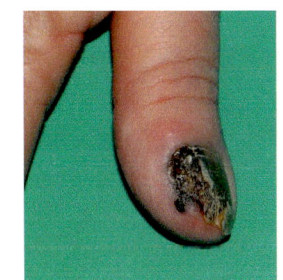

Mácula pigmentada en la mejilla de una anciana que ha ido aumentando a lo largo de varios años (criterios "ABCDE")	Lesión pigmentada de crecimiento progresivo en los últimos meses (criterios "ABCDE")	Se aprecia la presencia de satelitosis, signo de extensión del tumor	Existe afectación del lecho ungueal (con destrucción de la lámina) y de piel periungueal

Ejemplo de dos melanomas de extensión superficial. La imagen de dermatoscopia permite eliminar brillos y ver detalles que no se apreciarían a simple vista.

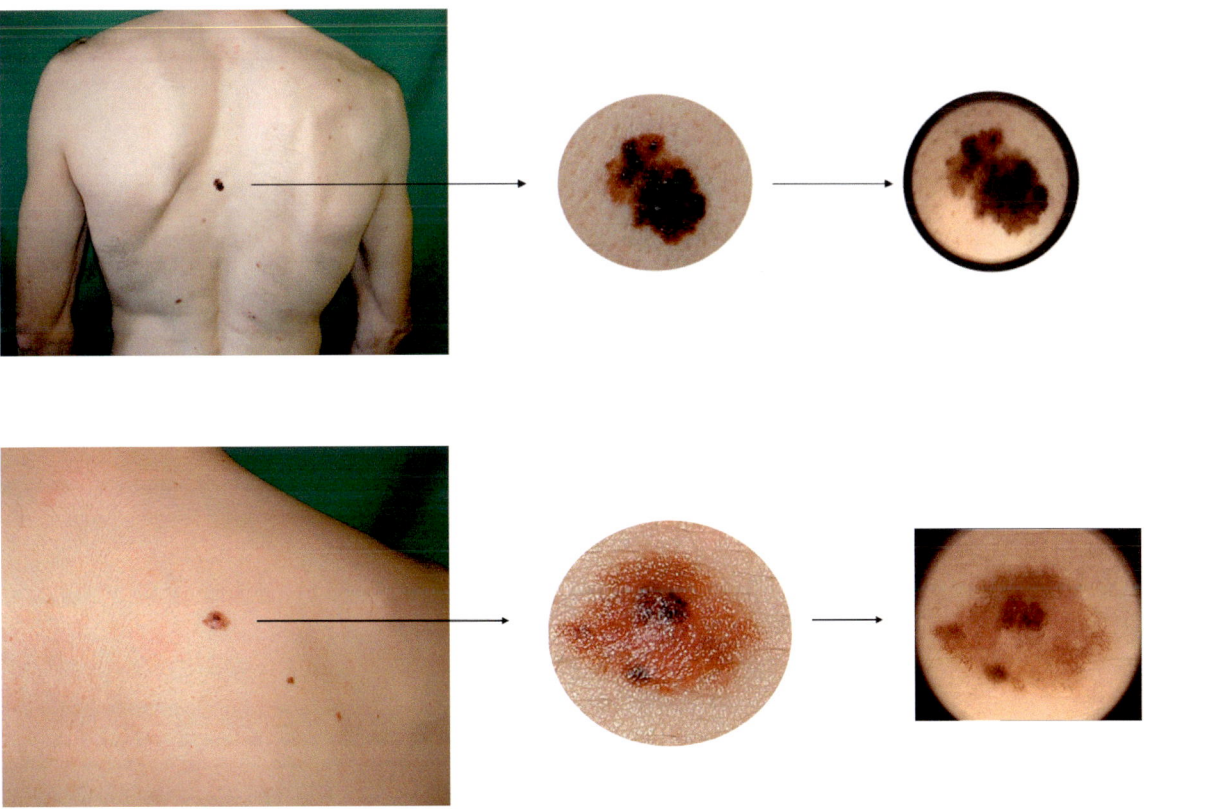

3.2. BIOPSIA CUTÁNEA

- Siempre que sea posible biopsia excisional (quitar toda la lesión) con estrecho margen (1-3 mm)
- El informe histológico deberá recoger los siguientes datos:
    - Características del **TUMOR PRIMARIO**
        - **Subtipo** histológico.
        - **Indice de Breslow**: grosor máximo tumoral (milímetros medidos desde la granulosa hasta las células tumorales más profundas).
        - **Nivel de Clark**: tiene en cuenta hasta dónde llegan las células tumorales.
        - **Otros**: ulceración, bordes de resección, índice mitótico, microsatelitosis, invasión linfovascular o perineural.

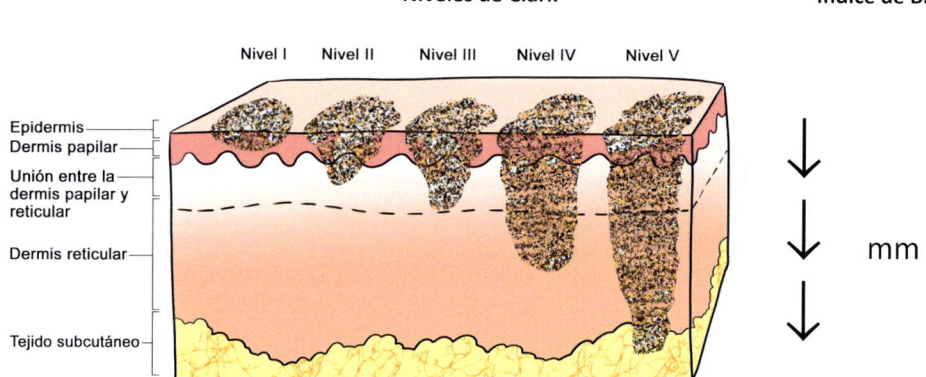

- **ESTUDIO MUTACIONAL** en parafina del tumor primario o de la metástasis (cuando sea necesario iniciar un tratamiento sistémico)
    - Detección de la mutación V600 en el gen BRAF.
    - Si negativa valorar mutaciones en el gen KIT, especialmente en melanomas acrales y mucosos.

El sistema de señalización intracelular de las proteínas conocidas como "cinasas de proteínas activadas por mitógenos" (MAPK) tiene un papel principal en el control de la actividad celular. La activación de esta vía, causada por diversas mutaciones, se considera un evento oncogénico demostrado en varios tipos de cánceres. Esta cascada de señalización se inicia con la activación de RAS que activa el gen BRAF que a su vez activa al gen MEK

La mutación que ocurre con mayor frecuencia sucede en el gen BRAF, siendo la más frecuente la mutación la V600E, seguida de la V600K. Se ha demostrado su presencia en el melanoma y en otros cánceres

El estudio de estas vías de activación y su papel en la oncogénesis tumoral, ha revolucionado el tratamiento del cáncer. El desarrollo de terapias dirigidas a bloquear las proteínas resultantes de estos genes mutados, se está posicionando como el tratamiento de elección en múltiples neoplasias, aumentando dramáticamente la supervivencia en alguno de ellos

Para conseguir la máxima eficacia, se realiza un estudio mutacional del tumor. En el melanoma, en este estudio será prioritario, por su frecuencia e importancia, la detección de la mutación BRAF. Sin embargo, cada vez es más recomendable la incorporación de técnicas de secuenciación con paneles que incluyan el mayor número posible de genes implicados, que permitan clasificar molecularmente el tumor y ayudar en la toma de decisiones terapéuticas más adecuadas

3.3. BIOPSIA SELECTIVA DEL GANGLIO CENTINELA

- La presencia de micrometástasis en el ganglio centinela es un indicador pronóstico en pacientes con melanoma.
- Se recomienda que coincida con la ampliación de márgenes del tumor primario.
- Tras la inyección perilesional o pericicatricial del radiofármaco, vía intradérmica, se realizarán las imágenes necesarias para la correcta localización del ganglio centinela (se complementará con un marcaje aproximado sobre la piel del paciente, en posición similar a la del procedimiento quirúrgico).
- El día de la intervención se empleará la sonda detectora gamma para su detección intraoperatoria.
- El informe histológico deberá recoger los siguientes datos
  - Extensión extracapsular.
  - Número de ganglios afectados y regiones ganglionares afectadas.
  - Carga tumoral (mm).

INDICADO a partir de T1b: Breslow **>0.8mm (o <0.8mm con ulceración).**
CONTRAINDICACIONES
  - Si ya hay enfermedad metastásica regional o a distancia.
  - Relativas: alteración del drenaje linfático de la zona, infección activa,…

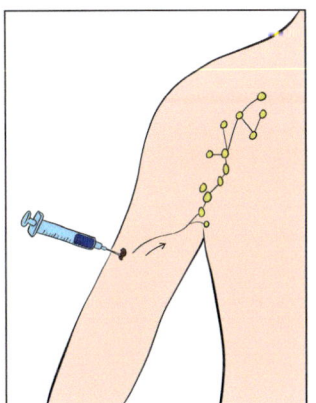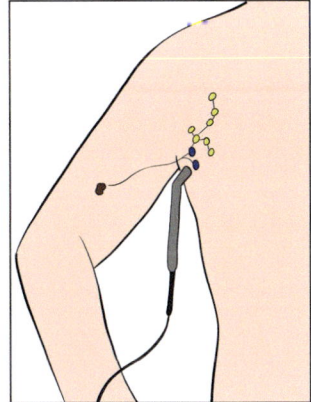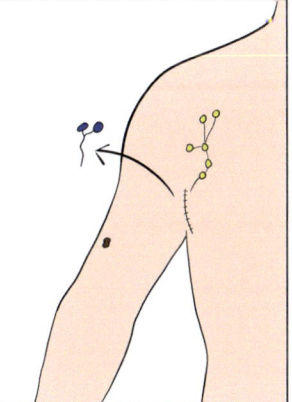

3.4. VALORACIÓN DE METÁSTASIS A DISTANCIA

Los estudios a realizar pueden variar en cada hospital dependiendo de su protocolo vigente y de las técnicas de las que disponga. En líneas generales, la tomografía por emisión de positrones (PET) tiene mayor sensibilidad y especificidad que la tomografía axial computerizada (TAC) y además permite estudiar localizaciones no visualizadas en el TAC (extremidades). Su principal ventaja radica en la capacidad de evaluar el cuerpo completo (a excepción del SNC) en una única exploración. Sin embargo, la disponibilidad del TAC suele hacer que sea la técnica más empleada.

La resonancia magnética (RM) es especialmente útil para valorar lesiones cerebrales (también hígado, médula ósea y partes blandas).

- **En estadios localizados** (I y II), el rendimiento de los análisis de sangre y de las pruebas de imagen en pacientes asintomáticos es muy bajo y no se recomiendan en general. Sólo se realizarán si existen signos o síntomas específicos.
- **En estadio metastásico regional ganglionar** (III) sí se recomienda un estudio basal de imagen.
- **En estadio metastásico a distancia** (IV) está recomendada la realización de una analítica con la enzima lactato deshidrogenasa (LDH), ya que su aumento puede traducir daño en los tejidos por la presencia de metástasis. También solicitaremos un TAC corporal (tóraco/abdómino/pélvico) y/o PET basal y una RMN craneal (especialmente si síntomas neurológicos).

3.5. ESTADIAJE TNM (2017)

Tumor primario (T)

TX	No evaluable (ej. melanoma que ha sido sometido a curetaje...)
T0	No hay evidencia de tumor primario (desconocido o totalmente regresado)
Tis	Melanoma in situ
T1	≤ 1mm de grosor (T1a < 0.8 sin ulceración y T1b 0.8-1 o <0.8 con ulceración)
T2	1-2mm (T2a/T2b sin/con ulceración)
T3	2-4mm (T3a/T3b sin/con ulceración)
T4	>4mm (T4a/T4b sin/con ulceración)

Ganglios linfáticos regionales (N)

Las metástasis ganglionares clínicamente ocultas se diagnostican tras el ganglio centinela y después de realizarse la linfadenectomía si fue necesaria. Las metástasis diagnosticadas clínicamente por palpación hay que confirmarlas histológicamente (biopsia, PAAF).

NX	No evaluable (ej. ganglios extirpados anteriormente por alguna otra razón)
N0	No hay evidencia de metástasis ganglionar
N1-N3	Según el número de ganglios afectados y presencia o no de metástasis en tránsito o satelitosis

Metástasis a distancia (M)

M0	No hay evidencia de metástasis a distancia
M1	Evidencia de metástasis a distancia
M1a-d	Según localización de las metástasis (d: en sistema nervioso central)

En todos los estadios M, se añadirá (0)/(1) según nivel de lactato deshidrogenasa (LDH): no elevado/elevado.

Estadíos / grupos pronósticos

	Estadio	T	N	M
Localizado	0	Tis		
	I (A, B)	Según el T concreto (ej. IA si T1a y IIC si T4b)	0	0
	II (A, B, C)			
Metástasis ganglios regionales	III	Cualquier T	**Cualquier N**	
Metástasis a distancia	IV		Cualquier N	**M1**

4. FACTORES PRONÓSTICOS

4.1. FACTORES CLÍNICOS

- Peor en hombres y en personas mayores.
- Peor en zonas cubiertas, cuero cabelludo, manos, pies y mucosas.
- Peor el melanoma nodular, seguido del lentiginoso acral.
- Inmunosupresión.

4.2. FACTORES HISTOLÓGICOS

- **Espesor de Breslow**: en los tumores primarios o localizados en piel (estadios I y II) es el factor pronóstico más importante.
- **Nivel de invasión de Clark** (en desuso).
- **Características del tumor primario**: ulceración, microsatelitosis, mitosis >2/mm2, invasión linfovascular o perineural.
- **Características de la/s metástasis en el/los ganglio/s centinela/s**: extensión extracapsular, >3GC metastásicos, >2 regiones ganglionares afectadas, carga tumoral >1mm.

4.3. ESTADIOS: "factor pronóstico más importante"

- La mayoría de las personas con melanoma se curan con la cirugía inicial (los <u>estadios localizados</u> son los más frecuentes, con una supervivencia global del 85%).
- En <u>estadios metastásicos</u>, el melanoma puede ser muy agresivo y originar una alta mortalidad, si bien los nuevos tratamientos han mejorado notablemente el pronóstico (la supervivencia media en estadios IV ha pasado de 9 meses de vida en 2011 a más de 2 años en la actualidad).

	Estadio	T	N	M	Supervivencia a los 5 años
Localizado	0	Tis	0	0	99.9%
	I (A, B)	Según el T concreto (ej. IA si T1A y IIC si T4b)			↓
	II (A, B, C)				
Metástasis ganglios regionales	III	Cualquier T	**Cualquier N**		
Metástasis a distancia	IV		Cualquier N	M1	10-30%

5. TRATAMIENTO

5.1. CIRUGÍA LOCAL

- Tratamiento **quirúrgico** de elección dada su capacidad curativa. En general la extirpación de un melanoma debe alcanzar la fascia muscular en profundidad y un margen de seguridad en superficie según el Breslow.

Breslow	Márgenes
In situ	0.5-1 cm
≤1mm	1cm
1.01-2mm	1-2cm
>2mm	2cm

5.2. LINFADENECTOMÍA (extirpación linfática radical)

- Es una técnica no exenta de complicaciones, que ocurren hasta en el 40-60% (alteraciones de la sensibilidad, dolor, infección, necrosis, linfedema,…).
- Hay dos situaciones en las que la podemos realizar
  - Cuando ya hay **metástasis en la cadena ganglionar** para control regional y con intención curativa.
  - Presencia de **micrometástasis detectadas por un ganglio centinela positivo**. En este caso, hay que valorar bien si procede o si es mejor realizar un seguimiento ecográfico y clínico, porque no se ha visto un beneficio pronóstico claro y por las complicaciones que conlleva. De hecho, las guías actuales recomiendan más el seguimiento, dejando la linfadenectomía para casos seleccionados (preferencia del paciente, dificultad de seguimiento, metástasis de alto riesgo).
- En cualquiera de las dos situaciones, está indicado además el tratamiento adyuvante para disminuir el riesgo de diseminación.

5.3. CIRUGÍA DE LAS METÁSTASIS VISCERALES

Caso de que sean únicas o varias (oligometástasis) y siempre que sean accesibles quirúrgicamente.

5.4 RADIOTERAPIA

No se realiza de forma rutinaria. Valorar en pacientes seleccionados y en situaciones concretas
- RT del tumor local.
- RT adyuvante del territorio ganglionar (tras linfadenectomía).
- RT en el melanoma metastásico.

5.5. TRATAMIENTO SISTÉMICO

- **Tratamiento adyuvante**
  - Pese a una cirugía adecuada, el melanoma cutáneo recidiva hasta en 1/3 de los pacientes, sobre todo en estadios localizados de alto riesgo (IIB, IIC) y en estadio III y IV con enfermedad resecada o ganglio centinela positivo.
  - Objetivo: disminuir la posibilidad de recurrencia de la enfermedad.
  - Fármacos disponibles: interferón alfa a altas dosis (en desuso por poca eficacia y muchos efectos secundarios), inmunoterapia y terapia dirigida.
  - Valorar radioterapia adyuvante (poco habitual).

- **Tratamiento del melanoma metastásico**
  - BRAF mutado: terapia dirigida anti BRAF/MEK y/o inmunoterapia.
  - BRAF no mutado: inmunoterapia (anti-PD1 mejor).

INMUNOTERAPIA: Frente a puntos de control inmunitario de los linfocitos T (CTLA4 y PD-1)

Estimulan la respuesta inmune mediada por LT
- Ipilimumab: **anti-CTLA4**. Menor eficacia, sólo en casos seleccionados.
- Nivolumab, pembrolizumab: **anti-PD1**. De forma aislada o en combinación con anti-CTLA4 (aumentan las reacciones adversas graves) se consideran el ttº de elección en melanoma metastásico sin mutación BRAF.

TERAPIA DIRIGIDA: Frente a la vía de señalización celular de las MAP quinasas en las células del melanoma

Útiles en los melanomas con la mutación V600 en la quinasa BRAF (40-50% de melanomas tienen esta mutación).
Bloquear sólo esta quinasa supone aparición de resistencias, por lo que se añadió un segundo bloqueo sobre la quinasa MEK (aumenta la eficacia y disminuyen algunas toxicidades).

- **Anti BRAF**: vemurafenib, dabrafenib, encorafenib. Producen queratoacantomas y espinocelulares (sobre todo vemurafenib)
- **Anti MEK**: cobimetinib, trametinib, binimetinib
- **Ttº combinado anti-BRAF y anti-MEK**
  - Vemurafenib-Cobimetinib (disminuyen mucho los cánceres cutáneos)
  - Dabrafenib-Trametinib
  - Encorafenib-Binimetinib

6. SEGUIMIENTO

- A todo paciente con melanoma, hay que realizarle un seguimiento de por vida e incidir en la autoexploración para acudir a consulta ante cualquier lesión sospechosa o signo de recidiva. Dicho seguimiento será más estrecho según el estadio que tenga y si hay o no factores de riesgo añadidos (antecedentes familiares, nevus atípicos múltiples, etc.
- En la práctica, la mayor posibilidad de recidiva o de aparición de un segundo melanoma se da en los primeros años tras el diagnóstico, por lo que formando bien al paciente puede darse un alta controlada a partir de 5 (estadios 0-IA) o 10 años (el resto).
- Por este mismo motivo, a partir de los 3-5 años no se recomiendan técnicas de imagen de screening en pacientes asintomáticos.

PROTOCOLO MELANOMA 2021 RIO HORTEGA. VALLADOLID

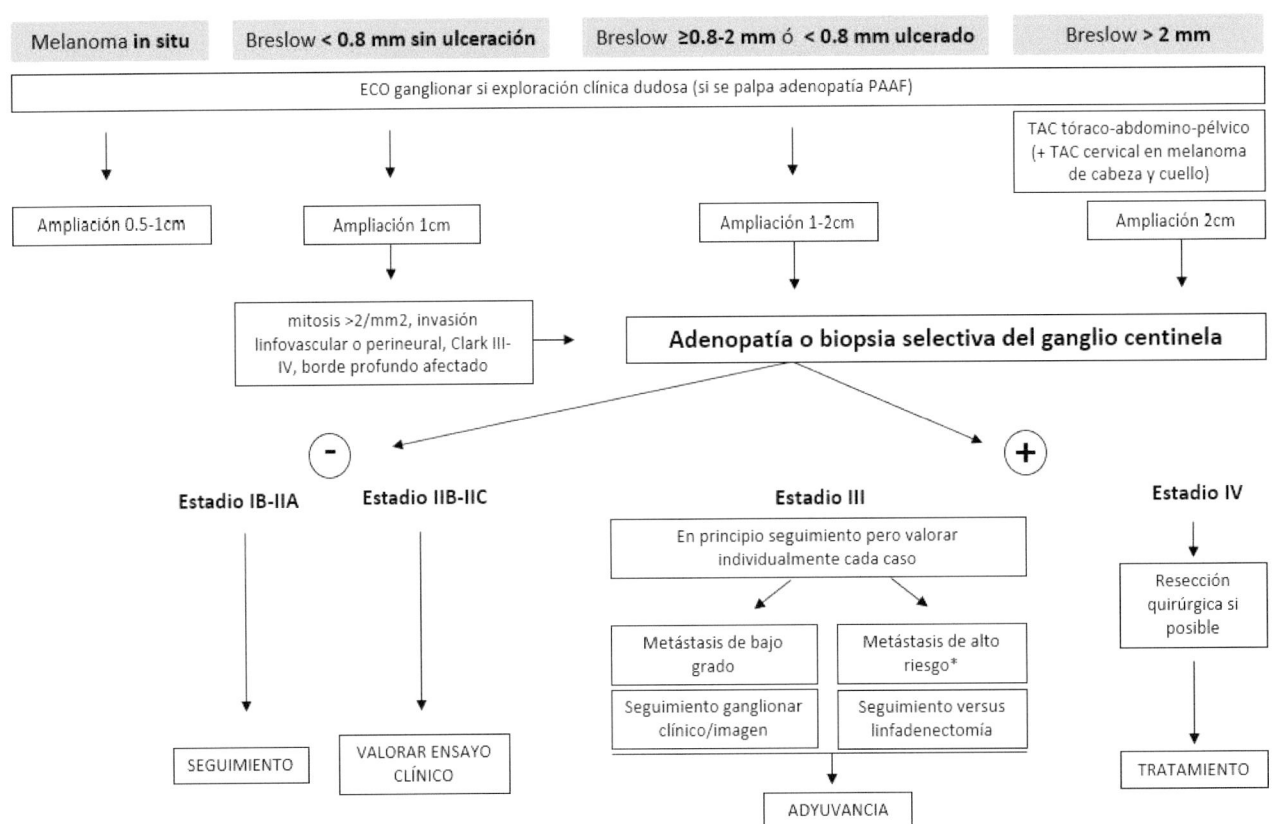

* Tumor primario: ulceración, microsatelitosis, mitosis >2/mm2, invasión linfovascular o perineural, Clark III-IV, borde profundo afectado
Ganglio/s centinela/s: extensión extracapsular, >3GC metastásicos, >2 regiones afectadas, carga tumoral >1mm
Inmunosupresión

TEMA 19
PIEL Y MEDICINA INTERNA

Numerosas enfermedades sistémicas se acompañan de manifestaciones cutáneas, siendo en ocasiones estas manifestaciones las primeras en ocurrir o las que predominen en el cuadro clínico.

1. ENFERMEDADES INMUNOLÓGICAS DEL TEJIDO CONECTIVO

1.1. ESPONDILOARTROPATÍAS SERONEGATIVAS

Grupo de enfermedades caracterizadas por afectación articular axial y periférica (en distintos patrones, frecuencia, gravedad,...). Relación con el HLA.B27. La más característica es la espondilitis anquilopoyética, pero cursa sin clínica cutánea.

A. ESPONDILOARTROPATÍA PSORIÁSICA (recordar la clínica cutánea y ungueal del psoriasis, que la afectación articular aparece en un 5-10% de pacientes y que existen diversos patrones artropáticos).

B. ARTRITIS REACTIVA (SÍNDROME DE REITER)

- Inflamación aséptica (no es posible cultivar microorganismos en la articulación) que aparece tras una infección entérica o genitourinaria.
- Diagnóstico "clínico"
  - Antecedentes de infección 1-4 semanas antes de inicio de sintomatología (preguntar por antecedente de diarrea o disuria).
  - Tríada clínica clásica del Sd de Reiter: **Artritis/espondiloartritis + Uretritis + Conjuntivitis**
  - LESIONES MUCOCUTÁNEAS posibles
    - **Úlceras orales**: superficiales, transitorias y asintomáticas.
    - **Queratodermia blenorrágica palmoplantar**: cuadro eritematoescamoso con vesículas, anatomopatológicamente indistinguible de lesiones psoriásicas (psoriasis pustulosa). Es una manifestación tardía (1-6 meses después del primer síntoma).
    - **Balanitis erosiva circinada**: erosiones superficiales e indoloras en glande.
    - **Distrofia ungueal**: hiperqueratosis subungueal, onicolisis,...

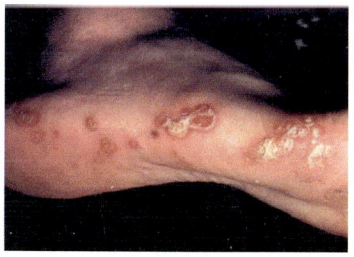 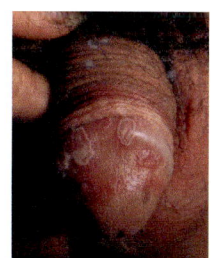 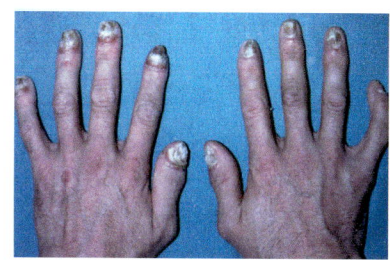

C. ESPONDILOARTROPATÍA DE LA ENFERMEDAD INFLAMATORIA INTESTINAL

- **Enfermedad perianal** (fisuras, fístulas y abscesos): frecuentes en la enfermedad de Crohn y poco frecuentes en la colitis ulcerosa.
- **Manifestaciones reactivas**
  - Eritema nodoso y aftas bucales: más frecuentes en Crohn.
  - Pioderma gangrenoso: más frecuente en colitis ulcerosa (es su manifestación cutánea más frecuente).

1.2. LUPUS ERITEMATOSO

LUPUS ERITEMATOSO SISTÉMICO (LES)

- Enfermedad autoinmune de curso crónico y causa desconocida, que incluye un amplio espectro de manifestaciones clínicas, siendo las lesiones cutáneas las segundas en frecuencia, tras las inflamaciones articulares (70-80% presentan alguna manifestación cutánea en algún momento de la evolución de la enfermedad)
- Se produce una lesión tisular citológica por depósito de autoanticuerpos e inmunocomplejos
- Base genética, con influencia de factores ambientales, hormonales, etc. La exposición a la radiación ultravioleta es uno de los principales factores que puede desencadenarlo o agravarlo
- Más frecuente en mujeres (9/1) en edad fértil
- Puede afectar prácticamente a cualquier órgano, haciéndolo en forma de brotes, durante los cuales el paciente asocia con frecuencia un cuadro general con dolores musculares y articulares, pérdida de peso, fiebre, cansancio y, con frecuencia, lesiones cutáneas
- Estos brotes, distintos en cada paciente, se pueden presentar de forma grave o leve, en intensidad y duración, y se combinan con períodos de remisión durante los cuales el paciente está asintomático
- Las afectaciones más frecuentes son las renales, cardíacas, pulmonares, articulares, neurológicas y cutáneas. En cada brote puede presentarse uno o varios síntomas. Podríamos decir dada su diversidad, que cada paciente padece un lupus diferente

---

AFECTACIÓN CUTÁNEA DEL LUPUS ERITEMATOSO EN GENERAL

✓ **LESIONES ESPECÍFICAS**
  - Englobadas dentro del concepto de **lupus eritematoso cutáneo** (LEC)
  - El LEC precede al diagnóstico de LES en un 25% de los casos
  - Puede ser **agudo** (LECA), **subagudo** (LECS) o **crónico** (LECC)
  - Diagnóstico: lesiones clínicamente compatibles, generalmente fotosensibles y con una histopatología característica
    Aunque las formas de LEC presenten grandes diferencias clínicas, en las biopsias cutáneas de todas ellas destaca la presencia de un patrón de reacción liquenoide
    - **Dermatitis de interfase** (infiltrado inflamatorio en banda)
    - **Degeneración vacuolar** de la basal

✓ **LESIONES INESPECÍFICAS** (pueden presentarse en otras patologías)
  - Generalmente **traducen actividad del LES** (obliga al especialista a reevaluar al paciente en busca de datos clínicos de afectación de otros órganos)
  - Pueden ser **vasculares** (vasculitis y vasculopatía cutánea microtrombótica -generalmente asociada a síndrome antifosfolípido-) o **no vasculares** (alopecia no cicatricial, úlceras orales, urticaria -con frecuencia urticaria vasculitis-, etc)

A. LUPUS ERITEMATOSO CUTÁNEO AGUDO

Significa **LES en el 100% de los casos** (Anticuerpos antinucleares -**ANA**- en el **100%** de los pacientes). Según su extensión puede ser

Localizado

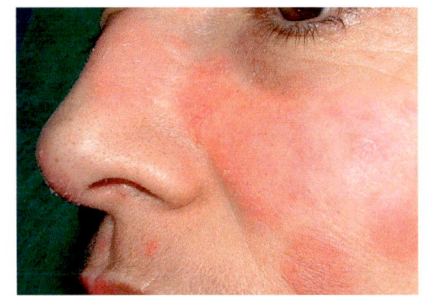

- El famoso eritema "en alas de mariposa", que aparece en el 50% de los pacientes con LES, sobre todo en los jóvenes.
- Consiste en una erupción muy fotosensible formada por máculas o placas que confluyen sobre las mejillas y el dorso de la nariz (característicamente respeta los surcos nasolabiales). Puede extenderse hacia la frente o el escote.
- Diagnóstico diferencial: dermatitis seborreica (afecta pliegues), rosácea (cuperosis, pápulas y pústulas), erisipela, tiña de la cara, eccema de contacto...

Generalizado

- Menos frecuente, consiste en un exantema fotosensible que afecta primariamente a zonas fotoexpuestas pero que puede extenderse e incluso generalizarse por todo el tegumento (en raras ocasiones daño cutáneo masivo tipo NET -LECA ampolloso-).
- Se acompaña de mal estado general, afectación de otros órganos y, con frecuencia de lesiones cutáneas inespecíficas.

B. LUPUS ERITEMATOSO CUTÁNEO SUBAGUDO

- Subgrupo del lupus caracterizado por lesiones cutáneas extensas fotosensibles y recidivantes, alta frecuencia de artritis y cuadro general (fatiga, artromialgias).
- Lo más frecuente es su presentación aislada, pero el **45% tienen manifestaciones sistémicas leves de LES**. En el sentido inverso, aparece en el 10% de pacientes con LES.
- **ANA en el 50-80%** y la mayoría presentan anticuerpos **anti Ro (80%).**
- Brotes sobre todo en primavera y verano de lesiones simétricas en áreas fotoexpuestas (escote, parte alta de la espalda; "suele" respetar la cara).
- Dos patrones característicos (lesiones en ocasiones intermedias y variables): papuloescamoso o psoriasiforme y anular policíclico. No dejan cicatriz.

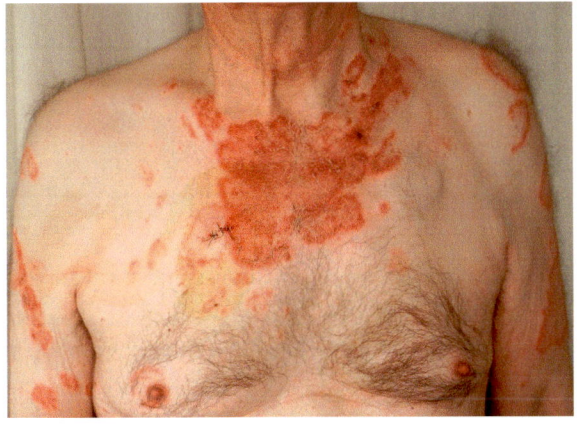

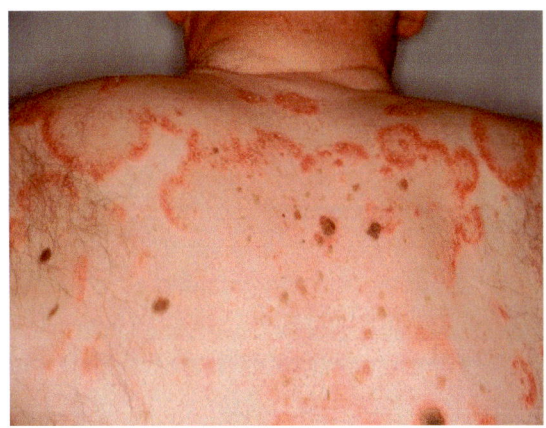

C. LUPUS ERITEMATOSO CUTÁNEO CRÓNICO

Lupus discoide

- Sólo el **5-10% evolucionan a LES** y si se produce las manifestaciones son menos graves.
- En el sentido inverso, aparece en el 20% de pacientes con LES.
- **No hay títulos significativos de ANA.**
- Placas eritematosas elevadas y escamosas en folículos pilosos. Dejan cicatriz y alopecia cicatricial. Predilección por zonas fotoexpuestas, fundamentalmente cara y cuello.

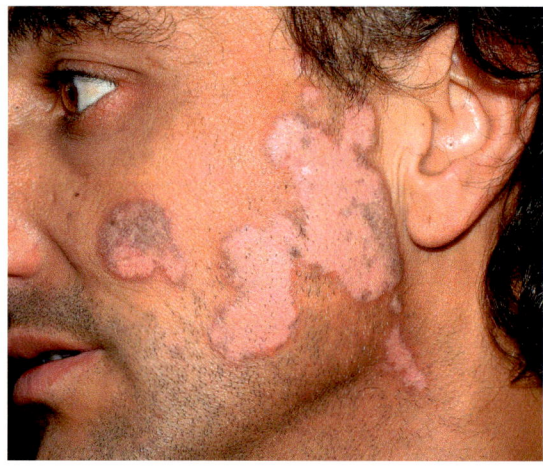 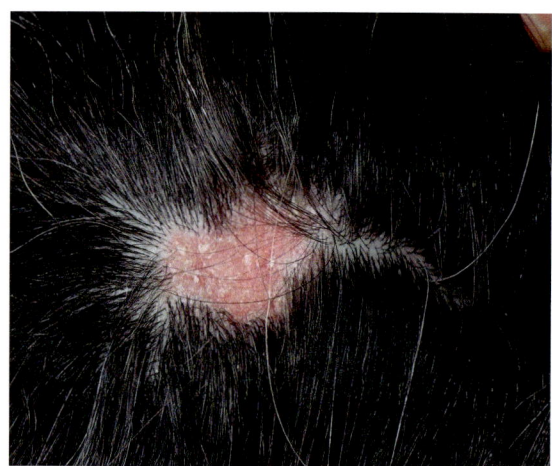

Lupus profundo (paniculitis lúpica)

- **>50% manifestaciones sistémicas** poco agresivas.
- Nódulos subcutáneos indurados que respetan epidermis pero curan con atrofia y es frecuente la calcificación. Más frecuente en extremidades.

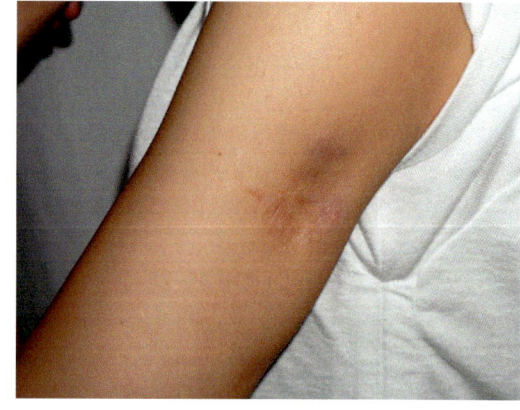

TRATAMIENTO DEL LUPUS ERITEMATOSO CUTÁNEO

- **Fotoprotección** estricta
- Una gran parte se controlan aceptablemente con **tratamiento tópico** (corticoides de potencia media-alta y/o inhibidores de la calcineurina) sólo o combinado con **antipalúdicos orales** (cloroquina o hidroxicloroquina)
- Casos más graves o no respondedores inmunosupresores (metotrexato, azatioprina...). Actualmente ensayos clínicos prometedores con fármacos biológicos y moléculas pequeñas

1.3. ESCLERODERMIA

A. ESCLEROSIS SISTÉMICA (ES)

- Enfermedad autoinmune sistémica caracterizada por fibrosis de la piel, vasos sanguíneos y órganos internos (tubo digestivo, pulmón, corazón y riñón). Más frecuente en mujeres.
- Alta morbilidad y la mayor tasa de mortalidad específica de todas las conectivopatías.
- **El FENÓMENO DE RAYNAUD es la manifestación clínica más frecuente y precoz**, seguido de una tumefacción edematosa de los dedos (importancia del dermatólogo en el diagnóstico precoz).
- **La clínica cutánea es la manifestación clínica más característica.** Suele pasar por tres fases
  - Fase edematosa: afecta fundamentalmente los dedos de las manos (dedos en salchicha).
  - Fase indurativa: piel engrosada y tirante, con disminución de pliegues, microstomía y abundantes pliegues peribucales, esclerodactilia (induración de los dedos),...
  - Fase atrófica: atrofia y adelgazamiento epidérmico. Mano en garra y contracturas en flexión por la piel tensa, úlceras en yemas de los dedos y sobre prominencias óseas, piel seca y áspera con pérdida de pelos y glándulas sudoríparas, hiperpigmentación o despigmentación, calcinosis, telangiectasias,...

CLASIFICACIÓN

- Difusa.
- Limitada (acroesclerosis o Sdr CREST: calcinosis, Raynaud, alteraciones esofágicas, esclerodactilia y telangiectasias).

B. ESCLEROSIS LOCALIZADA O MORFEA

CONCEPTO

- Enfermedad del tejido conectivo de curso crónico, que se caracteriza por la presencia de áreas de piel induradas (afectación exclusiva cutánea).
- La lesión característica consiste en una mancha eritematosa bien delimitada que según progresa se va constituyendo en una placa de centro blanquecino y borde violáceo (anillo liliáceo), de consistencia aumentada y con pérdida de anejos en su interior. El anillo liliáceo representa la zona de crecimiento. Las lesiones rara vez causan molestias.
- El diagnóstico es clínico y se confirma mediante biopsia. No existen datos analíticos característicos.

CLASIFICACIÓN

- **Morfea en placas**: típica de población adulta, suelen ser redondeadas u ovaladas y afectan a tronco y extremidades.
- **Morfea lineal**: típica de niños y adolescentes, afecta a extremidades, frente y cuero cabelludo (en esta localización recibe el nombre de «coup de sabre»).
- **Morfea profunda**: llega a afectar tejido celular subcutáneo, fascia y músculo, produciendo secundariamente contracturas o atrofias musculares y limitación del movimiento de la zona afectada.
- **Otras**

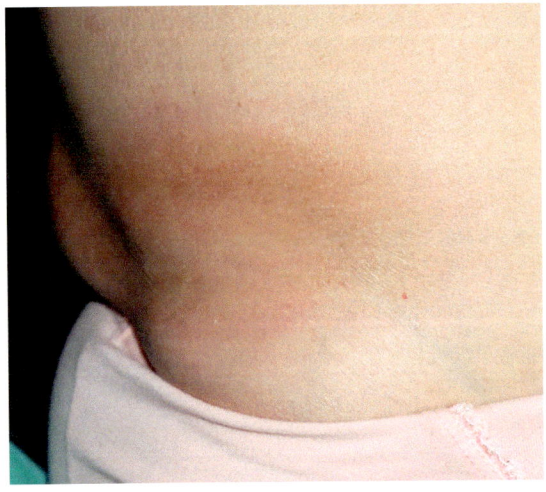

Morfea en placas

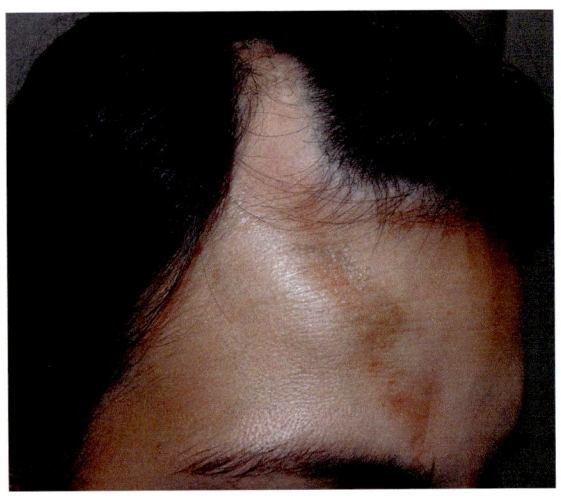

Morfea lineal

ESTUDIO HISTOLÓGICO

- Engrosamiento dérmico (por aumento de colágeno) e infiltrado inflamatorio perivascular. En las formas profundas existe extensión de fibras colágenas y elásticas a tejido celular subcutáneo y fascia.
- En etapas evolucionadas desaparecen los anejos por atrapamiento entre fibras colágenas y disminuye el infiltrado inflamatorio.
- La epidermis puede aparecer normal o atrófica.

PRONÓSTICO

- A diferencia de la esclerosis sistémica no se afectan órganos internos, no aparece acroesclerosis ni Raynaud, ni tampoco se demuestran autoanticuerpos.
- El curso habitualmente es limitado (1–3 años).
- El pronóstico es peor en aquellos casos con atrofia de tejidos adyacentes y deformidades, por lo que en ellos el tratamiento debe ser lo más precoz posible.

TRATAMIENTO

- No existe tratamiento específico.
- Se han utilizado corticoides, antimaláricos, inmunosupresores, fototerapia (UVA y PUVA),…

C. SÍNDROMES ESCLERODERMIFORMES (cursan con esclerosis cutánea al menos en alguna de sus fases)

- **Inducidos por sustancias**
    - Sd del aceite tóxico (aceite de colza desnaturalizado)
    - Otros: infiltración de bleomicina o silicona,…
- **OTROS**
    - Enfermedad injerto contra huésped crónica
    - Fascitis eosinofílica
    - Escleredema
    - Escleromixedema
    - Porfiria cutánea tarda
    - Acrodermatitis crónica atrófica,…

1.4. DERMATOMIOSITIS (DM)

A. CONCEPTO
- Trastorno autoinmune en el que el sistema músculo-esquelético resulta dañado por un proceso inflamatorio no supurativo (infiltrado de predominio linfocítico).
- Más frecuente en mujeres de edad media (excepto el tipo III o infantil).

B. ETIOLOGÍA DESCONOCIDA
- Auto anticuerpos circulantes frente a antígenos musculares (anti-Jo 1, anti-Mi, anti-PM1, anti-PM/Scl).
- Los anticuerpos antisintetasa (el más frecuente es el anti-Jo 1), definen el "Sindrome antisintetasa", caracterizado por miositis, patología pulmonar intersticial, artritis no erosiva, fiebre y "manos de mecánico".
- Puede ser paraneoplásica ("descartar esa asociación", especialmente si hay factores de riesgo, mayores de 60 años,...).

C. CLÍNICA
- Cuadro constitucional inicial.
- Debilidad muscular simétrica y difusa: músculos proximales extremidades, tronco y cuello (cinturón pélvico y escapular). Frecuente la disfagia por afectación muscular.
- Las alteraciones cutáneas pueden preceder o aparecer posteriormente al síndrome muscular.

AFECTACIÓN CUTÁNEA (puede existir fotosensibilidad)

- Erupción eritematosa y oscura en cara, cuello y tórax (lo más frecuente)
- **Eritema en heliotropo** (eritema violáceo en párpados, asintomático) y edema periorbitario
- Placas eritematoescamosas en la superficie de extensión de las extremidades. Cuando están localizadas en dorso dedos se denominan **pápulas de Gottron**
- Piel atrófica y brillante y a veces ulceración y calcinosis (sobre todo en DM infantil)
- Telangiectasias periungueales y fenómeno Raynaud (30%)

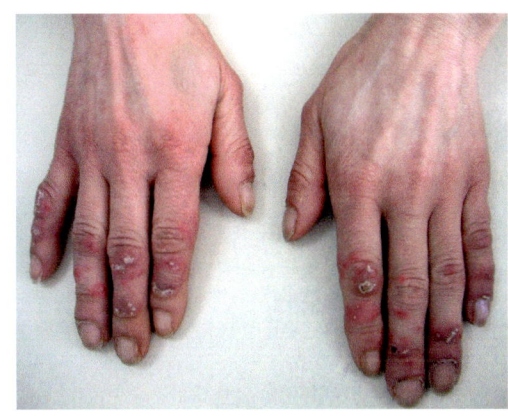

Pápulas de Gottron

D. TRATAMIENTO
- Glucocorticoides.
- Azatioprina si afectación grave que no responde a glucocorticoides o recidivas frecuentes. También útiles otros inmunosupresores.

1.5. VASCULITIS

A. CONCEPTO

- Proceso clínico patológico caracterizado por inflamación y lesión de los vasos sanguíneos. Según el síndrome vasculítico concreto, se afectarán unos u otros vasos y la histopatología será diferente.
- Etiología desconocida en la mayoría, aunque parecen mediadas por mecanismos inmunológicos.
- La afectación vascular difusa produce sintomatología general (fiebre, astenia,…) y manifestaciones orgánicas locales (cutáneas, neurológicas, renales, dolor abdominal,…).
- Frecuente ↑ de reactantes de fase aguda (VSG y leucocitosis).
- **Clínica cutánea "en general"** (las de grandes vasos no cursan con afectación cutánea)
  - Púrpura palpable (manifestación más frecuente y característica).
  - Otras: nódulos subcutáneos, livedo reticularis, úlceras, infarto o gangrena digital,…
- Tratamiento según el cuadro clínico concreto y su severidad: tratar causa o desencadenante si es posible y controlar la reacción inmune (corticoides, inmunosupresores,…).

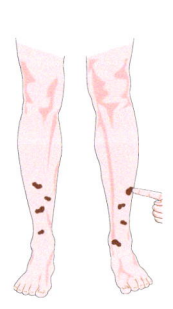
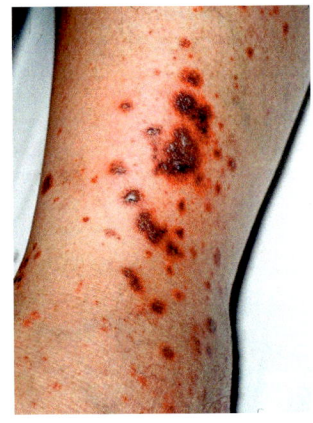

B. CLASIFICACIÓN (describiremos sólo las más relevantes desde el punto de vista dermatológico)

DE GRANDES VASOS	• Arteritis de células gigantes o de la temporal • Arteritis de Takayasu
DE VASOS MEDIANOS	• Enfermedad de Kawasaki • Poliarteritis nodosa clásica (PAN). Lesiones cutáneas características: púrpura palpable, nódulos con necrosis y livedo reticularis

DE VASOS PEQUEÑOS	• Por inmunocomplejos
	  – Vasculitis leucocitoclástica cutánea
	  – Vasculitis por crioglobulinas
	  – Vasculitis urticarial hipocomplementémica
	• Vasculitis asociada a anticuerpos anticitoplasma de neutrófilo (ANCA)
	  – Poliangeitis microscópica
	  – Granulomatosis con poliangeitis (vasculitis de Wegener)
	  – Granulomatosis eosinófila con poliangeitis (vasculitis de Churg-Strauss)
	• Vasculitis IgA (Púrpura de Schönlein-Henoch)

C. SD DE KAWASAKI (mucocutáneo ganglionar)

- Vasculitis sistémica de la infancia que afecta arterias de mediano calibre, en especial las arterias coronarias (causa principal de cardiopatía adquirida en niños).
- Los niños tienen fiebre, erupción cutánea, inflamación oral y conjuntival, y linfadenopatía; pueden ocurrir casos atípicos con menos de estos criterios clásicos.
- Importancia del diagnóstico precoz (fundamental los criterios dermatológicos) y del tratamiento precoz (aspirina en dosis altas e inmunoglobulina IV: alivia los síntomas y ayuda a prevenir complicaciones cardíacas).

CLÍNICA CUTANEA SEGÚN EVOLUCIONA LA ENFERMEDAD

- La enfermedad tiende a progresar por estadios: comienza con fiebre, en 1-3 días aparece la conjuntivitis y a los pocos días un **exantema polimorfo**, sobre todo en el **tronco**, a menudo con acentuación en la región **perineal**. Se acompaña de congestión faríngea, **labios enrojecidos, secos, agrietados y lengua de fresa**
- También es característica la afectación de **manos y pies**: **eritema**, **edema** indurado y **descamación**

D. VASCULITIS LEUCOCITOCLÁSTICA CUTÁNEA

HISTOPATOLOGÍA

- Afectación de los vasos pequeños de la dermis (arteriolas, capilares y vénulas): edema endotelial, infiltrado inflamatorio intra y perivascular, depósito de fibrina (necrosis fibrinoide) y extravasación de hematíes.
- Inicialmente el infiltrado inflamatorio está formado fundamentalmente por neutrófilos, pudiendo observarse el "polvillo nuclear" o leucocitoclasia, que corresponde a la fragmentación del núcleo de los neutrófilos (de ahí el nombre de vasculitis leucocitoclástica).

ETIOPATOGENIA DESCONOCIDA

- **Primarias** (ausencia de causa subyacente).
- **Secundarias** o asociadas a infecciones, fármacos, neoplasias y conectivopatías.

CLÍNICA

- Afectación fundamentalmente cutánea (púrpura palpable) con nula o muy escasa afectación sistémica (artralgias en el 50% de los casos y posible cuadro general constitucional).
- Desencadenante más frecuente: infecciones de vías aéreas superiores y fármacos (sobre todo antibióticos y AINEs).
- Se localizan en zonas declives (extremidades inferiores, espalda, glúteos).
- Lo más frecuente es que ocurra en un brote único, de 1-3 semanas de duración.

DIAGNÓSTICO DIFERENCIAL

- **Vasculitis urticarial hipocomplementémica**
  - Lesiones urticariformes que duran >24 horas + hipocomplementemia + anticuerpos IgG anti-C1q.
  - Existe una vasculitis urticarial normocomplementémica: más frecuente, más leve y sin IgG anti-C1q.
  - Aislada o asociada a múltiples patologías.
- **Vasculitis IgA (Púrpura de Schönlein-Henoch)**
  - Más frecuente en niños. Con frecuencia sigue a una infección del tracto respiratorio superior.
  - Características: púrpura palpable, síntomas gastrointestinales, artralgias / artritis y posible complicación con glomerulonefritis.

VASCULITIS CUTÁNEA

+

Sd constitucional Adenopatías Organomegalias Citopenias Poca respuesta a corticoides	Fiebre Serologías	Infección vías aéreas o fármacos No otras manifestaciones	Niño con púrpura, artritis, afectación gastrointestinal o renal	Afectación renal, gastrointestinal, pulmonar y/o polineuropatía	Lesiones urticariformes
↓	↓	↓	↓	↓	↓
Neoplasia	Infección	Vasculitis leucocitoclástica cutánea	Púrpura de Schönlein-Henoch	Vasculitis asociada a ANCA Vasculitis por crioglobulinas Enfermedad del tejido conectivo	Vasculitis urticaria

E. SÍNDROME DE BEHCET

CONCEPTO

- Se clasifica dentro de los "síndromes vasculíticos de vaso variable" (puede afectar a vasos de cualquier tipo o tamaño).
- Proceso inflamatorio crónico recidivante multisistémico de origen desconocido. Se ha demostrado su asociación con el HLA-B5 y se han descrito casos de Bechet postinfeccioso (desencadenado por diferentes antígenos microbianos).
- Más frecuente en adultos jóvenes (20-30 años) y varones.
- Se caracteriza por presentar úlceras recurrentes en boca y genitales, uveítis, lesiones cutáneas inflamatorias, test de patergia positivo, trombosis, artritis, enfermedad intestinal inflamatoria y afectación del sistema nervioso central.

CLÍNICA CUTÁNEA

- **Úlceras** dolorosas recurrentes **orales** (100%, generalmente es la primera manifestación) y **genitales** (75%).
- **Otras lesiones cutáneas (75%)**
  - Lesiones acneiformes (presentes también en zonas no típicas del acné vulgar) y foliculitis o pseudofoliculitis.
  - Eritema nodoso o pseudoeritema nodoso.

DIAGNÓSTICO "clínico", basado en unos CRITERIOS DIAGNÓSTICOS

"Es necesaria la presencia de ulceración oral recurrente" más dos de los siguientes
1.- Ulceración genital
2.- Lesiones oculares
3.- Lesiones cutáneas descritas
4.- Prueba de la Patergia

2. ENDOCRINO y NUTRICIÓN

2.1. PATOLOGÍA HORMONAL

La afectación cutánea en este grupo de enfermedades suele ser poco importante y acompañante del cuadro general, salvo alguna dermatosis concreta que destacaremos.

SUPRARRENALES	**Hipofunción** (Sd de Addison)	• **Hiperpigmentación melánica**
		  – Predominio en áreas expuestas, cicatrices, genitales y mucosas; pigmentación de surcos palmares y digitales
		  – Por exceso de ACTH y MSH que intentan compensar el déficit de corticoides (por lo tanto "no ocurrirá" en insuficiencia suprarrenal de causa hipofisaria)
		• Pérdida de vello axilar y púbico en mujeres (por <andrógenos)

	Hiperfunción (Sd de Cushing)	• Piel atrófica (friable, falla la cicatrización, **estrías** anchas y violáceas, púrpura ante mínimos traumas,...) • **Hipertricosis, hirsutismo y acné** • Hiperpigmentación (poco frecuente, sólo si aumento de ACTH ectópico) • **Acantosis nigricans**

TIROIDES	**Hipertiroidismo** (enf. de Graves Basedow)	• Piel roja, caliente, sudorosa, sobre todo en palmas y plantas
		• **Vitíligo y alopecia areata** (por asociación de procesos autoinmunes), alopecia difusa,...
		• **Mixedema pretibial** (dermopatía infiltrativa)
		  – Poco frecuente pero específica de Graves
		  – Nódulos rosado-purpúricos en tibia y dorso de pies (aspecto de "piel de naranja"). Bilaterales
		  – Suele coexistir con la oftalmopatía
		  – Tratamiento poco satisfactorio: corticoides tópicos u orales

	Hipotiroidismo	• Piel fría, seca (disminuye la secreción sudorípara y sebácea) y pálida • Pelo seco y frágil, disminuye el vello, **alopecia** de cola de las cejas • **Mixedema generalizado** (acumulación dérmica de mucopolisacáridos), sobre todo en cara, nuca y dorso de manos y pies. No deja fóvea • Otras: uñas quebradizas, **vitíligo**,...

HORMONAS SEXUALES	**Exceso de andrógenos**	Virilización (mujer adulta) y pubertad precoz: **seborrea, acné, alopecia androgenética, hirsutismo**,...

2.2. MANIFESTACIONES CUTÁNEAS DE LA DIABETES

30% de diabéticos en algún momento su vida. Pueden ser el primer indicio de que la persona tiene diabetes.

A. POR ALTERACIONES VASCULONERVIOSAS

- **Dermopatía diabética**
  - Manifestación cutánea más frecuente (50% de diabéticos) pero no específica.
  - Manchas escamosas marrones, ovaladas o circulares, sobre todo en cara anterior de las piernas.
  - Patología asintomática y banal que no requiere tratamiento.
- **Necrobiosis lipoídica**
  - Sólo en 0,3% de diabéticos, pero es la lesión más específica (no exclusiva).
  - Manchas similares a la dermopatía diabética, más grandes y más profundas. Más frecuente también en cara tibial anterior.
  - Además, suelen crecer más o menos rápido por el borde (bien delimitado), mientras se aclara e incluso se atrofia por el centro.
  - Tratamiento difícil: corticoides intralesionales,…
- **Pie diabético**: fisuras, infecciones profundas, úlceras,… Puede llegar a causar el llamado "mal perforante plantar".

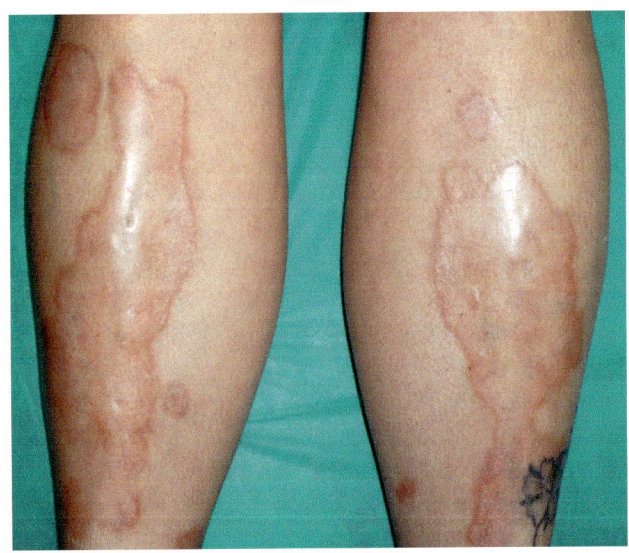

Necrobiosis lipoídica

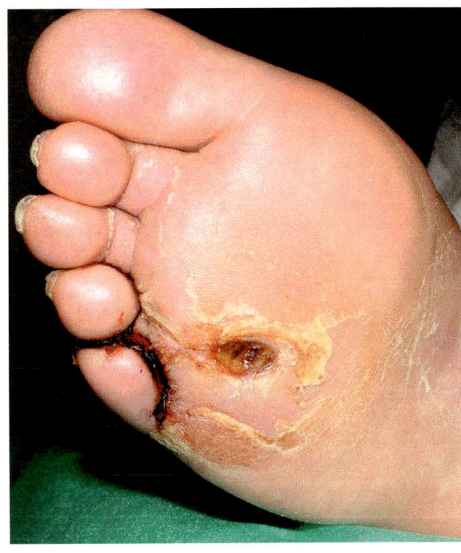

Mal perforante plantar

B. INFECCIONES

- Aumento de candidiasis: rágades, muguet, genital, perionixis e intertrigos (zonas eritematosas, rodeadas de pequeñas vesículas/pústulas superficiales y escamas).
- Aumento de infecciones bacterianas.
- Sobreinfección de úlceras causadas por la microangiopatía y la neuropatía.

C. OTRAS

- Bullosis diabética (aparición espontánea de ampollas). Se asocia a diabetes no controlada.
- Acantosis nigricans (ver tema 20: dermatosis paraneoplásicas): generalmente afecta a personas con sobrepeso y síndromes de resistencia a la insulina.
- Escleredema, xantomas eruptivos,…

2.3. DERMATOSIS CARENCIALES

AVITAMINOSIS	Vit. A	Xerosis, hiperqueratosis folicular, alopecia difusa,...
	Vit. B3 o nicotinamida (PELAGRA)	• **Demencia-Diarrea-Dermatosis.** • Fotosensibilidad, erupción eritematosa muy pruriginosa en áreas expuestas (en cuello se llama "collar de Casal") • Alteraciones ungueales y de mucosa oral, alopecia,...
	Vit C (ESCORBUTO)	Púrpuras, encías sangrantes, fallo de la cicatrización,...
	Cinc (tratar con sulfato de cinc)	• Deficit hereditario o **acrodermatitis enteropática**: ver tema 15 (genodermatosis) • Deficit adquirido (nutrición parenteral, alcohólicos,...): cuadro similar, menos vesiculoso y exudativo y más síntomas generales

3. DERMATOSIS METABÓLICAS

- **Porfirias**: por error, congénito o adquirido, en el metabolismo del hemo.
- **Gota**: alteración congénita o adquirida del metabolismo de las purinas. Ver Reumatología.
- **Xantomatosis**: infiltrados de histiocitos cargados de lípidos en dermis o en tendones
  - Pacientes normo o hiperlipémicos.
  - Clínica: pápulas o nódulos amarillo anaranjados.
  - Los xantelasmas son xantomas planos en párpados (en la mayoría no hay alteraciones lipídicas, excepto en <40 años –hipercolesterolemia-).
- **Amiloidosis**: depósito extracelular de proteina amiloide.
- **Mucinosis**: depósito en dermis de mucina
  - Por alteración tiroidea: mixedema difuso y mixedema pretibial.
  - Otros: escleromixedema, escleredema,...

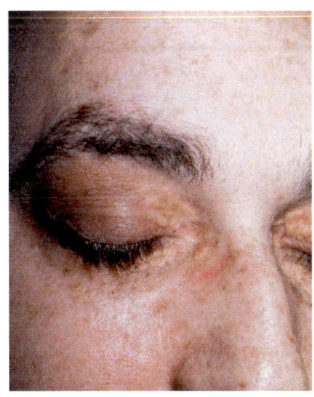

Xantelasmas palpebrales

PORFIRIAS: Porfiria cutánea tarda

- La más frecuente, por déficit de uroporfirinógeno decarboxilasa (aumentan en orina, sangre y heces las Uro y Coproporfirinas). Esporádica (más frecuente; varones de edad media) o genética.
- Precipitantes: alcohol, estrógenos, hierro,...
- **Clínica cutánea** ("es fotosensible")
  - Fragilidad y/o ampollas en cara y dorso de manos, dejando cicatrices.
  - Asocia hipertricosis malar.
  - **Tratamiento:** fotoprotección y evitar si es posible y si existen los factores precipitantes. Sangrías para evitar sobrecargas de hierro (de elección, buena respuesta). Antipalúdicos a dosis bajas.

4. SISTEMA URINARIO: insuficiencia renal

- Alteraciones más frecuentes: **xerosis**, **prurito** e **hiperpigmentación**.
  El prurito urémico es la causa más frecuente de prurito de origen sistémico, afectando más a los pacientes sometidos a diálisis. Mala respuesta al tratamiento, incluida la diálisis (mejora con fototerapia).

- Complicación cutánea más grave: **calcifilaxis** (arteriolopatía urémica calcificante), caracterizada por ulceración necrótica de la piel debida a calcificación arteriolar y posterior isquemia cutánea por trombosis. Se asocia a mal pronóstico.

TEMA 20
MISCELÁNEA

1. PÚRPURAS

Recordar del Tema 1: la lesión elemental es la mácula rojo congestivo y violáceo con el tiempo y que no desaparecen a la vitropresión (por extravasación de hematíes). Pueden deberse a alteraciones plaquetarias (púrpuras **trombopénicas o trombopáticas**), a alteración o deficiencia de los factores de coagulación (púrpuras **plasmopáticas**) o a alteración de los vasos (púrpuras **vasculopáticas**).

PÚRPURAS VASCULOPÁTICAS

A. CONGÉNITAS

- Enfermedad de Rendu-Osler o telangiectasia hemorrágica hereditaria.
- Algunas enfermedades hereditarias del tejido conjuntivo pueden cursar con hematomas espontáneos.
- Otras

B. ADQUIRIDAS

- **Púrpura senil** (la más frecuente de este grupo): con la edad se adelgaza la piel y se pierde parte del soporte conectivo de los vasos, por lo que se producen equímosis espontáneas o tras mínimos traumatismos (sobre todo en zonas de piel más fina y más expuesta: dorso de manos y antebrazos).
- Púrpura artefacta o facticia (autoproducida).
- Otras: **corticoides** (causa frecuente per se o junto a otros factores como la edad), amiloidosis, escorbuto,...

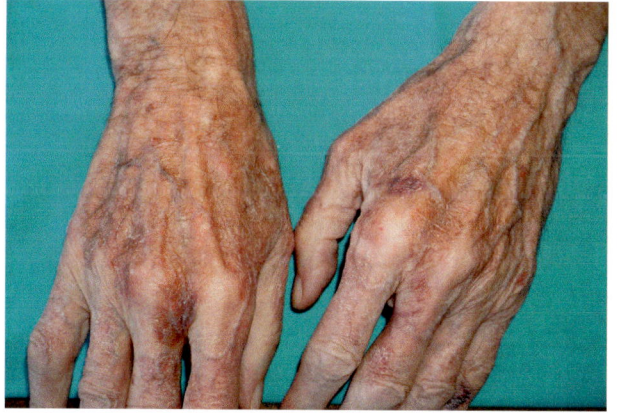

Púrpura senil

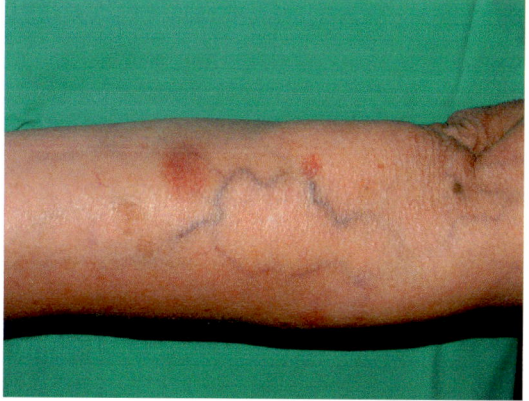

Púrpura y atrofia cutánea por abuso de corticoides

C. INMUNOLÓGICAS: VASCULITIS

- Recordar tema 19: Inflamación y lesión de los vasos sanguíneos. Pueden ser idiopáticas o secundarias (fármacos, conectivopatías, neoplasias, infecciones...).
- La púrpura de las vasculitis se diferencia del resto por ser palpable. Es la manifestación principal y en ocasiones la única de la **vasculitis leucocitoclástica cutánea.**

D. CAPILARITIS (dermatosis purpúricas pigmentarias)

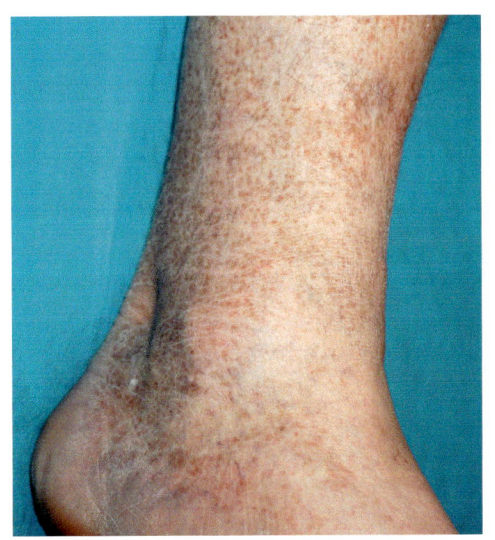

- Grupo de dermatosis cuya característica en común es la extravasación de glóbulos rojos y depósito de hemosiderina, con cambios inflamatorios mínimos alrededor de los capilares, en ocasiones con edema de las células endoteliales pero sin verdadera vasculitis.
- La mayoría de los casos se trata de lesiones localizadas y son de carácter benigno, aunque adquieren un curso crónico y no hay tratamiento realmente efectivo.
- De causa desconocida, se han descrito algunos desencadenantes.
- La más frecuente es la **dermatitis ocre o púrpura gravitacional**: lesiones pigmentadas, con el tiempo color marrón-ocre que da aspecto de suciedad, limitadas a miembros inferiores. Asociada a insuficiencia venosa.

2. PANICULITIS

2.1. CONCEPTO

Inflamación del tejido celular subcutáneo, manifestada como **nódulos** rojo-violáceos dolorosos a la presión de preferencia en extremidades inferiores que pueden **ulcerarse** o **no**.

Idiopáticos o **secundarios** a diversos procesos y según la afectación histológica predominante se dividen en **septales** y **lobulillares**.

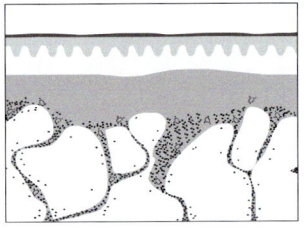 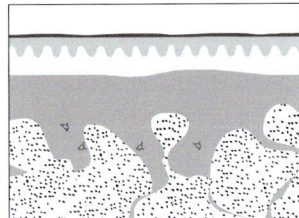

Paniculitis predominatemente septal y predominantemente lobulillar

2.2. CLASIFICACIÓN

A. LOBULAR

CON VASCULITIS: **VASCULITIS NODULAR**

- Nódulos crónicos y/o recidivantes, a menudo ulcerados, más frecuentes en mujeres de edad media.
- Reacción por inmunocomplejos desencadenada por una infección, sobre todo **tuberculosa** (eritema indurado de Bazin) o **estreptocócica**.

SIN VASCULITIS: **LES, sarcoidosis, linfoma, déficit de alfa-1-antitripsina, trastornos pancreáticos**…

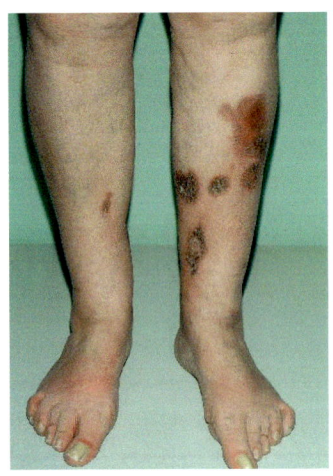

Vasculitis nodular

B. SEPTAL

CON VASCULITIS: **Poliarteritis nodosa**

SIN VASCULITIS: **ERITEMA NODOSO**

ERITEMA NODOSO

Clínica

- Variedad clínico-patológica más frecuente de paniculitis aguda
- Más frecuente en mujeres de edad media, suele aparecen en forma de brotes que pueden asociar fiebre, astenia y artralgias
- Manifestación súbita de nódulos eritematosos dolorosos, más frecuentemente en zonas pretibiales ("es posible una amplia distribución"), y que evoluciona en varias semanas hacia la curación, sin ulcerarse, ni dejar cicatriz o atrofia

Etiología (idiopática hasta el 50%). Se cree que es una reacción de hipersensibilidad celular retardada, desencadenada por estímulos antigénicos muy diversos

- Causas comunes
  - Sarcoidosis, donde es la manifestación cutánea más frecuente
  - Tuberculosis
  - Infección estreptocócica
  - Fármacos (anticonceptivos, sulfamidas,...)
- Causas poco frecuentes: otras infecciones, linfoma, enfermedad inflamatoria intestinal (Crohn y colitis ulcerosa), conectivopatías (enfermedad de Behcet...)

Tratamiento

- Específico de la enfermedad subyacente, siempre que sea posible
- Sintomático de la lesión cutánea y las manifestaciones asociadas: reposo, AINES. Si no se controla corticoides, ...

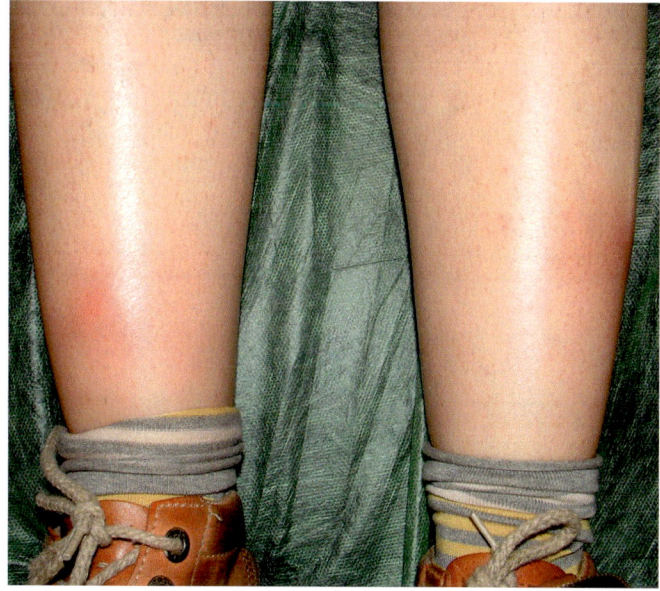

Las lesiones del eritema nodoso y, en general de las paniculitis, "en ocasiones se palpa más que se ven"

3. DERMATOSIS GRANULOMATOSAS NO INFECCIOSAS

3.1. CONCEPTO

- Recordar del tema 1: **Granuloma**: agregados de histiocitos activados (las células gigantes multinucleadas de Langhans están formadas por la fusión de estos histiocitos).
- Se forman como un intento del organismo de contener un agente difícil de erradicar: un cuerpo extraño insoluble (astilla de madera, material de sutura no reabsorbible...), un microrganismo de baja virulencia (*Mycobacterium tuberculosis*) o agentes aún desconocidos (sarcoidosis). Por tanto, desde el punto de vista inmune, los granulomas son de carácter inespecífico, es decir, por sí mismos no son patognomónicos de ninguna etiología en particular.

3.2. CLASIFICACIÓN

Las dermatitis granulomatosas se han dividido en varios grupos según su etiología (infecciosa o no infecciosa) y según la morfología de los granulomas. Hablaremos de los más importantes.

	ANATOMÍA PATOLÓGICA	ENFERMEDAD
Granuloma tuberculoide	Infiltrado linfocitario en forma de **collar**, mayor densidad de células gigantes multinucleadas y, generalmente, **necrosis caseosa** central	**Tuberculosis, lepra, rosácea,** enfermedad de **Crohn**...
Granuloma sarcoideo	Carecen del típico collar de linfocitos (se denominan también granulomas **desnudos**), menos densidad de células células gigantes multinucleadas y ausencia de necrosis de caseificación	**Sarcoidosis**, algunas infecciones...
Granuloma en empalizada o necrobiótico	Los histiocitos de la periferia adoptan una disposición que recuerda al cercado de los campos. Se asocia una alteración del colágeno denominada necrobiosis	**Granuloma anular, necrobiosis lipoídica, nódulos de la artritis reumatoide**
Granulomas supurativos	Al patrón básico se agregan en el centro de la lesión abundantes **neutrófilos**	**Micosis profundas** (esporotricosis, micetoma...), micobacteriosis no TBC, algunas infecciones bacterianas (arañazo de gato...), **pioderma gangrenoso, rotura de quistes o folículos**
Granulomas de tipo cuerpo extraño	Presencia de **células gigantes multinucleadas** y de material exógeno o endógeno	Cuerpo extraño

3.3. SARCOIDOSIS

A. CONCEPTO
- Enfermedad granulomatosa sistémica de etiología desconocida que afecta fundamentalmente a pulmón, piel, ojos y ganglios linfáticos.
- Más frecuente en mujeres jóvenes.
- En la mayoría de los casos benigna y autolimitada.

B. CLÍNICA

- La forma más frecuente en España es la subaguda (Sd de Löfgren): **eritema nodoso** + artritis + adenopatías hiliares bilaterales.
- **Lesiones cutáneas específicas (sarcoides)**: en 10-30% e implican peor pronóstico. Aspecto muy variado: maculopapuloso, liquenoide, nodular, en placas, infiltración de cicatrices antiguas,...
- Una forma peculiar y frecuente de sarcoidosis cutánea es el **lupus pernio** que cursa como nódulos y placas violáceas en nariz, mejillas, orejas, manos y pies.

C. DIAGNÓSTICO

- Biopsia (imprescindible): granuloma sarcoideo.
- Analítica: posible aumento de enzima convertidora de angiotensina, hipercalcemia e hipercalciuria...

D. TRATAMIENTO

- Corticoides, inmunosupresores, anti TNF,...

3.4. GRANULOMA ANULAR

- Enfermedad granulomatosa cutánea de etiología desconocida.
- Es frecuente (sobre todo en niños y adultos jóvenes, pero puede aparecer a cualquier edad).
- Se manifiesta en forma de pápulas y placas asintomáticas de color de la piel o discretamente rojizas, de consistencia firme y que se agrupan formando un anillo o en disposición anular, apareciendo de forma más frecuente en el dorso de las manos y los pies, codos y rodillas.
- Curso crónico autolimitado: remite en los primeros dos años en la mayoría de casos, aunque las recidivas son frecuentes.
- Al tratarse de un proceso autolimitado, la mayoría de casos no requieren tratamiento. Lo más empleado son los corticoides tópicos o intralesionales.

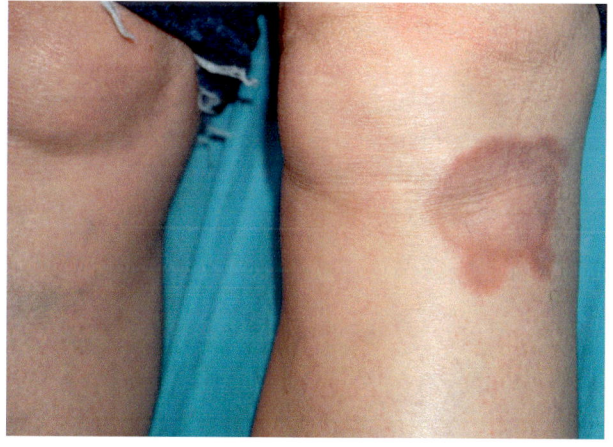 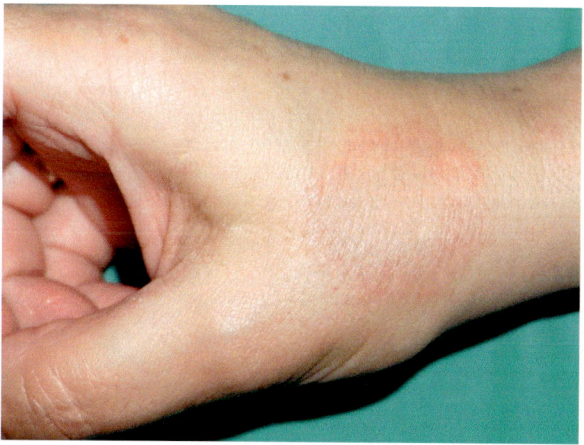

4. DERMATOSIS NEUTROFÍLICAS

4.1. CONCEPTO

- Dermatosis no infecciosas que presentan en la histología un infiltrado inflamatorio en el que los neutrófilos predominan; asimismo, poseen un amplio espectro de manifestaciones clínicas y enfermedades de base asociadas y responden al tratamiento con corticosteroides.
- Las manifestaciones cutáneas varían desde vesículas, pústulas y placas hasta nódulos y úlceras.

4.2. SÍNDROME DE SWEET (DERMATOSIS NEUTROFÍLICA FEBRIL AGUDA)

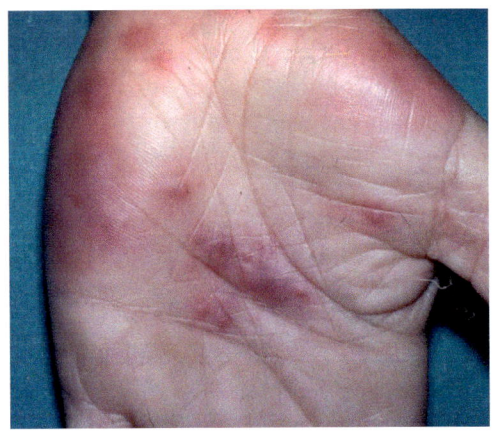

- Aparición brusca de placas violáceas, seudovesiculares, **dolorosas**, de distribución **asimétrica** sobre todo en extremidades, cara y cuello, acompañadas de **fiebre y leucocitosis neutrófila**. Puede haber malestar general, artralgias y conjuntivitis, y a menudo existe un **antecedente** de cuadro catarral o gastrointestinal.
- Más frecuente en mujeres de edad media.
- Etiología: idiopática (lo más frecuente) o asociada a leucemias mielocíticas (15%), neoplasias viscerales,...
- Analítica: neutrofilia y aumento de VSG.
- Tratamiento de elección: corticoides sistémicos.

Recientemente se ha descrito un síndrome en el que se pueden englobar algunos antiguos síndromes de Sweet (clínica e histopatológicamente) asociados a discrasias sanguíneas y con cuadros clínicos más severos y complejos. Se le ha denominado **síndrome VEXAS** (vacuolas, enzima E-1, ligado a x, autoinflamatorio, somático). Es debido a una mutación somática adquirida con cambio de aminoácido en el gen UBA1

4.3. PIODERMA GANGRENOSO

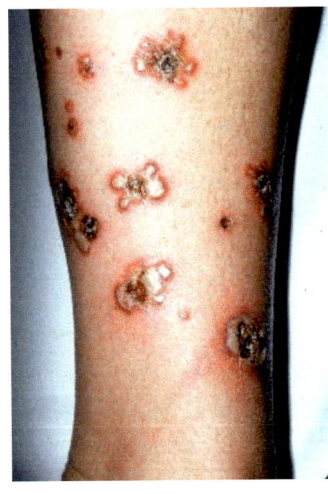

- Se inicia como pápulas o nódulos eritemato-violáceos que originan una úlcera bien delimitada, de borde elevado, a veces con lesiones pustulosas. Con frecuencia son dolorosas y se resuelven dejando cicatriz. Suele haber hipersensibilidad a mínimos traumas (patergia).
- Analítica: leucocitosis y aumento de VSG.
- Etiología: idiopático (50%) o asociado a enfermedad inflamatoria intestinal (EII: Crohn y colitis ulcerosa, donde es la lesión cutánea más frecuente), conectivopatías, neoplasias,...
- Tratamiento: corticoides sistémicos, pero con frecuencia son necesarios inmunosupresores o fármacos biológicos.

5. ERITEMAS FIGURADOS

- De manera amplia, son muchas las enfermedades de la piel que adoptan patrones clínicos diversos: anular, circular, policíclica, arciforme...
  - **Agudos**: urticaria, lupus eritematoso subagudo, algunos exantemas...
  - **Crónicos**: eritemas figurados, tiña, granuloma anular, micosis fungoide...
- De manera restrictiva, solemos referirnos a los eritemas figurados como erupciones reactivas a una serie de causas con lesiones anulares – policíclicas generalmente de carácter migratorio, entre las que se incluyen:

- **Eritema anular centrífugo** (infecciones, fármacos, neoplasias, enfermedades autoinmunes,…)

- **Eritema crónico migrans** (enfermedad de Lyme: infección por la Borrelia burgdorferi)

- **Eritema necrolítico migratorio** (glucagonoma)

- **Eritema gyratum repens** (carcinoma)

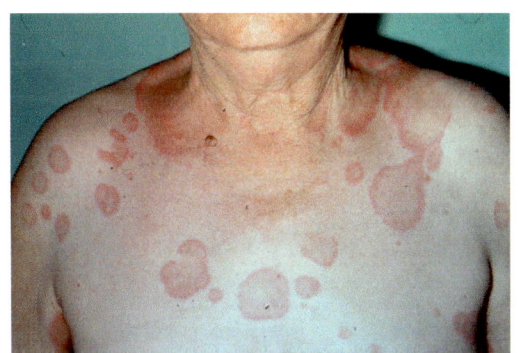

Eritema anular centrífugo

6. DERMATOSIS PARANEOPLÁSICAS

- Entidades sintomáticas que no se encuentran relacionadas con el tumor en sí, ni con su diseminación, sino que constituyen diversas manifestaciones provocadas por el cáncer en lugares que no están directamente afectados por la enfermedad maligna.
- Criterios para definir un síndrome paraneoplásico: aparición simultánea o cercana en el tiempo de la sintomatología y el tumor y curso evolutivo paralelo (desaparición de los síntomas tras el tratamiento del tumor y reaparición con la recidiva de la neoplasia).
- Síntomas de alarma de neoplasia: astenia, anorexia y pérdida de peso.

	Asociación más frecuente o característica	Otras
Prurito	Cáncer visceral (frecuente en Hodkin)	Sospechar si inicio brusco en persona mayor sin causa evidente
Acroqueratosis paraneoplásica de Bazex	Cáncer visceral (carcinoma epidermoide del tracto aerodigestivo superior)	• Progresiva aparición de placas eritematosas e hiperqueratósicas simétricas en zonas acrales (manos, pies, nariz, lóbulo de las orejas). Es típica la afectación palmoplantar y ungueal • Con mucha frecuencia antecede al tumor
Eritema gyratum repens	Cáncer visceral	Se asocia a neoplasias en un 95% de los casos
Eritema anular centrífugo	Cáncer visceral	
Eritema necrolítico migratorio	Glucagonoma	
Pénfigo	Neoplasias hematológicas	
Acantosis nigricans	Adenocarcinoma gastrointestinal	• Pigmentación pardusca en grandes pliegues (cuello, axilas, ingles) con hiperqueratosis y engrosamiento aterciopelado de la piel • Hay una acantosis nigricans benigna asociada a endocrinopatía (Sds de insulinorresistencia,…), una pseudoacantosis nigricans por obesidad y otras formas hereditarias o por fármacos
Ictiosis adquiridas	Linfoma de Hodgkin. Otras	
Dermatomiositis asociada con neoplasia	Varios	• Más frecuente en > 60 años • Neoplasia antes o después de la miositis (diferencia de hasta 2 años)
Sd de Sweet	Procesos linfoproliferativos Otros	
Pioderma gangrenoso	EII, conectivopatías, neoplasias…	
Acropaquias	Cánceres intratorácicos Otros	

No es propiamente un cuadro paraneoplásico, ya que las manifestaciones sí están relacionadas con el tumor…

Síndrome carcinoide	Tumor carcinoide	• Manifestaciones cutáneas, gastrointestinales (diarrea,…), pulmonares (asma,…) y cardiacas por la liberación de serotonina, histamina, prostaglandinas,… • Piel: episodios congestivos paroxísticos (pocos minutos) en cara, cuello y parte superior del tronco, telangiectasias, eritema persistente,… • Desencadenantes: alcohol, fármacos, especias,…

7. PSICODERMATOSIS

7.1. CONCEPTO

- Comprende un grupo de trastornos en los límites entre la psiquiatría y la dermatología.
- Un alto porcentaje de pacientes que buscan tratamiento para alguna enfermedad cutánea, tienen un problema psicológico o psiquiátrico que puede causar o exacerbar un problema cutáneo.
- El curso de muchos trastornos cutáneos está afectado por el estrés u otros eventos psicológicos, y las dermatosis deformantes o sintomáticas causan una morbilidad psicológica importante, lo cual lleva a un trastorno psiquiátrico secundario.
- El modelo neuro-inmuno-endocrino-cutáneo intenta explicar por qué muchas dermatosis cutáneas son desencadenadas o exacerbadas por factores psicológicos. Estos sistemas comparten un complejo lenguaje de neuropéptidos, citocinas, glucocorticoides y otras moléculas efectoras.
- Los pacientes con trastornos psicocutáneos frecuentemente se resisten a una remisión al psiquiatra, por lo que es prioritario un correcto abordaje y una adecuada empatía.

7.2. CLASIFICACIÓN

Trastornos psicofisiológicos o psicosomáticos causados por enfermedades cutáneas activadas por diferentes estados emocionales, pero no directamente relacionadas con trastornos mentales	– Dermatitis atópica – Infección por herpes simple – Hiperhidrosis – Efluvio telógeno y alopecia areata – Dermatitis seborreica y psoriasis – Acné y rosácea – Vitíligo, urticaria…	

Trastornos psiquiátricos primarios responsables de trastornos cutáneos (ocurren en el contexto de un trastorno delirante, somatomorfo, del control de impulsos, de la personalidad, de la alimentación, de la ansiedad o de la depresión)	**Trastorno por creencias dermatológicas**	Delirio de infestación
	Trastornos del control de impulsos	– Trastorno dismórfico corporal – Tricotilomanía, onicotilomanía y onicofagia – Excoriaciones neuróticas – Acné excoriado
	Enfermedades cutáneas facticias	Dermatitis artefacta
	Prurito psicógeno	
	Fobias cutáneas	Venerofobia, fobia a los lunares…
	Trastornos sensoriales cutáneos	– Orodinia/glosodinia – Vulvodinia/escrotodinia – Anodinia

Trastornos psiquiátricos secundarios causados por una piel desfigurada (ansiedad, depresión o ideación suicida)	– Acné – Alopecias – Psoriasis – Trastornos de la pigmentación, etc

DELIRIO DE INFESTACIÓN

- Condición en la cual el paciente tiene una idea falsa y fija de estar infestado por pequeños patógenos vivos o inanimados, sin evidencia médica objetiva.
- Por definición, los pacientes desconocen el origen psiquiátrico de la enfermedad y consecuentemente rechazan las remisiones al psiquiatra o las medicaciones antipsicóticas.
- Es típico una historia de múltiples consultas a medicina general y dermatología (se "cambian de médico") y con mucha frecuencia traen muestras a la consulta, compuestas de restos cutáneos, escamas, costras o cabello.
- Por lo general, los pacientes intentan varias técnicas para deshacerse de la infestación; con frecuencia crean rituales cada vez más elaborados y autodestructivos (con lupas, pinzas, agujas,...) causándose excoriaciones, úlceras, erosiones, pérdida del cabello,...
- La posibilidad de una verdadera infestación (por ejemplo, escabiosis incógnita), así como la presencia de causas psiquiátricas o médicas que contribuyan a una psicosis, deben tenerse presentes entre los diagnósticos diferenciales.
- Los dermatólogos tienen la impresión de que estos pacientes padecen una grave alteración mental que tiende a la cronicidad y es de mal pronóstico.

TRICOTILOMANÍA

- A pesar de la densidad normal del cabello, se encuentran diferentes longitudes, incluyendo terminaciones cónicas, que demuestran nuevo crecimiento y terminaciones despulidas con cabellos rotos y quebrados a la mitad, o aparecer como pequeños puntos negros en la superficie del cuero cabelludo.
- Típicamente, la región afectada tiene una forma inusual y la prueba de tracción es negativa.

DERMATITIS ARTEFACTA

- Trastorno en el que el paciente produce intencionalmente signos y síntomas destructivos en su piel, originados de un modo secreto y misterioso, negando su responsabilidad, con el objetivo inconsciente de satisfacer una necesidad psicológica, habitualmente el deseo de ser tratado médicamente.
- Más frecuente en mujeres, adolescentes y jóvenes. La localización múltiple es una característica femenina, mientras que la localización única se observa predominantemente en varones.
- Frecuentemente aparece en presencia de estrés psicosocial grave o trauma, que puede ser fácilmente identificable.
- Cambian frecuentemente de médico, especialmente, cuando sienten que el médico sospecha...
- **Sospecha clínica**: "dermatosis que no nos cuadra con nada", en partes de fácil acceso del cuerpo y contralateral a la mano dominante y con formas inusuales (bordes agudos y geométricos,...).
- **Formas clínicas**: dependen del método empleado y de la creatividad del paciente para autolesionarse
    - Excoriaciones, de morfología lineal y en la mayoría de las ocasiones causadas con las uñas u objetos cortantes (las más frecuentes).
    - Úlceras, ampollas, quemaduras, púrpura (hematomas),...
    - Paniculitis, por inyección de sustancias o por traumatismos.

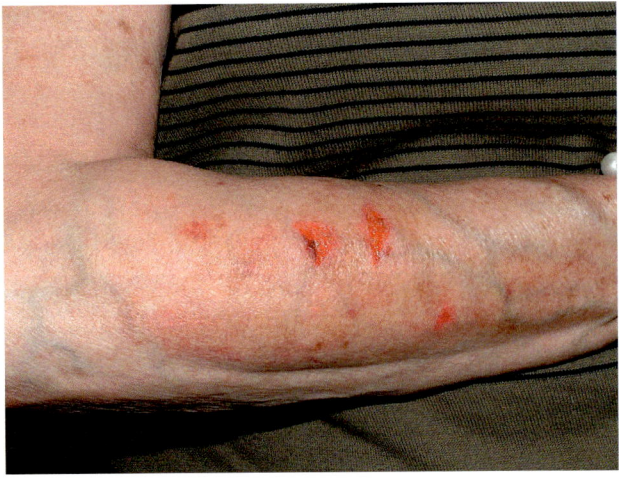

Delirio de parasitación

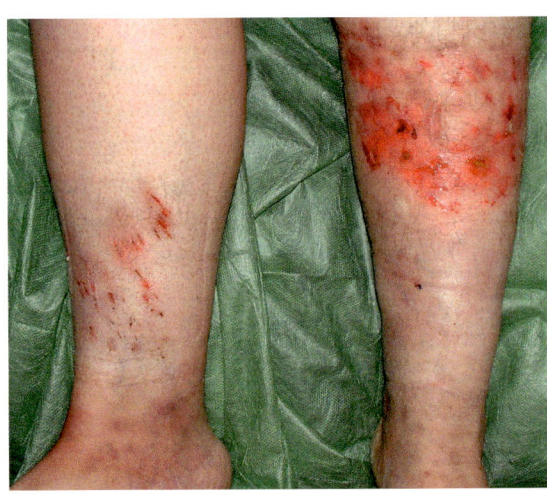

Dermatitis artefacta

TRASTORNOS SENSORIALES CUTÁNEOS

- Por alteración en la percepción, los pacientes refieren prurito, ardor, dolor… en ciertas zonas concretas (boca, genitales, ano), en ausencia de patología médica demostrable (diagnóstico de exclusión).
- Asociación a personalidades ansioso-depresivas y posible desencadenante (luto, enfermedad grave…).
- La más frecuente es la que afecta a la cavidad bucal: **glosodinia** (lengua)/**orodinia** (boca en general). También recibe el nombre de "boca urente".

8. OTRAS

8.1. AMILOIDOSIS (acúmulo de amiloide: proteina anómala)

A. AMILOIDOSIS CUTÁNEA

La más frecuente es la **amiloidosis macular**: hiperpigmentación en zona interescapular, con prurito.

NOTALGIA PARESTÉSICA
- Mononeuropatía sensitiva que se manifiesta con prurito en la región dorsal (se cree que por atrapamiento de la rama posterior de los nervios espinales T2 a T6).
- El rascado continuo originaría una degeneración de queratinocitos (formarían depósitos de amiloide).
- Por lo tanto, la notalgia parestésica y la amiloidosis macular serían 2 caras de la misma moneda.

B. AMILOIDOSIS SISTÉMICA

- Las lesiones cutáneas son más frecuentes y características de la amiloidosis primaria (AL)
  - Púrpura periorbitaria (Sd del ojo negro- ojos de mapache)
  - Púrpura ante mínimos traumas ("púrpura del pellizco")
  - Pápulas y placas rosadas y traslúcidas (céreas-amarillentas) en cara, regiones axilar, inguinal y anal…
  - Macroglosia
- Diagnóstico mediante biopsia subcutánea abdominal o biopsia rectal.

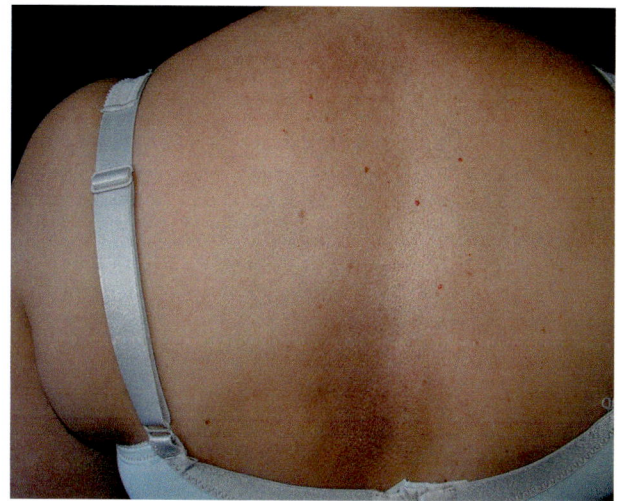

Amiloidosis macular

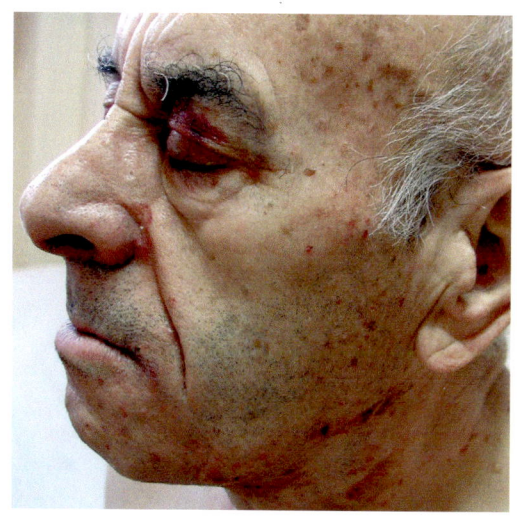

Amiloidosis sistémica

8.2. HISTIOCITOSIS DE CÉLULAS DE LANGERHANS

Múltiples procesos caracterizados por la disfunción y/o proliferación anormal del sistema monocito-macrófago. Nosotros nos limitaremos a la histiocitosis de células de Langerhans (histiocitosis X) y, en concreto a la **ENFERMEDAD DE LETTERER-SIWE** que, aunque se trata de una enfermedad poco frecuente, es la que cursa con manifestaciones cutáneas frecuentes y características

- Multisistémica y de inicio agudo o subagudo. Suele iniciarse en el primer año de vida.
- Pápulas y placas descamativas de color amarillento-parduzco, sobre todo en cuero cabelludo, flexuras y porción media de tronco (**similar a una dermatitis seborreica**).
- Afectación sistémica precoz, con hepatoesplenomegalia, anemia, linfadenopatías, alteraciones óseas,...
- Tratamiento: quimioterapia (mal pronóstico).